基礎栄養学

編著：駒井 三千夫 ／ 正木 恭介

著： 神山　伸 ／ 小関 卓也 ／ 白川　仁 ／ 鈴木 裕行
曽我部 夏子 ／ 曽根 英行 ／ 菱沼 宏哉 ／ 星 清子

JN071450

アイ・ケイ コーポレーション

まえがき

　食事を「空腹を満たすもの」,「友人や家族との会話の機会を提供してくれるもの」と考えている人が少なくありません。もちろん,食事にはこのような役割がありますが,もっと優先順位の高い役割があります。それは,私たち人間の体を構成する成分の材料としての役割と生きていくために必要なエネルギーの材料(エネルギー源)としての役割です。この役割を食事以外の要因では果たすことができません。例外などありません。すべて食事中の成分によってもたらされています。太陽の光をたくさん浴びても人間は植物のように光のエネルギーを利用することはできません。事情により食事が摂れない場合,あるいは意図的に食事を摂らない場合,社会環境や知識不足のため食事が偏る場合などは,私たちの栄養状態は良好でなくなります。「栄養」は食事を摂り,食事中の成分を利用し,命を営んでいく過程を意味します。健康を保ち,社会活動を進めていくためには良好な栄養状態であることが前提となります。

　私たち日本人の栄養状態を集団として振り返ると,決して良好な状態とはいえません。朝食を摂らない青年が3割を超えています。痩せている女性も増えています。小さな赤ちゃんも増えています。糖尿病は激増しています。介護を要する高齢者も増えています。
　食事に含まれる栄養素は複数ありますが,いずれも対応する欠乏症と過剰症が存在します。しかし,1日摂取不足(過剰)だったからといってたちまち欠乏症(過剰症)に陥ることはまれです。不適切な食習慣が「潜在性欠乏状態」あるいは「潜在性過剰状態」を導きます。また,この状態が一定期間継続します。ケガや急性疾患は痛みが伴い,体調の異変に「気づく」ことができますが「潜在性」の言葉が暗示するように,栄養状態が良好ではなくなったことに気づくことが難しいのです。この「気づかないこと」が今の日本人の栄養状態の現状をもたらしているといえます。「気づかせる」のは誰の役目でしょう。

　「栄養学」を学ぶ機会を有する学生は,ほんの一部に過ぎません。栄養学を学んでいない大多数の方々は,加工食品に貼付されている食品表示の内容を理解することができていません。カロリーとは何なのか,脂肪と脂質の違いも把握できない場合も多いと思われます。しかし,メディアからもたらされる健康情報は十分吸収しています。誤った情報もたくさん含まれているこれらの情報は年齢を問うことなく降り注いでいます。そしてこの情報が実際に試されて,かえって栄養状態を悪化させていることも多いのです。

　栄養士・管理栄養士,看護師,医師,薬剤師,食品衛生監視員などの専門職養成の教育課程に「栄養学」が配置されているのは,食事と健康との関係を体験談などではなく,「栄養学」という科学で理解する必要があるからです。

厚生労働省が5年おきに改定する食事摂取基準はエビデンスを背景に個人および集団に対する適切な栄養素摂取量を示しています。

　本書は「日本人の食事摂取基準（2020年版）」で示された各種の基準や参照値も解説しました。

　執筆にあたっては，東北大学農学部栄養学研究室出身者を中心として栄養学の基礎的で大切な知識に加え，栄養学の歴史と現状をわかりやすく執筆しました。栄養学の科学情報はその多くが欧米より発信されています。本書の利用者が将来，栄養学の最新情報を英米学術論文から入手することに役立つよう，「健康・栄養・食」に関わる基礎用語を英語併記しました。在学中にたくさんの栄養情報を欧米学術論文から入手することにチャレンジしてください。

　2020年4月

編著者　　正木恭介／駒井三千夫

編著者略歴

駒井三千夫（こまい　みちお）

　　　　東北大学大学名誉教授　（農博）

　　　　東北大学農学部卒業，東北大学大学院農学研究科博士課程食糧化学専攻単位修得退学，

　　　　東北大学助手，准教授，教授を経て現職

　　　　主要著書：「ビタミン総合事典」，朝倉書店（2010）

　　　　　　　　　「わかりやすい食品機能栄養学」，三共出版（2010）

　　　　　　　　　「亜鉛の機能と健康」，駒井三千夫，神戸大朋責任編集：建帛社（2013）

正木　恭介（まさき　きょうすけ）

　　　　宮城学院女子大学学芸学部食品栄養学科教授　（農博）

　　　　東北大学大学院農学研究科博士課程修了，大塚製薬（株）佐賀研究所を経て現職

　　　　主要著書：「応用栄養学」，光生館（2010）

　　　　　　　　　「生化学」，羊土社（2012）

　　　　　　　　　「生化学基礎」，学文社（2012）

分担執筆者

駒井 三千夫（こまい みちお）	東北大学名誉教授　（農博）
正木　恭介（まさき きょうすけ）	宮城学院女子大学学芸学部食品栄養学科教授　（農博）
菱沼　宏哉（ひしぬま こうや）	元仙台白百合女子大学人間学部教授　（農博）
星　清子（ほし せいこ）	尚絅学院大学総合人間科学系健康栄養部門教授　博士（農学）
鈴木　裕行（すずき ひろゆき）	東北生活文化大学家政学部教授　（農博）
曽根　英行（そね ひでゆき）	新潟県立大学人間生活学部教授　博士（農学）
神山　伸（かみやま しん）	新潟県立大学人間生活学部教授　博士（農学）
白川　仁（しらかわ ひとし）	東北大学大学院農学研究科教授　博士（農学）
小関　卓也（こせき たくや）	山形大学農学部教授　博士（農学）
曽我部 夏子（そがべ なつこ）	駒沢女子大学人間健康学部准教授　博士（学術）

（章順）

目　次

4章　たんぱく質の栄養　　　　　　　　　　　　　　　　　　　　鈴木　裕行

7章　ビタミンの栄養　　　　　　　　　　　　　　　　　　　　　白川　仁

8章　ミネラル（無機質）の栄養　　　　　　　　　　　　　　　　　正木　恭介

9章　水・電解質の栄養的意義　　　　　　　　　　　小関　卓也

10章　エネルギー代謝　　　　　　　　　　　　　　　曽我部夏子

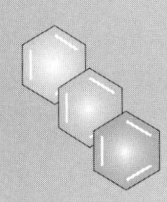

1章　栄養の概念

はじめに

　われわれ人間が生命活動を維持し身体的に健康であるためには，適切な栄養素を摂取して適度な運動と休息をとる必要がある。身体を適切な栄養状態に保つことは，健康的な生活を送ることにつながる。健康につなげられる食物の食べ方を理解するには，食物に含まれる栄養素の体内での働きを知る必要がある。管理栄養士や栄養士の課程，および生活科学，栄養学領域の学生諸君は，食物から摂取した栄養素が体内で代謝変換され，臓器間でも相互変換が行われる機構をしっかりと学ぶ必要がある。近年の国民栄養の現状から提起される栄養・食生活における昨今の課題と対策について，理解しておく必要もある。また，近年社会的な問題となっている生活習慣病については，とくにテイラーメイドの個人ごとに異なる栄養指導の時代が目前に迫っていることから，個人ごとに違う「遺伝子発現」および「摂食行動」の観点から栄養素の代謝について理解しておくことが重要となってきた。本書は，「日本人の食事摂取基準（2020年版），厚生労働省」を取り入れた新しい基準の健康の保持・増進，疾病の予防・治療における栄養の役割も記載し，エネルギー・栄養素の代謝とその生理的意義を理解できるように構成されている。

栄養史：食生活の変遷

　1910年代，日本での栄養学の創設期には，食品に含まれる栄養成分の分析や，「何を，いつ，どのくらい」食べたらいいのかが研究された。1980年頃から，食事と生活習慣病が大きく関係することがわかり，「食生活指針」がつくられ，食事と病気との関連を研究する疫学研究が盛んになっていった。また1980年代以降，食品成分の健康に対する作用が解明されることが増え，健康食品として食品の機能に関して認識されていくこととなった。

　終戦直後には食料の生産供給の状態が悪く，飢餓や栄養失調も頻繁に起こっていた。1946年には，アメリカから14万トンの小麦粉が送られた。また，ララ物資として，食料としては小麦粉や砂糖，粉ミルクや缶詰めなどの救援物資が送られた。1954年（昭和29）には，農業貿易開発援助法（PL480：Public Law 480）によってアメリカの農産物による食糧援助が始まった。学校給食法ができて，戦後は厚生省によって栄養改善運動が始められた。おかずの多い食事，小麦を使った食事，洋風の食事が普及していった。すなわち，日本食生活協会がアメリカから資金援助を受け，キッチンカー（栄養指導車）を走らせ，栄養士が欧米風の食事の実演をした。1956年（昭和31）には8台のキッチンカーがあった。学校給食はパンと牛乳に変わり，フライパン運動や栄養三色運動によって，こめを大量に食べる食生活から，以降急激に小麦を使った食品，畜産食品，おかずの多い食生活が

普及していった。

　しかし，このようなアメリカ化された食生活は，アメリカ自身も困っていた食生活をそのまま取り入れてしまったものであった。1983年に，アメリカでは食生活の方向転換が提案され，「私達の望ましい食生活－日本型食生活のあり方を求めて」では，こめや野菜を中心として，動物性脂肪や砂糖・塩分の摂り過ぎを避けるという日本型食生活が提案された。1985年（昭和60）には，食生活による生活習慣病の増加がわかってきたので，厚生省により「健康づくりのための食生活指針」が策定された。1993年，厚生省によって食事の教育が重要であるという提起として『食育時代の食を考える』が出版され，冒頭は，厚生大臣であった小泉純一郎が「厚生省としては，食が一番大事じゃないか」と述べていたというところから始まっている。2000年厚生省，農林水産省，文部省が「食生活指針」を改訂した。厚生省による「健康日本21」（21世紀における国民健康づくり運動）も始まり，2005年に食育基本法が施行されるに至った。

A　栄養の定義

1　生命の維持

　われわれは常に食品から栄養素（nutrient）を摂取することによって，栄養状態（nutritional status）や体組成（body composition）を維持している。生命現象を理解するには，栄養・栄養素・栄養状態と食品・食事・食生活との関連を学習し，各種栄養素の機能や特徴について知ることが重要である。ヒトの細胞や組織は栄養素によって構成されている。また，食品も栄養素の集合体である。そして，人間は生まれたときから死ぬときまで，生命活動を維持するために食品に含まれる栄養素を絶えず摂取し続けなければならない。われわれが生命活動を維持するには，栄養素というエネルギー源をもとにATP（アデノシン－三リン酸）の生成が必要であり，栄養素の摂取と体内での代謝反応が必須である。この生命現象を理解するうえで基礎栄養学，生化学の学習が必須となる。

2　栄養素の役割

　栄養素は大きく糖質（carbohydrate），脂質（lipid），たんぱく質（protein），ミネラル類（mineral），ビタミン類（vitamin）の5つに分けられ，五大栄養素とよばれる。五大栄養素は体内で代謝されてエネルギー源や身体の構成材料として使われて，古くなったものが入れ替えられるため，毎日一定量が排泄される。つまり，毎日使われた分を補充していく必要がある。農畜水産物である天然の食物や各種の発酵食品（微生物の産物も含まれる）を摂取することによって，これをまかなうことができる。ビタミンは，一部の例外を除いて生合成されないものであるため食物から摂取する必要がある。体内で毎日入れ替わっている量は，われわれが想像する量よりも多く，一部は再利用されるものの毎日の激しい入れ替わりの補充量が，ほぼ摂取しなければならない「摂取基準」となっている。

　五大栄養素のうち，エネルギー源として働くのが糖質，脂質，たんぱく質であり，糖質はほとんどがエネルギー源として使われており，その一部がグリコーゲンの形で蓄えられているに過ぎない

ので，体内存在量は少ない。主たる身体の構成成分になるものは，たんぱく質，脂質，ミネラル類である。たんぱく質は筋肉や骨組織，種々の酵素等の構成材料となり，脂質は血管組織や体全体の膜組織等を構成し，ミネラル類は骨を構成している。

日本人の主食はこめ・麦などであるが，もとはといえば太陽エネルギーによる光合成によってつくられるでんぷんを利用している。この糖質，たんぱく質，脂質とも，植物が生合成したものや動物のものを摂取して，ようやく生命活動が維持できる。すなわち，三大栄養素を原料としたエネルギー（ATP）生成系の代謝によって生命活動を維持できるが，これらの代謝反応（多くの段階の酵素反応）は，ビタミン類とミネラル類もないと進まないため，より微量の栄養素であるこれらも不可欠である（図1-1）。ビタミン類，ミネラル類も，基本的には人体で生合成されないため，食品となる農畜水産物の摂取によってまかなわれる必要がある。発酵食品などにみられ

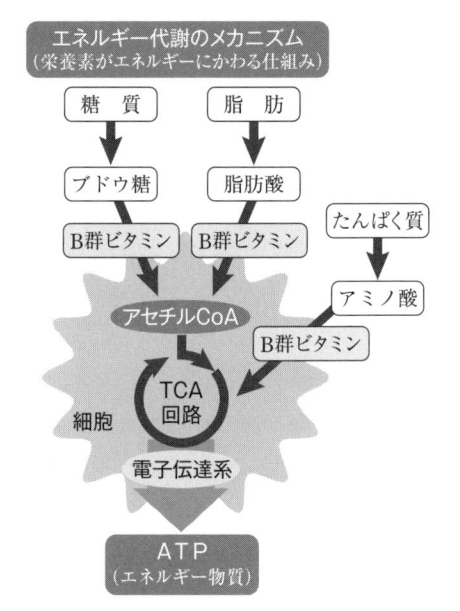

図1-1　栄養素がエネルギーに変わる仕組み
（公益社団法人ビタミン・バイオファクター協会 website より）

るように，とくにビタミン類では微生物が生合成したものを利用している場合もある。要するに，天然の農・畜・水産物や微生物の産物によってわれわれは生かされているともいえよう。ただし，天然に存在する食品はそれぞれに栄養素を含んでいるが，からだが必要とする全ての栄養素を過不足なく含んでいるわけではない。このために，様々な食品群から，まんべんなく摂取しなければならない。

3　健康の保持

世界保健機構（WHO）は，「健康とは，身体的・精神的並びに社会的に良好な状態であって，単に疾病や虚弱でないということだけではない」と宣言している。健康に及ぼす要因は，遺伝的な素因・外部環境要因（病原体，有害物質，事故，ストレス）・生活習慣要因（食生活・運動・喫煙・飲酒など）に分けられる。とくに，生活習慣要因は大きくは外部環境要因の一つであるが，健康と関わっている最も大きな要因といっても過言ではない。

食物を取り入れて，身体的にも精神的にも健康なからだを維持していくこと，これを円滑に行うために必要な知識を学ぶ学問が栄養学である。誰もが理解しているとも思われるこの「栄養」の重要性が，重要視されてきたのは意外にも最近になってからである。昨今，栄養素の遺伝子修飾作用（epigenomics）や生活習慣病予防作用等が分子レベルで指摘されるに至り，農畜水産物の利用を重要視してきた農学・生活科学領域はもとより，医学・歯学・薬学・保健の領域においても大きな関心は「食物の摂取のしかたや栄養条件による病気の予防」に焦点があてられるに至った。それゆえ，Nutrition Support Team: NST の体制を組んで，ようやくこの問題への対応として取り組まれてきたところではあるが，広く国民の健康維持に寄与する勢力には，なお達していない。

基礎研究者はもとより，現場の管理栄養士，医師，看護師は，食品や栄養に関する知識・理解を深めていく必要がある。最近の遺伝子技術の発展と簡便化により，個々人の遺伝的素因の分類が可能となりつつあるため，今後は「個」に対応したテーラーメイド栄養，および医療が可能となろう。すなわち，「基礎栄養学」はこれまで以上に重要な科目となってきたといえる。そのためには，従来のような栄養学，食品学の知識はもとより，遺伝子，分子生物学の知識・理解のほかに，人体の解剖，生理学の知識をも十分に理解しておく必要がある。本冊子はこれに少しでも寄与する教科書となろう。

4　食事摂取基準

　先ず，健康を維持するために摂取すべき栄養素量（食事摂取基準）が決められている。すなわち，「日本人の食事摂取基準」は，厚生労働省が5年ごとに示すエネルギーおよび各栄養素の摂取量の1日あたりの基準値である。食事摂取基準は，国の健康増進施策や栄養改善施策等において広く活用されている。食事摂取基準を適用する対象は，健康な個人または健康な人を中心として構成されている集団とする。ただし，高血圧，脂質異常，高血糖など，何らかの疾患に関して軽度にリスクを有していても自由な日常生活を営み，当該疾患に特有の食事指導・食事制限が適用されたりしていない個人も含むこととされている。

　「日本人の食事摂取基準」は，国民の健康の維持・増進，生活習慣病の予防を目的とし，エネルギーおよび各栄養素の摂取量の基準を示すものである。保健所，保健センター，民間健康増進施設において，生活習慣病予防のために実施される栄養指導，学校や事業所等の給食管理にあたって，最も基礎となる資料である。

〈2020年版の改定のポイント〉
1)　高齢化の進展を踏まえ，高齢者の低栄養予防およびフレイル予防も視野に入れて策定

　高齢化の進展や糖尿病等有病者数の増加等を踏まえ，栄養に関連した身体・代謝機能の低下の回避の観点から，健康の保持・増進，生活習慣病の発症予防および重症化予防に加え，高齢者の低栄養予防やフレイル予防も視野に入れて策定された。

2)　高齢者について，政策的視点から，より細かな年齢区分を設定

　1～17歳を小児，18歳以上を成人とし，高齢者については，65歳以上とし，65～74歳，75歳以上の2つの区分とした。ただし，栄養素によっては，高齢者における各年齢区分のエビデンスが必ずしも十分ではない点に留意すべきである。

3)　目標量について，エビデンスレベルを記載

　今回の策定では，目標量に限って，エビデンスレベルを付すことにした。

エビデンスレベル	数値の算定に用いられた根拠	栄養素
D1	介入研究またはコホート研究のメタ・アナリシス，並びにその他の介入研究またはコホート研究に基づく。	たんぱく質，飽和脂肪酸，食物繊維，ナトリウム（食塩相当量），カリウム
D2	複数の介入研究またはコホート研究に基づく。	―

D3	日本人の摂取量等分布に関する観察研究（記述疫学研究）に基づく。	脂　質
D4	他の国・団体の私欲児摂取基準に基づく。	―
D5	その他	炭水化物[3]

4）　小児について，一部未設定となっていた摂取基準を設定

　飽和脂肪酸のエネルギー産生栄養素バランスの目標量など2015年版において未設定となっていた項目が策定された。

5）　「対象別特性」と「生活習慣病とエネルギー・栄養素との関連」を各論の一部として構成

　妊婦・授乳婦，乳児・小児，高齢者については，その特性上，特に着目すべき事項について整理された。高齢者については，フレイル，サルコペニア及び認知機能などと，エネルギー・栄養素との関連を重点的にレビューし，最新の知見を整理された。生活習慣病とエネルギー・栄養素摂取の関連について，レビューした結果を基に，特に重要なものについて図にまとめ，解説とともに記述されている。

B　栄養と健康・疾患

1　欠乏症

　1910年にビタミンB_1の前身となる新しい栄養素が発見される前までは，ビタミン欠乏によって起こる病気で多くの人命が奪われていた。例えば，日露戦争では戦死者数よりもビタミンB_1欠乏死のほうが多かった。これ以前の時代では，脚気（beriberi）やペラグラ症，悪性貧血等は，不治の伝染病として恐れられていた。インド航路を発見したヴァスコ-ダ-ガマは全身から出血してしまう壊血病（scorbutus）によって船員の3分の2を失ったとの記録を残しており，日本では明治時代にそれまでの玄米に変わり白米の習慣が浸透したことが原因で脚気に苦しむ人が増え，年間1万人以上もの死者を出してきた現実があった（図1-2）。それまで風土病とか伝染病と恐れられていた病気が，食物に含まれる化学物質（第5番目の副栄養素＝ビタミン）の摂取不足が原因だとして発見されたおかげで不治の病ではなくなったが，現代でも欠乏症の人は意外と多いと報告されている。確かに日本は，飽食の時代になったといえるが，老若とも栄養素の摂取バランスが悪い人が多く，「疲れやすい」，「だるい」，「めまいがする」などの不定愁訴を訴える人が多いのも現実である。最近では，このようなとくにビタミンやミネラルなどの微量栄養素の不足（潜在性欠乏症）が指摘されている。インスタント食品やファーストフード，外食，コンビニ弁当などを偏食的に食べることが多い人は，微量栄養素の不足になりがちであると報告されている。

2　過剰症

　栄養素は不足した場合にのみ注意しがちだが，過剰症にも注意が必要である。食事量が多過ぎるのもよくないが，特定の栄養素だけを摂取し過ぎるのもよくない。厚生労働省が作成した「日本人の食事摂取基準」では，過剰に摂取することが健康に悪影響を与える恐れがある栄養素について，その上限量を耐容上限量として定めている。栄養素の過剰摂取で最も深刻なのが「肥満 obesity」で

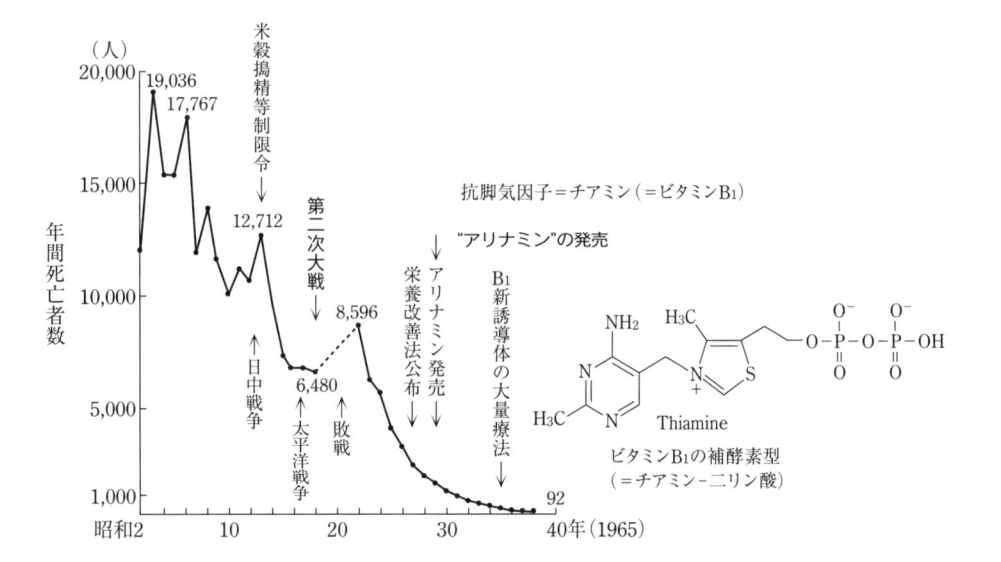

図1-2　わが国の脚気死亡率の変遷

出典：山下政三著：「鷗外森林太郎と脚気紛争」, p.459, 日本評論社 (2008) より一部改編

ある。これは脂質や糖質を過剰に摂取していることが原因であり，その人の活動量に合わせた量を摂取するようにしなければならない。肥満は生活習慣病発症のリスクを高めるため，注意を要する。その他，過剰症が心配される栄養素には，ビタミンA, D, Eなどの脂溶性ビタミンや，ナトリウム，鉄分などのミネラル分がある。日本人は食塩によるナトリウムの過剰摂取の傾向があるので，塩分は1日7〜8g未満が妥当だとされている（ただし，遺伝的素因が異なる個人ごとの対応が必要である＝後述）。そして，近年最も気をつけなければならないのが，サプリメントによる栄養素の過剰摂取であるといえよう。サプリメントは，体に足りない栄養素を補うために摂取するものであるが，サプリメントには栄養素が凝縮されている場合が多く，すぐに過剰になってしまう危険性がある。健常人では，いろいろな食品を食べるように心がけていれば栄養素が足りなくなることはないので，過剰な摂取には注意する必要がある。

3　生活習慣病

生活習慣病 (lifestyle related disease) は，今や健康長寿の最大の阻害要因となるだけでなく，国民医療費にも大きな影響を与えている。その多くは，不健全な生活の積み重ねによって内臓脂肪型肥満 (visceral fat accumulation) となり，これが原因となって引き起こされるものである。これは，個人が日常生活の中での適度な運動，バランスのとれた食生活，禁煙を実践することによって予防できるといわれている。厚生労働省は，「健康づくりのための身体活動基準2013」および「健康づくりのための身体活動指針（アクティブガイド）」を策定し，現在の身体活動量や体力の評価と，それを踏まえた目標設定の方法，個人の身体特性及び状況に応じた運動内容の選択，それらを達成するための方法を具体的に示した。

偏った食生活による生活習慣病が疾病を誘発することは明確であり，今後もこの対策が重要である。厚生労働省はこの予防のために「食事バランスガイド」を出しており，これは望ましい食生活

についてのメッセージを示した「食生活指針」を具体的な行動に結びつけるものとして，1日に「何を」「どれだけ」食べたらよいかの目安を分かりやすくイラストで示したものである。これを用いて，1日の食事のバランスを簡単にチェックすることが可能である。とくに，内臓脂肪症候群（metabolic syndrome，メタボリックシンドローム）の該当者および予備群の人が保健指導を受けることにより，生活習慣病の予防・早期発見に繋げようとする体制もつくられている。なお，主な死因別にみた死亡率の年次推移を図1-3に示したが，生活習慣病による死亡率が高いことは周知のことである。

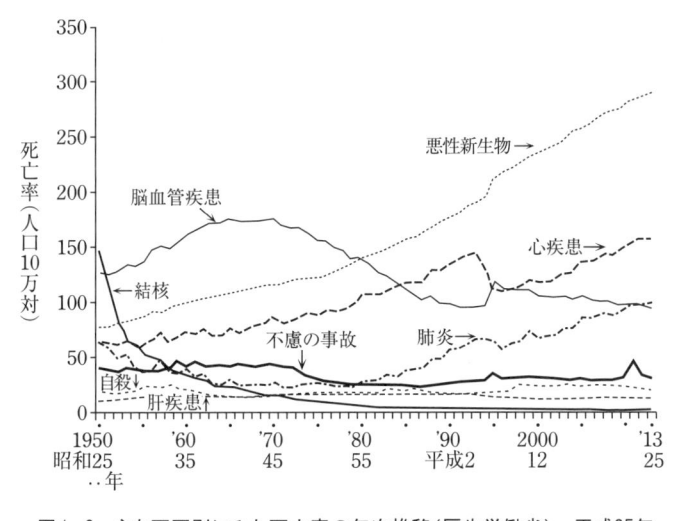

図1-3　主な死因別にみた死亡率の年次推移（厚生労働省），平成25年

資料：厚生労働省「人口動態統計」
注　1)　平成6年までの死亡率は旧分類によるものである。
　　2)　平成23年は概数である。

4　健康増進

栄養・食生活，身体活動・運動，休養，飲酒，喫煙及び歯・口腔の健康に関する目標が，以下のような内容で厚生労働省から出されている。

（1）栄養，食生活

栄養・食生活は生活習慣病の予防のほか，社会生活機能の維持及び向上並びに生活の質の向上の観点から重要である。目標は次世代の健康や高齢者の健康に関する目標を含め，ライフステージの重点課題となる適正体重の維持や適切な食事等に関するものに加え，社会環境の整備を促すため，食品中の食塩含有量等の低減，特定給食施設（特定かつ多数の者に対して継続的に食事を供給する施設をいう。以下同じ）での栄養・食事管理について設定されている。当該目標の達成に向けて，国は健康な食生活や栄養に関する基準及び指針の策定，関係行政機関の連携による食生活に関する国民運動の推進，食育の推進，専門的技能を有する人材の養成，企業や民間団体との協働による体制整備等に取り組んでいる状況にある。

（2）身体活動・運動

身体活動・運動も，生活習慣病の予防のほか，社会生活機能の維持及び向上並びに生活の質の向上の観点から重要である。運動習慣の定着や身体活動量の増加に関する目標とともに，身体活動や運動に取り組みやすい環境整備について目標が設定される。当該目標の達成に向けて，国は，健康

増進のための運動基準・指針の見直し，企業や民間団体との協働による体制整備等に取り組んでいる。

これ以外にも，健康増進においては(3)休養，(4)飲酒，(5)喫煙，(6)歯・口腔の健康の取り組みも進められている。

C 遺伝形質と栄養の相互作用

糖尿病等の生活習慣病は，複数の遺伝的素因に加えて環境要因が組み合わさって発症すると考えられている。例えば，近年のわが国における糖尿病患者数の急増については，日本人が欧米人に比べて膵 β 細胞のインスリン分泌能が低い（遺伝的素因）ために，高脂肪食などの食事内容の欧米化や運動量の低下といった変化（環境要因）による肥満，インスリン抵抗性に対して，膵 β 細胞がこれを十分に代償できないことがその一因と考えられている。そこで，肥満・糖尿病などの発症における遺伝素因と環境要因の相互作用を解明することにより，これらの疾患の成因と病態を明らかにすることが重要となってきた。

1 栄養素に対する応答の個人差

健常人においても，例えばアルコール代謝の酵素や味覚レセプターなどに遺伝子多型（polymorphisms）があることが判明し，個人差が多く見受けられるのは広く知られているところである。栄養と健康を語るうえでは，今後の健康増進の施策においても，個人ごとの代謝の特徴をとらえることが必要になってきた。例えば，食塩感受性高血圧患者は摂取された食塩量に応じて血圧が上昇する特徴を有するが，それとともに脳，心・腎臓障害を合併しやすいことでも知られている。一方で，食塩抵抗性の人もいる。

これは，実験動物（ラット）でも同じことがいえる。Dahl 食塩感受性ラットとその臓器障害モデルが一例である。Dahl 食塩感受性ラットは，1962 年に New York の Brookhaven National Laboratory において，Dahl, L. K. により SD ラットから分離された遺伝性食塩感受性高血圧を呈する系であり，日本国内でも広く研究に用いられるようになった。Cowley らは，正常血圧 Brown Norway ラットの chromosome 13（第 13 染色体）で置換した Dahl 食塩感受性ラットでは食塩依存性の血圧上昇が有意に抑制され，組織学的な腎臓障害も軽減されることを報告している。Chromosome 13 には，レニン遺伝子座があることが知られており，レニン遺伝子，またはそのプロモーター領域が食塩感受性高血圧の機序と密接に関係している可能性が示唆されている。

一方，ヒトに関する食塩感受性高血圧としては，アフリカ系アメリカ人での高血圧があげられ，stroke belt の名にもあるように居住地域では脳卒中発症頻度が高いことが知られている。RAS 系（レニン・アンジオテンシン系）遮断が脳，心・腎臓障害の一次予防に有効であることが実証され，特に糖尿病の合併症例では，ACE（アンジオテンシン変換酵素）阻害薬治療の優位性にコンセンサスが得られている。今後，RAS 系遮断に対する個々の人間での反応性の違いについて，遺伝的及びメカニズム的な解明がなされていかなければならない。

食塩摂取量と高血圧の関係に関するこれまでの疫学調査，介入試験の結果がしばしば再現性がな

く，問題となっている原因の一つには食塩感受性の問題がある。疫学調査から，食塩が高血圧の原因となるのではないか，と仮定したのは Dahl であった。前述のように彼はそれを動物実験で証明しようと，ラットに食塩を負荷して高血圧を発症させる実験を行った。その結果，食塩を食べさせても高血圧にならないラットがいることがわかり，これを食塩抵抗性（salt resistant）ラットと称し，それに対して思惑通り血圧が上昇したラットを食塩感受性（salt sensitive）ラットと称し，1954 年に発表した。ここで初めて食塩摂取量と血圧との関係が動物実験で証明され，食塩感受性という言葉が生まれた。しかし，人間にも食塩感受性があるのかどうかについては，その後 20 年以上もわからなかった。1978 年に川崎らは，19 人の高血圧患者に 9 ミリ当量，100 ミリ当量，240 ミリ当量のナトリウム（食塩相当量として 0.5，5.9，14.0 g）を与えた臨床試験でヒトにも食塩感受性があることを証明し，その 2 年後に，藤田らも同様の発表をした。その後，ヒトの食塩感受性についていろいろな研究結果が発表された。

　最近の動向としては，すべての人に減塩を勧めるのではなく，食塩感受性の人だけに勧めるべきであるという考え方が強くなってきている。減塩で血圧降下が期待できるのは食塩感受性者だけであり，しかもその比率が低いものであることもわかってきたからである。食塩摂取量に関する保健政策は質的な変換を求められるようになった。食塩摂取量に影響される人は注意すべきであるが，少なくとも高血圧家系でない人はそれほど注意する必要はないといわれている。必須ミネラルだけに一律に減塩を万人に進めるのはかえって危険であると考えられ（日米とも，高年齢層での食塩欠乏性脱水症が増えていると報告されている），厚生労働省の指導もその立場からなされるべきであろう。

2　生活習慣病と遺伝子多型

　日本人を含めた東アジア人は，欧米人に比べて飢餓の時代が深刻だったせいか，倹約遺伝子（thrifty gene）をもつ人の割合が多い（次項）。DNA 情報の配列にはほんのわずかな個人差があり，これを遺伝子多型（＝一塩基多型：single nucleotide polymorphism: SNP）とよぶが，例えば PPARγ（Peroxisome Proliferator-Activated Receptor γ，NR1C3）とは核内受容体スーパーファミリーに属するタンパク質であり，転写因子としても機能する。遺伝子多型のうち，日本人は 96 ％が倹約遺伝子タイプであるのに対して，欧米人は 80 ％である。また β3 アドレナリン受容体の多型では，日本人の 30 ％が倹約遺伝子タイプだが欧米人は 8 ％だけである。つまり，日本人をはじめ東アジアの人々は，倹約遺伝子が活発なため，少しでも脂肪を摂りすぎたり，運動不足になったりすると途端に肥満になる。しかも，脂肪が蓄積される場所が欧米人のような皮下ではなく内臓部分にたまりやすいこともわかってきたが，これが悪さをすることが知られており，生活習慣病と遺伝子多型が密接に関わっている例となっている。

　このように，生活習慣病をはじめとする様々な疾患において，疾患感受性や薬剤応答性などに個人差がみられる。したがって，個々の状態に合わせた栄養管理法が求められる。個性の評価に際して，体質として一塩基多型（SNP）が予測因子となることが報告されており，食事や機能性食品の応答性に対しても個人差がみられることから，SNP を用いた新たなテーラーメイド栄養管理・栄養指導の確立を目指す研究と健康増進施策が必要とされてきている。しかしながら，まだその遺伝

子解析の経費が高額なため，実用化されていない実態がある。

いずれにしても，エネルギー代謝等に関わる酵素群の調節機構や非栄養成分による生体調節機構，遺伝的要因の関与による個人差に応じた栄養学（テーラーメイド栄養学）について最新の知見を体系的に学び，高度な知識・技術を習得できる内容の科学的学習が必要である。

■3 倹約遺伝子仮説

糖尿病については，オセアニア諸国で罹患率が高いことが知られている。近くの国々でもフィリピンとは明確にレベルが異なっている（表1-1）。糖尿病の出現頻度が地域によって非常に高くなる理由として，倹約遺伝子仮説（thrifty genotype hypothesis）で説明されることが多い。これは，かつて飢餓に見舞われることが多い環境に対して血糖値が低下しにくい遺伝的素因をもつに至ったグループが，近年になって栄養摂取量が増え，運動量が低下すると，一気に糖尿病，肥満が発現するという考え方である（2008年）。オセアニアの島々の住民は，彼らの祖先がカヌーを用い遠洋航海をして移住するさなかでこうした特質を獲得し，そのためオセアニア諸島の近代化が進んだ国や都市部では，糖尿病の罹患率が顕著に高くなっているのだと解釈される（大塚ら2012）。

表1-1 オセアニア諸国で罹患率が高い糖尿病と肥満

	糖尿病の割合		肥満の割合	
	男	女	男	女
キリバス	23.6	24.9	37.7	53.6
サモア	21.2	23.7	45.3	66.7
クック諸島	20.5	21.1	59.7	68.5
トンガ	17.0	19.3	49.1	70.3
フィジー	13.2	16.4	21.3	42.2
ナウル	12.8	15.2	67.5	74.7
（参考）フィリピン	6.5	6.6	4.5	8.3

注〕糖尿病は空腹時血糖値126 mg/dl 以上または糖尿病の投薬治療中（25歳以上人口についての標準化比率）。肥満は BMI30 以上（20歳以上人口についての標準化比率）　　　　　　　　　出典：WHO, World Health Statistics 2012

日本人の40％以上が倹約遺伝子をもっており，世界で3番目に多い数字になっている。アメリカ人をみてみると，白人は11％，黒人は25％と日本人に比べ少ないので，遺伝的にも日本人は太りやすく痩せるのが難しい体質になっている。Neelが言うような「エネルギーを効率よく利用する」メカニズムがあるとすれば（図1-4），少なくとも次の3つの可能性が考えられる。まず，食物からのエネルギー吸収効率がよいという可能性である。この場合，小腸での吸収に絡む遺伝子の変異を検索することになる。第二に，余剰エネルギーを貯蔵する傾向が強いという可能性である。この

乏しく不安定な食物供給への適応
としての倹約遺伝子型頻度上昇

倹約遺伝子型の人 → エネルギーを倹約して生存

倹約遺伝子型ではない人 → 飢餓で死亡

↓近代化

食物の安定供給により，倹約遺伝子型をもつ人ではエネルギー過剰になり，それが蓄積されて肥満や糖尿病が増加＊

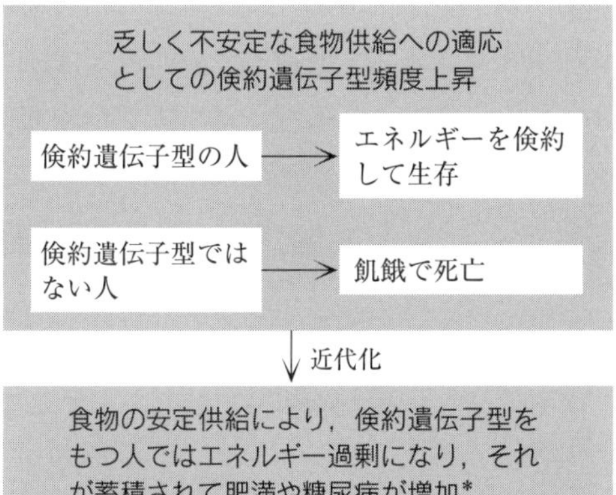

＊「他の多くの状況〈例えば塩分摂取と高血圧〉についても同様であろう」と示唆

図1-4 ニールの倹約遺伝子型仮説の概念図

場合，グリコーゲン生成経路及び分解経路に関与する遺伝子の変異を検索することになる。しかし，これら二つの可能性に関しては今のところ画期的な発見はない。そこで浮かび上がってくるのが，第三の可能性，つまり無駄なエネルギーを使わないという可能性である。例えば，食物を摂取するときに生じる産熱であるDIT（Dietary Induced Thermogenesis の略。かつては SDA［Specific Dynamic Action ＝特異動的作用］とよばれていたし，最近は TEF［Thermic Effect of Food］とよばれるものとほぼ同じ概念である）が低いとか，組織の基礎代謝が低いといったことが考えられる。β3アドレナリンレセプター遺伝子の変異は，この第三の可能性を強く支持するものとして1995年に New England Journal of Medicine 誌で報告され（Walston *et al.*, 1995），その後急速に研究が進んでいるが賛否両論渦巻いているのが現状である。

日本人の場合，メタボリックシンドロームから糖尿病が発症する割合は約40％であり，非肥満でインスリン分泌障害によって糖尿病が発症する割合は約60％である（図1-5）。インスリンは脂肪細胞へグルコースを運んだり，脂肪細胞において中性脂肪の分解を抑制したり，合成を促進するなどして脂肪を貯蔵する方向へ働くホルモンである。日本人は，遠い先祖からインスリン分泌が少なくても済む生活をしてきたせいか，もともとインスリン分泌が少なく，小太りによってインスリン抵抗性となり，これが原因で高血糖となる。高血糖状態が持続すると，糖毒性が生じて膵β細胞の機能障害が生じることになる。すなわち日本人の場合，糖尿病罹患期間が長くなると，膵β細胞が疲弊してインスリン分泌能が低下する。したがって，肥満しにくい。欧米人の場合，空腹時血糖が上昇するにつれてインスリン分泌は上昇し，160 mg/dL を超えるとインスリン分泌は低下しはじめ，肝糖新生が上昇する。日本人の場合，インスリン分泌が低く，血糖が120 mg/dL 付近でインスリン分泌は低下する。日本人は，軽度の体重増加によるインスリン抵抗性でもインスリン分泌低下により糖尿病に移行しやすい。

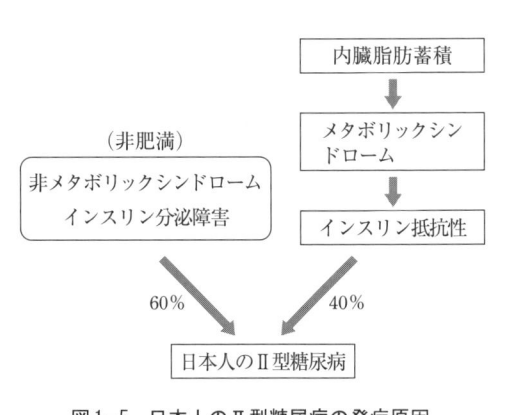

図1-5 日本人のⅡ型糖尿病の発症原因

参考文献

厚生労働省：「日本人の食事摂取基準（2020年版）」，第一出版（2020）

Dahl, L. K., Heine, M., Tassinari, L. (1962)：Role of genetic factors in susceptibility to experimental hypertension due to chronic excess salt ingestion. *Nature*, **194**, 480-482.

Walston, J., K. Silver, C. Bogardus, W. C. Knowler, F. S. Celi, S. Austin, B. Manning, A. D. Strosberg, M. P. Stern, N. Raben, J. D. Sorkin, J. Roth and A. R. Shuldiner (1995)：Time of onset of non-insulin-dependent diabetes mellitus and genetic variation in the ß3-adrenergic-receptor gene. *New England Journal of Medicine*, **333**(6), 343-347.

Neel, J. V. (1963)：Diabetes Mellitus：A "thrifty" genotype rendered detrimental by "progress"？ *American Journal of Human Genetics*, **14**, 353-362.

門脇 孝：「病態を改善する糖尿病治療戦略」，メディカルレビュー社（2010），（Diabetes & cardiovascular disease；no. 4）

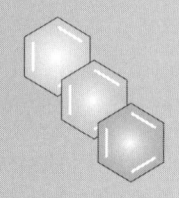

2章　食物の摂取

はじめに

　摂食は，すべての動物に共通する生きるために必要な栄養素を摂取する行為である。摂食が正常に行われないと，私たちのからだに様々な弊害が現れるため，個人に見合った適切な量と質の食物を摂取することは非常に重要である。近年，わが国においても食生活やライフスタイルの欧米化に伴い，糖尿病・高血圧症・脂質異常症・動脈硬化などの生活習慣病が増加してきている。これらの生活習慣病の背景には「肥満」が存在する。肥満発症には遺伝的素因と食習慣などの環境因子の両方が重要であるとされている。日本人では約70％が遺伝的素因，残り30％が食習慣と考えられている。しかし特定の食習慣に対して影響を受けやすい体質であるか否かという観点から考えると，食習慣という因子は30％よりもかなり大きいものと考えられる。食物の摂取量は，正常な調節系が備わっていれば，満腹時に摂食行動が抑制され，空腹時には摂食行動が亢進する。これによってちょうどよいBMI（body mass index, 肥満判定に用いる体格指標）となり健康的な生活を送ることができる。しかし，正常な調節系が破たんすると，例えば満腹時でも摂食行動が抑制されず，摂食異常に至り肥満を呈するようになる。これが病気の基となる。

栄養史：摂取調節の古典的概念

　1950年代にネコの脳の視床下部外側野（lateral hypothalamic area: LHA）を選択的に破壊すると摂食抑制と痩せ（やせ）を呈し，視床下部内側野（ventromedial nucleus of the hypothalamus: VMH）を破壊すると摂食亢進と肥満を呈することが報告され，視床下部外側野は摂食を亢進させる摂食中枢，腹内側核は摂食を抑制する満腹中枢と考えられるようになった（図2−1）。その後，視床下部の室傍核や弓状核および延髄孤束核が摂食調節に関係している部位であることが知られてきた。

　空腹時の血中グルコース濃度は4mM台であり，摂食によって8mM程度になるので，それに相当するようにグルコースを頸動脈に注入すると，VMHのニューロン活動は上昇し，LHAのそれは低下する。その後，空腹時に血中に増加する遊離脂肪酸（FFA）によってVMH内の受容ニューロン（glucoreceptor neurons: GRN）は活動抑制で，LHA内のブドウ糖感受性ニューロン（glucosesensitive neurons: GSN）は活動促進することがわかった（1976年）。この研究成果により，FFAは空腹物質としての位置が確立された。摂食調節の神経回路の研究は，これらのことを基盤に発展していった。さらに，これを上位からさらに調節する脳の高次機能，すなわち連合野との関連に研究が進展していった。すなわち，ヒトでは視床下部だけでなく，五感，嗜好性，情動，味の記憶等の情報を統合する大脳皮質連合野などの上位中枢も摂食調節に大きな影響を及ぼしていることがわかった。

最近では，1994年のレプチン（ペプチドホルモン＝後述）の発見以降，末梢組織の重要性もより明確になってきた。レプチンを分泌する脂肪組織をはじめ，胃と腸，膵臓などの末梢組織は，多くの摂食調節分子を産生し，迷走神経（内臓情報を脳へ伝達する内臓神経）や血流を介して中枢神経に情報を送っている。このように，摂食は多くの因子が複雑なネットワークを形成して巧妙に制御されていることが，現在では広く受け入れられている。

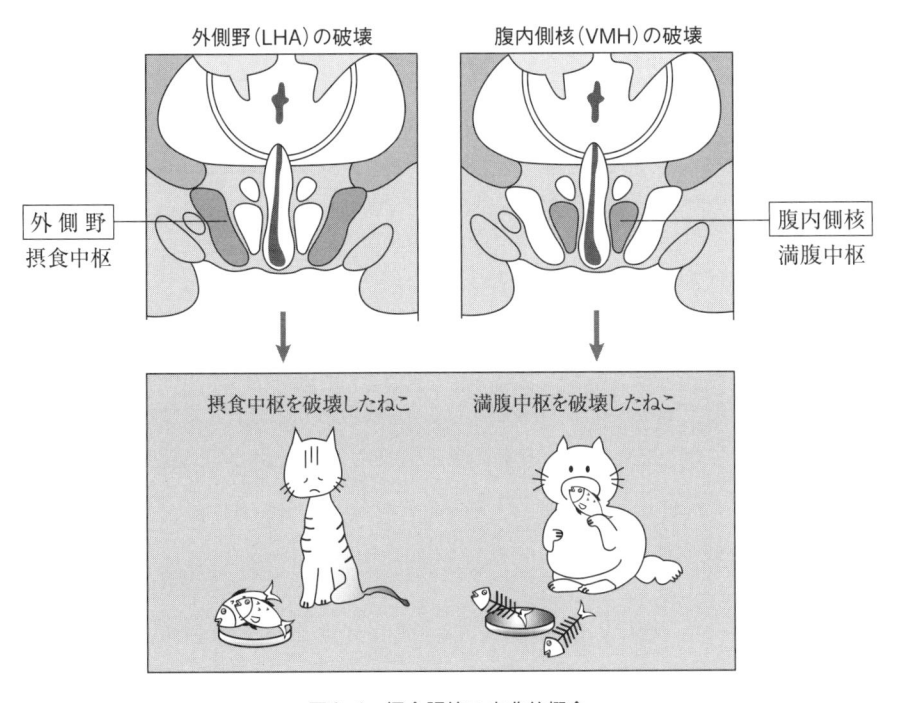

図2-1　摂食調節の古典的概念

A　空腹感と食欲

1　摂食量の調節

（1）　満腹感の発生

　満腹感は，胃壁の拡張の刺激が脳に伝わることにはじまる。食物が胃に達して充満すると胃壁が拡張し，胃に分布している迷走神経（消化器などの機能を調節する副交感神経の最大のもの）が刺激を受け，そのシグナルが脳に伝えられ満腹感を生み出すというものである。しかし，ラットで迷走神経を切除しても摂食量が変化しないという事実は，より重要な満腹刺激が他にもあるということを示している。それが血糖値の上昇である。食事中の糖質が吸収されて生じるグルコースが血液を介して脳に達すると満腹感が生まれる。このような胃壁の拡張と血糖値の上昇という2種類の刺激は，食事の量と質の限度を規定しているといわれている。

　最近，脳内でマリファナ様の働きをする「内因性カンナビノイド」（血中成分）が食欲の増進とともに甘味感受性を上昇させることが明らかになった。つまり，食欲が高まっているときには味細胞

は甘味に敏感になっており，よりおいしく感じる（図2－2）。からだは非常に巧妙にできており，その逆のシステムもある。食欲と代謝調節に関与する「レプチン」の働きである。レプチンは主に脂肪組織でつくられ，血流にのって脳の視床下部に到達し，食欲調節を行う神経活動を低下させ，食欲を抑制する。このときに味細胞の甘味感受性も低下することが明らかになっている。

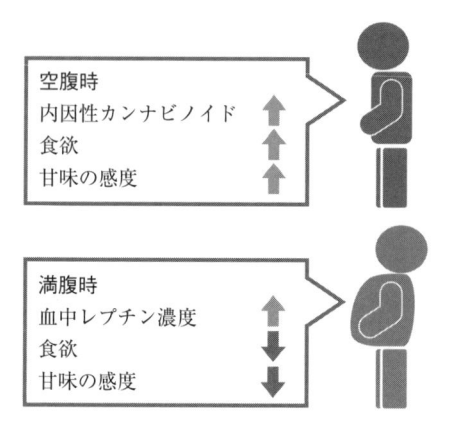

図2-2　空腹時と満腹時で異なる食欲と味覚感受性

（日下部裕子監修：パトス，「食と健康を科学する」，Vol.03, 2010年6月10日発刊）

（2）　空腹感の発生

　空腹感が生じる仕組みは，満腹感に比べるとよくわかっていない。空腹時においても血糖値が一定の値で維持される仕組みがあるために，血糖値の低下が直接的に空腹感を生み出すとはいえない。また，胃壁の弛緩も空腹感を生み出す直接的な刺激になっている訳ではないことが知られている。しかし，血糖値が上昇せず，胃壁が弛緩している状態は空腹感を生み出すために必要であることは確かである。ヒトの場合は，この条件だけでは十分ではなく，食経験や食物の外観，好き嫌い，おいしそうな匂いと香り等の条件もある。したがって，食欲は空腹時に何らかの食物に関係した刺激が加わることで誘導されると考えられている。

（3）　摂食調節分子（図2－3）

1）　摂食亢進系

①　NPYおよびAgRP　　視床下部弓状核には，摂食亢進作用を示すNeuropeptide Y（NPY）とagouti‐related protein（AgRP）が存在し，両物質は同一のニューロンで産生される。これらはレプチンから負の制御を，グレリンから正の制御を受けている。NPYの脳室内投与により摂食は亢進し，

摂食抑制ペプチド

CRF　：Corticotropin-Releasing Factor
POMC：Pro-opio Melanocortin
CART　：Cocaine-Amphetamine Regulated Transcript
Urocortin
Oxytocin　　　　　　　　　　　　　　　　　　　　　　　など

摂食促進ペプチド

NPY　：Neuropeptide Y
AgRP：Agouti-Related Peptide
MCH　：Melanin-Concentrating Hormone
Orexin
Galanin　　　　　　　　　　　　　　　　　　　　　　　　など

図2-3　視床下部で食欲を調節している摂食調節ペプチド

corticotropin‐releasing hormone（CRH）の合成と分泌を抑制する。NPYの摂食亢進は糖質摂取によることが特徴的で，6種類あるNPY受容体のうちY1とY5受容体を介する。AgRPは長時間持続する摂食亢進作用をもち，摂食抑制のシグナル伝達に重要なメラノコルチン3型受容体（MC3‐R）とMCR4‐Rの拮抗物質である。

②　**MCH**　　メラニン凝集ホルモン（MCH）は視床下部外側野や不確帯に発現し，その神経線維は脳全体に広く投射＊し，摂食亢進作用をもつ。MCH遺伝子欠損（KO）マウスは野生型に比べ摂食量低下と代謝亢進作用を示し，低体重であった。MCHはレプチンとproopiomelanocortin（POMC）の下流に位置する。

　　＊投射とは，末梢あるいは低次中枢の神経信号が大脳に達すること。

③　**オレキシン**　　オレキシンはA，B 2つのサブタイプがあるペプチドで，外側野やその周辺領域にのみ産生ニューロンが局在し，神経線維は弓状核や腹内側核に密に投射している。オレキシンは，摂食亢進作用の他に睡眠・覚醒サイクルの制御に関係している。また，オレキシンニューロンの一部はレプチンから負の制御を受けており，また一部はNPYやグレリンニューロンに投射して摂食を亢進する。

④　**ガラニンおよびGALP**　　ガラニンは30アミノ酸からなるペプチドであり，弓状核や室傍核を含む中枢神経や消化管で発現している。ガラニン受容体は3種類（GalR1～3）あり，ガラニンは主にGalR1に結合する。GalR1は視床下部，中脳，脳幹，胃や十二指腸など，GalR2は視床下部，海馬，脳幹などに発現している。ガラニンは，CRHの放出を抑制して摂食を亢進させ，その際に脂肪摂取が特徴的である。ガラニンニューロンの一部にNPYニューロンがシナプスを形成し，また，レプチンやインスリンから負の制御を受けている。

　GALP（galanine‐like peptide）は60アミノ酸からなるペプチドであり，構造がガラニンに類似しており，弓状核などに発現している。ラットにGALPを脳室内投与すると摂食は亢進し，その作用はガラニンよりも10倍強力であったが，マウスでは摂食亢進が認められなかった。GALPはオレキシンから正の制御を受けている。

⑤　**カンナビノイド系**　　脂肪やショ糖などを多く含んだ嗜好性の高い「おいしい食物」の摂食には，大脳辺縁系などに存在するカンナビノイド受容体が重要な役割を果たしている。カンナビノイド受容体遺伝子欠損マウスは痩せており，高脂肪食負荷をしても肥満やインスリン抵抗性を示さなかった。

⑥　**グレリン**　　グレリンは主に胃の内分泌細胞から分泌されて，摂食亢進作用，成長ホルモン分泌促進作用などを有するペプチドである。グレリンは，中枢投与でも末梢投与でも摂食を亢進させ，その作用の一部はNPY/AgRPニューロンやオレキシンニューロンを介する。胃から分泌されたグレリンは，迷走神経を介して中枢へその作用を伝達する。

2）摂食抑制系

①　**POMC, CART, α‐MSH**　　弓状核の外側部には摂食抑制に作用するPOMCとCART（cocaine‐and amphetamine‐regulated transcript）を産生するPOMC/CARTニューロンが存在する。POMC前駆体からMC4‐Rのアゴニストであるα‐メラノサイト刺激ホルモン（α‐MSH）が産生される。POMC/CARTニューロンは，レプチンとインスリンから正の制御を受けている。視床下部外側野

にも CART ニューロンが存在し，70％が MCH と共存している。弓状核では CART ニューロンの90％以上が POMC と共存している。重度の肥満を呈するイタリア人家系では，CART 遺伝子に変異があったことが報告されている。

② CRH および Ucn　　CRH は，視床下部室傍核で産生され，摂食抑制，抗ストレス，熱産生などの生理作用を有する。CRH 受容体に強い親和性を有して，摂食抑制作用を持つ Ucn（Urocortin）および Ucn II や Ucn III も発見されている。

③ モノアミン　　中枢神経系に広く分布するモノアミンニューロンも摂食調節に関与している。ノルアドレナリンは，室傍核の α-2 受容体を介して摂食を亢進する一方，室傍核の α-1 受容体や外側野の β 受容体を介して摂食抑制に作用している。現在わが国で唯一使用可能な抗肥満薬であるマジンドールは，前シナプス部位でのノルアドレナリン再取り込みを抑制する作用がある。セロトニンは摂食抑制作用を示し，レプチンから正の制御を受けている。

④ NMU および NMS　　NMU（neuromedin U）は，25 アミノ酸からなるペプチドで，オーファン G タンパク質共役型受容体（GPCR）であった FM-3/GPR 66 と FM-4/TGR-1 の内在性リガンドである。NMU KO マウスに NMU を脳室内に投与すると摂食は抑制され，顕著な肥満を呈した。最近，FM-3/GPR 66 の別の内在性リガンドとして 36 アミノ酸からなる NMS（neuromedin S）が同定された。NMS は精巣，脾臓，視交叉上核のみに発現しており，ラットの脳室内に投与すると摂食が抑制され，POMC や CRH の mRNA 発現量を減少させた。

⑤ Neuropeptide W（NPW）　　NPW（neuropeptide W）は，23 アミノ酸からなるペプチドであり，オーファン GPCR であった GPR 7 の内在性リガンドとして視床下部から発見された。NPW をラットの脳室内に投与すると，摂食量の減少，体重減少，体温上昇などが観察された。また，GPR 7 KO マウスでは肥満を呈することがわかった。

⑥ プロラクチン放出ペプチド（PrRP）　　PrRP（Prolactin-releasing peptide）は，31 アミノ酸からなるペプチドであり，オーファン GPCR の GPR 10 の内在性リガンドとして視床下部から単離され，当初はプロラクチン分泌促進作用のみが報告された。動物への PrRP の脳室内投与により摂食量や体重が有意に低下し，酸素消費量は増加した。PrRP ニューロンの 90％以上にレプチン受容体が発現しており，レプチンによる制御も受けている。

⑦ レプチン　　レプチンは，1994 年高度な肥満を呈する 2 型糖尿病モデルマウスである ob/ob マウスより Friedman らによりポジショナルクローニングされた遺伝子である。ヒトのレプチン遺伝子は，N 末端部に 21 アミノ酸からなるシグナルペプチドを有する 167 アミノ酸のレプチン前駆体タンパク質をコードし，循環血液中にはシグナルペプチドが除去された 146 アミノ酸からなる成熟型のレプチンが存在している。

　レプチン遺伝子の発現は，マウス・ラット・ヒトのいずれにおいても脂肪組織に特異的に認められる。種々の肥満モデル動物あるいはヒト肥満において著しくその発現が亢進している。このため，ヒトの血中レプチン濃度と体脂肪率の関係は良好な正の相関性を示し（図2-4），レプチンは体脂肪量や全身の栄養状態を反映する診断の手段になると考えられている。中枢を介したレプチン作用は，強力な摂食抑制とエネルギー代謝亢進による体重減少作用である。しかしながら，単純性肥満者ではいわゆる「レプチン抵抗性」のために必ずしも期待通りの抗肥満効果は認められていない。

こうしたレプチン作用の中枢へのシグナル伝達には，視床下部のレプチン受容体（Ob-Rb）が重要である。また，レプチン受容体は広範な末梢組織にも発現しており，例えば味細胞膜における発現では，二ノ宮らはdb/dbマウスにおける甘味応答の増大はレプチン受容体の変異によりもたらされている可能性を示した。レプチン受容体は，構造的にはサイトカインのシグナル伝達分子であるgp130と類似しているため，多くの組織において炎症性サイトカインとしてのレプチンの病態生理的意義が注目されている。

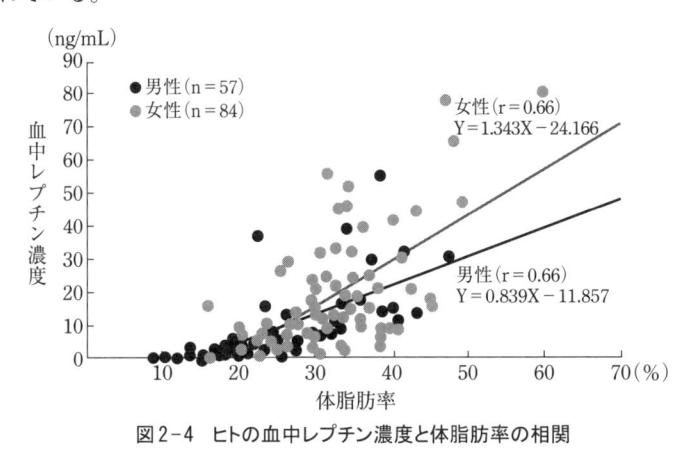

図2-4　ヒトの血中レプチン濃度と体脂肪率の相関

出典：Comsidine, R.V., *et al.*, New Engl. J. Med. (1996)

⑧　その他の摂食抑制系

コレシストキニン（CCK）：胃内容物の十二指腸への移送を遅くして，膨満感を感じやすくして食欲を抑制させる（＝高齢者における食欲抑制の一因）。

Peptide YY（PYY）：PYYはNPYファミリーの一つで，ヒトでは主に下部腸管と直腸の粘膜層内細胞から分泌される。

インスリン：膵β細胞から分泌されるペプチドホルモンであり，各組織にグルコースを取り込ませ，血糖値を下げる。

GLP-1（Glucagon-like peptide-1）：プレプログルカゴンからプロセッシングされ，小腸上皮細胞からから分泌されるペプチドであり，血糖値依存性のインスリン分泌増強，グルカゴン分泌抑制，胃排出抑制，食欲抑制などの作用が報告されている。なお，この消化管ホルモンは，血糖値が高い時にだけ作用するため，血糖値を必要以上に下げることがないために有効な治療法として使われている。糖尿病患者で処方されるインスリン投与は血糖値を下げ過ぎる場合があるため，GLP-1（インクレチンと総称）投与はインスリンよりは安全性の高い治療法として重宝されている。

▆2▆　味覚と食欲調節

　われわれは，体調が悪いときに味覚に異常を感じたり，食欲がなくなってしまう場合がある。また，ある種の薬を飲み続けている場合とか，ある特定の栄養素が欠乏した場合にも，味を正常に感じとれないことがある。これらのことは，"正常な"味を感じとるにはからだの栄養状態・生理状態が良好で，からだ全体が正常に機能していることが重要であることを意味している。普段は何気なく感じとっている味覚は，実は，舌の表面にある味蕾（味細胞の集まり＝末梢受容器）や，脳幹部

や大脳などの高次の中枢，ひいては肝臓などの内臓の代謝情報（内臓神経介在）の味覚中枢への投射という巧妙な連携プレーによって成り立っているのである。とくに，中枢が発達しているヒトにおいては，味のおいしさを論ずるときには，身体の生理状態・栄養代謝状態を抜きにしては語れないものがある。ここでは，こうしたからだの生理的状態および栄養状態の変化が，味の嗜好性に影響を及ぼしている例をあげて，解説したい。

（1） 五つの基本味（basic taste）の受容器

現在，塩味（salty），酸味（sour），苦味（bitter），甘味（sweet），うま味（umami）の五つが基本味と考えられており，それぞれの味を引き起こす化学物質が味細胞膜によって受け取られる仕組みは異なっている。ここ約15年間の分子生物学技術の進歩によって，味物質の信号が受け取られる仕組みが次第に明らかにされつつあるものの，なお未解明の部分も多い。塩味と酸味はイオンチャネル型受容体で，苦味，甘味，うま味はそれぞれのGタンパク質共役型受容体（GPCR）で受け取られて，その情報が細胞内カルシウムイオン濃度の増大につながり，味神経にインパルス放電を引き起こすという図式である。

最近のトピックスは，基本味の受容にTRP M5チャネルが関与している発見（通常のマウスでは暖かい温度のショ糖溶液の鼓索神経応答が冷たいものよりも高く記録されるが，TRP M5欠損マウスではショ糖溶液応答の温度による違いは見られない）や，ヒト苦味受容体には一塩基多型が多くみられ，これが苦味感受性の個人差を表している事実が発見されたことなどである。このように，確かに受容器そのものも味覚受容に大切であることが分子レベルでも説明できるようになってきたが，受容器のみではおいしさの発現は語れない。紙面の都合でこうした末梢受容器の話は省き，ここでは味覚がおいしく感じられるには，末梢受容器が正常であるほかに，身体の生理・代謝状態が大きく寄与していることについて触れたい。

（2） 食塩のおいしさ－なぜ食塩を欲するのか－

生体にとって食塩（NaCl）は，必要不可欠のものである。たんぱく質が欠乏気味になっても，微量元素が欠乏気味になっても，最初に顕著に現れるのが食塩欲求の亢進である。それほど，食塩の摂取は身体にとって重要なのであろう。その意味で，最初に食塩のおいしさについて述べる。野菜やビールなどのカリウムが多い食品・飲料を食べたり飲んだりしているときに欲するのは食塩である。このときに食塩の味は一層おいしく感じる。しかし，高食塩食は，高血圧になりやすいという理由から，食塩感受性のない人も含めて一律に摂取制限されており（厚生労働省の方針），味をおいしく感じさせない点で，高齢者の食の楽しみを奪っている。遺伝的に食塩摂取が疾病発症に関与しない人では，厳しい制限はしなくても良いであろう。現在，日米ともに高齢者において食塩欠乏性の脱水症が増えてきているのは，こうした栄養指導と行政の画一化のためといっても良いであろう。テイラーメード医療の必要性が指摘されてきて，テイラーメイド栄養という言葉も出てており，一律の指導は改善されなければならないことは，ラットなどの動物実験のデータでも示されている。血液中や組織液など細胞外液のNa⁺濃度は厳密に0.9％程度を維持されなければ生きていけない。そして，Na⁺を貯蔵する場所がないので，身体が必要とするNa⁺を食塩摂取という形で補充する必要がある。健常人において一般においしいと感じるときは，身体が必要とするものを補充したときであり，身体が要求しないときにはおいしさは低減し，むしろまずく感じる場合もある。

（3） たんぱく質の栄養状態と味覚

　食事中のとくに動物性たんぱく質の摂取量が少なすぎると食塩の嗜好性が強くなることは，筆者の研究室の木村修一元教授らがまとめた疫学データ（（図2－5）摂取している食物中に占める動物性たんぱく質の割合が小さいほど，食塩摂取量は多い）と，ラットを用いた鳥居らの研究によって明らかにされ，筆者らもこれをラットの選択実験で確かめた（図2－6左）。さらに，低たんぱく質食を長期間食べさせたラットの鼓索神経応答について検討したところ，その食塩水溶液に対する応

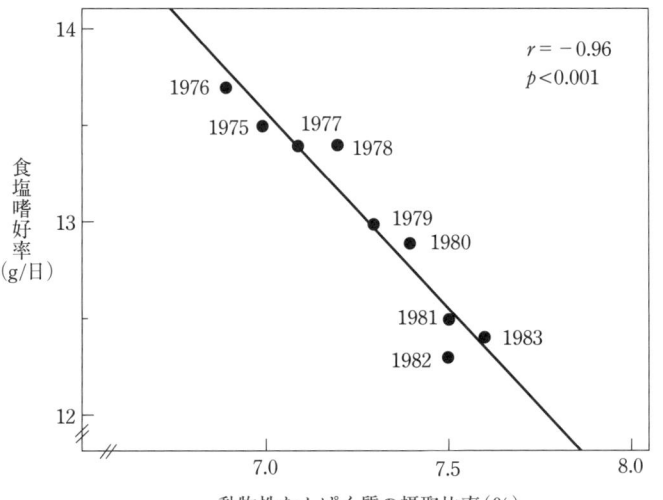

図2-5　動物性たんぱく質と食塩摂取比率

食塩嗜好率は，動物性たんぱく質の摂取比率が高くなるほど低下する（1975～83年まで行われた宮城県と山形県の住人の国民栄養調査データを基に，木村らが統計処理して表したもの

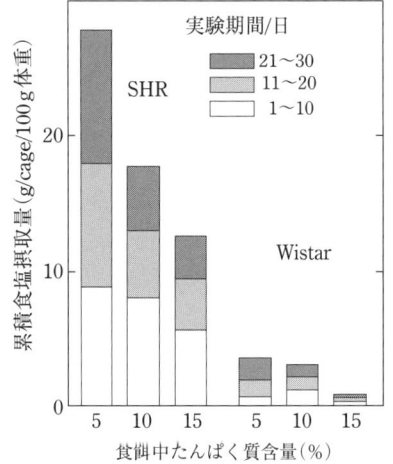

高血圧ラット（SHR）と正常血圧ラット（Wistar）の累積食塩摂取量に及ぼす食餌中たんぱく質レベルの影響

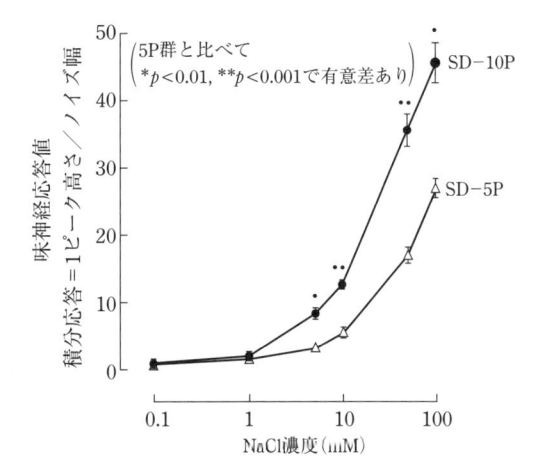

食塩水に対する鼓索神経応答に及ぼす食餌たんぱく質レベルの影響。平均±標準誤差，SDラット系，5P＝5%全卵たんぱく質食［n＝5］，10P＝10%全卵たんぱく質食［n＝5］

図2-6　たんぱく質摂取不足が味覚に及ぼす影響

5%というたんぱく質不足の餌を与えると食塩の嗜好は急激に高まり［左図］，味神経応答も顕著に低下する［右図］　　　　　　　　　　　　　　駒井，木村，ほか2001年

答が顕著に低下することがわかった（図2－6右）。低たんぱく質食群では，たんぱく質の供給不足による味細胞の機能低下，味神経の伝達能あるいは高次中枢への投射機能の低下，腎機能の低下によるミネラル代謝の異常も示唆されているが，まだ明確な解答は得られていない。小原らは，「低たんぱく質食条件下では，ラットの血中亜鉛濃度が低下するために，食塩水濃度の識別能が低下（検知閾値が上昇）している」とも報告している。

　鳥居らは，たんぱく質が欠乏気味の食餌を与えたラットを用いて，うま味物質などの呈味物質の嗜好性がどのように変化するかを調べた。その結果，たんぱく質が欠乏すると食塩やグリシンを嗜好するようになり，逆にたんぱく質が充分に含まれている食餌を与えると，食塩の嗜好率が低下しうま味物質を嗜好するようになるという知見を得た。グリシンは，体タンパク質の分解を抑制する効果のあるアミノ酸であるために，たんぱく質が欠乏気味の場合に摂取すると好都合なのかも知れない。また，たんぱく質を充分量摂取している条件下では一般に血中アンモニア濃度が上昇するが，うま味物質の摂取により血中アンモニア濃度が低下する事実もある。それぞれの栄養状態において生体に好都合となる状況を生み出す方向に，溶液の嗜好性が変わるものと考えられている。

　低たんぱく質食はまた，アルコールの嗜好率を低下させる。当研究室の楊らが検討したところ，低たんぱく質食（5％全卵たんぱく質食）を与えたラットでは，通常のレベルのたんぱく質食（15％同）を与えたラットに比べて，肝ミトコンドリア画分のアルコールデヒドロゲナーゼとアセトアルデヒドデヒドロゲナーゼ（High-Km と Low-Km の両方とも）の活性が低くなることを明らかにした。つまり，低たんぱく質食で飼育したラットでは，アルコール（お酒）の処理能力が低くなることが明らかとなり，低たんぱく質食条件において，飲酒量が制限される理由がわかった。近年の日本人は，路上で寝込む人を以前ほどは見かけなくなった。たんぱく質摂取量がほぼ十分になってきていることも一因と考えられよう。

（4）　身体の栄養状態と味の嗜好

　食べ物をおいしく味わうには，味覚を受けとる口腔内受容サイトの機能とともに，嗅覚機能の寄与や，身体の代謝状態（臓器の代謝生理状態）が大きく関与していることがわかってきた。からだの栄養・生理状態に変化が起きると，味の嗜好性が変わる。典型的な例に，登山や激しい運動をした後に梅干しやレモンなどの酸っぱいものが一段とおいしく感じられることなどが挙げられる。これまで筆者らは，ラットの栄養・生理状態の変化が味の嗜好性に及ぼす影響について種々検討してきた。例えば，糖尿病の病態を改善させる効果のあるビオチンの嗜好率が糖尿病ラットで上昇すること，低たんぱく質食を慢性的に与えたラットでのアルコール嗜好率の低下（前述），そして，肝臓のグリコーゲンが激減するような激しい運動（強制水泳）を行った後の酸味物質嗜好率の上昇，等を観察した。その結果，例えば強制水泳負荷後のクエン酸やその他のクエン酸回路を構成する有機酸の経口投与は，肝臓中の ATP 濃度の回復に有効であることを確認した。こうしたそれぞれの味の選択行動は，からだの栄養・代謝状態を有益にするための行動であることが示唆された。

　メタボリックシンドロームが増えてきている昨今，味覚が健康の指標として果たしている役割は大きい。すなわち，軽症の疾病→味覚異常→代謝の偏りによる疾病の悪化，という図式が成り立つことから，味覚と栄養に関する研究は重要である。食べ物のおいしさは，健常人では効率よく感じられるであろう。これが基本であるが，味の嗜好性には個人の遺伝的素因も関係するので，味レセ

プターの遺伝子多型の研究をはじめ，なお一層のテイラーメイド的な味の嗜好性と代謝の関連性に関する研究が重要になってきている。

B　食事のリズムとタイミング

日内リズムと栄養補給

（1）　体内時計と食事

　人間のからだには，体内時計とよばれる機能が備わっている。体内時計は光と関係しており，太陽が昇っている間は人間が活発に活動できるように，日が沈むと休息に入るように，からだに指示している。睡眠，体温，血圧，ホルモンの分泌などの変化を規則づけている体内時計の機能は，「体内リズム」ともよばれ，生活そのものにもリズムをつくる目安にもなっている。体内リズムを一定に保つことに欠かせないのが，何といっても食事である。特に，朝食を欠食すると，脳は血液の中に含まれるグルコースしかエネルギーにできないため，からだは動いても脳そのものは働くことができない。よく朝食を抜くと，「頭がボーッとする」という状態になるのは，このためである。人間のからだがもつ体内リズムにあわせ，生活リズムを整えるためにも，朝食を摂ることは大切である。色々な俗説も出ているが，1日3食はヒトの健康維持にとっては好都合である（p.22（4）項にて後述）。

（2）　朝食ありと，朝食なしでの成績の違い

　最近アメリカで行われた実験で，20歳代の男女について，朝食を食べた人と食べていない人の間で，テストの成績が比較された。朝食はすべて同じ栄養スープを用い，37.7gの糖質，12.2gの脂質，18.5gのたんぱく質を含み，エネルギーは326kcalであった。テストでは「空間記憶」と「単語想起」の2種類を行った。その結果，両方とも朝食を食べたほうが短時間で答えを出し圧勝した（図2-7）。空間記憶のテストとは，りんごやイヌなど16種類の図を配置した絵を見せて，あとで位置関係を思い出させるテストであり，単語想起のテストは，15個の単語を2秒おきに読み上げ，後で思い出させるものである。日本でも朝食とテストの結果に関する報告はあるが，やはり朝食を食べているほうが成績がよくなっている。

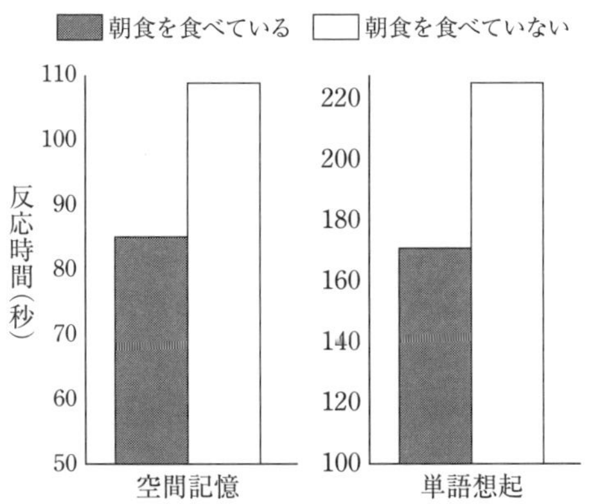

（3）　体内時計の機構で，からだも朝食を欲しがる

　なぜ朝食を食べないと成績が下がるのかの理由の一つに，朝の脳は燃料切れ状態であること，すなわち，朝食を食べないと脳はエネルギー不足になってしまうことが挙げられる。眠っている間，脳は休んでいるものと思われがちだが，脳は眠っている間も盛んに活動し，起きている時と変わらないくらいエネルギーを消費している。睡眠中に食事を摂ることはできないため，朝起きたときの

図2-7　朝食摂取の有無が記憶に及ぼす影響

被験者：平均年齢21.3歳の男女，$n = 33$人）
Benton, D and Parker, PY: Am. J. Clin. Nutr., 1998）

脳は最低限のエネルギー源で，その活動を維持している。したがって，朝起きたらすぐ脳にエネルギー源を補給してやる必要がある。また，脳の中にある「体内時計」の働きからみても，朝食を摂ることはきわめて自然であり，重要でもある。例えば，目がさめる前の午前4時ごろには，人体の活動を支配する副腎皮質ホルモンの分泌が急激に上昇する。また朝食の前までに代謝関連の酵素が増加していることも知られている。朝は，脳もからだも食事による栄養補給を心待ちにしている時間なのである。しかし，その時の体調によっては食欲が出ないという事態もあるので，その場合は朝食を欲するようなライフスタイルに改善する必要があろう。

（4） 食事のタイミングの重要性

食事と食事の間隔は，消化する時間などを考慮し4～5時間ほどあけて食べるのが理想とされている。夜間を除いた時間に1日3食が適切であることは，このことから示唆される。特に，揚げ物や脂肪を多く使ったエネルギーの高いものは，活動量が多い昼食に食べることで，夕食まで空腹を感じることなく過ごすことができる。副菜に野菜や果物をたっぷりとるなどの工夫をしながら，栄養素のバランスに偏りが出ないようにする。また，夕食までの空腹感を満たすために，間食を上手に使うことも大切である。特に幼児は，1回の食事で多くの量の食べ物をとることができないため，間食となるおやつは重要である。3食の中では摂りにくい果物や乳製品などをうまく取り入れながら，活動に必要なエネルギーを補給する必要がある。このような「食事のタイミング」も，健康の維持に深く関わっている。

参考文献 ━━━━━━━━━━━━━━━━━━━━━━━━━━━━━━━━━━

大木秀一：「日本人成人の BMI に関わる諸要因の統計学的検討─双生児家系研究法にかかわる遺伝要因，家族歴，健康習慣の寄与の推定」，肥満研究，8, 69-75(2002)

中里雅光：「摂食調節の中枢機構」，Clinical Neuroscience（月刊 臨床神経科学），24(8), 873-876(2006)

Ellacott, KL, Lawrence, CB, Rothwell, NJ, *et al*.: PRL‑releasing peptide interacts with leptin to reduce food intake and body weight. Endocrinology, 143, 368-374(2002)

Considine, RV, Shinha, MK, Heiman, ML, *et al*.: Serum immunoreactive leptin concentrations in normal‑weight and obese humans. New Engl. J. Med., 334, 292-295(1996)

二ノ宮裕三：「食の調節情報としての味覚とおいしさのシグナリング」，化学と生物，45, 419-425(2007)

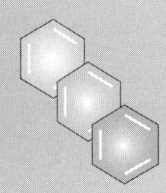

3章　消化・吸収と栄養素の体内動態

はじめに

　食物中の栄養成分の多くは巨大な分子である。また，ビタミンやミネラルの中には，たんぱく質などと結合して食物中に存在しているものもある。口から摂取した食物中の栄養素を小さな分子に分解したり，たんぱく質などとの結合をほどき，体内に吸収できる形態にすることを消化（digestion）という。

栄養史：レオミュールとスパランツァーニの実験

　18世紀，消化は食物が消化管内で機械的な「摩砕」によって起こると信じられていた。この説に一石を投じたのが，フランスのルネ-アントワーヌ・フェルショー・ド・レオミュールである。1752年，レオミュールは食物片を入れた金属チューブを鳥の食道から胃まで押し込み，間隔を置いて取り出すことにより，食物が腐敗の徴候を示さずに溶けることを見いだした。金属で隔てられた食物は「摩砕」では処理できないことから，消化が化学的に起こること，さらに，胃には肉を分解する「何か」があることを示した。

　その後，イタリアのラッザロ・スパランツァーニは，穴をあけた小さなチューブに肉を入れて呑み込み，大便中から回収して，肉の大部分が消化されていることを確認し，レオミュールの説を支持することとなった。

　ペプシン発見への第一歩である。

A　消化器系の構造と機能

　口腔から肛門に至る管を消化管（digestive tract）とよび，これと消化液を分泌する肝臓や膵臓など外分泌器官を合わせて消化器という（図3－1）。

　消化管は原則として，管腔側から順に粘膜，筋層，漿膜という3層構造をとる。粘膜は上皮細胞で覆われ，消化液や粘液などを分泌する腺をもつ。粘膜と筋層の間には，消化液や粘液などの分泌を調節するマイスネル神経叢（Meissner's plexus）がある。筋層は粘膜側の輪状筋と漿膜側の縦走筋の2層から形成されるが，胃を包む筋層は輪状筋と縦走筋の間に斜走筋が走る3層構造となっている。輪状筋と縦走筋の間には，消化管の収縮運動を調節するアウエルバッハ神経叢（Auerbach's plexus）がある（図3－2）。

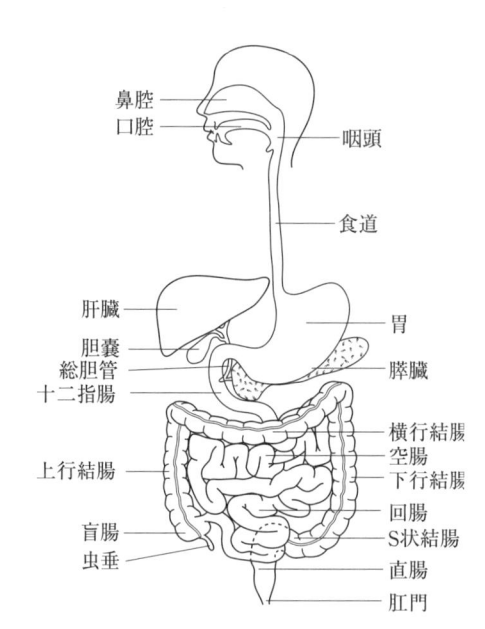

図3-1　消化器系

出典：奥恒行，柴田克己（編）：健康・栄養科学シリーズ
「基礎栄養学」，南江堂（2012）より作成

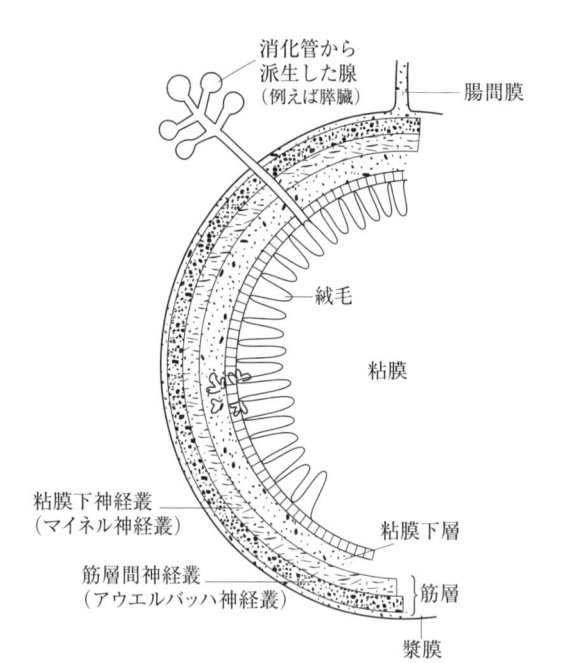

図3-2　消化管の一般構造

出典：江指隆年，中嶋洋子編著：「ネオエスカ基礎栄養学」，同文書
院（2005）より作成

1　食道・胃・小腸・大腸の基本構造

（1）　消化管運動

　消化管の運動には，蠕動運動（推進運動ともいう）や分節運動（混和運動ともいう）などがある。

　蠕動運動は消化管内容物を口側から肛門側に移動させる運動で，消化管のある部分の輪状筋の収縮により収縮輪が発生し，この収縮輪が口側から肛門側に移動することにより，内容物が口側から肛門側に移動される。蠕動は内容物による消化管の伸展や消化管への強い副交感神経信号などによって開始される。

　分節運動は消化管内容物を移動させずに混合する運動で，消化管内に数cmおきに規則的に複数の収縮輪が発生する。この収縮輪は短時間で消滅し，別の場所に新たな収縮輪が発生することによ

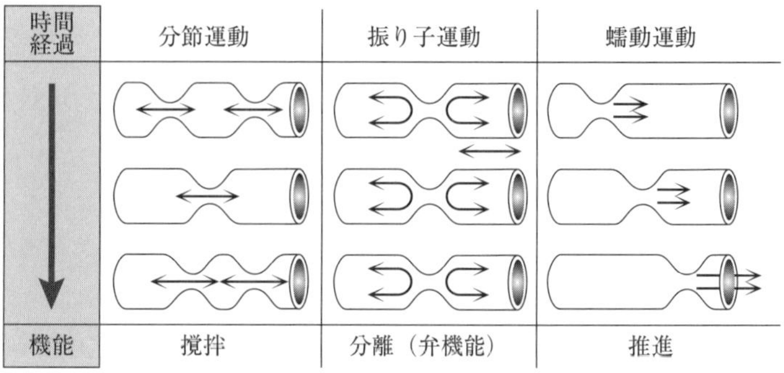

時間経過	分節運動	振り子運動	蠕動運動
↓			
機能	撹拌	分離（弁機能）	推進

図3-3　蠕動運動と分節運動

出典：江頭祐嘉合，真田宏夫編著：栄養管理と生命科学シリーズ「基礎栄養学の科学」，理工学図書（2012）より作成

り，内容物の混和が行われる。

　蠕動運動と分節運動により，内容物の適切な移送と混和が行われる（図3－3）。

（2）　食　道（esophagus）

　食道は咽頭と胃を連結する全長約25 cm の管で，食塊は胃に向かう一方向の蠕動運動によって逆流することなく胃に送られる。

（3）　胃（stomach）

　胃の容量は，成人では1,200 ～ 1,400 mL になる。胃の入り口を噴門，噴門より高位にある部分を胃底部，胃の中央を胃体部，胃体部から胃の出口に至る部分を幽門部，胃の出口を幽門という。通常は，幽門は閉じている。

　副交感神経（parasympathetic nervous system）は胃の平滑筋運動と分泌を刺激し，交感神経（sympathetic nervous system）は両者を抑制する。また，胃から出ていく多数の感覚性求心線維は，胃内腔圧，胃の伸展，胃内腔の pH，痛みなどに関する情報を伝える。

　食後，蠕動運動により内容物は胃液と混和され，pH が低下するとともに粥状（かゆ）となる。消化が進行すると，幽門前庭の強い蠕動性収縮によって内容物は幽門から十二指腸に移送される。胃内容物が十二指腸に送られると腸－胃反射（gastrointestinal reflex）が起こり，胃の運動は抑制される。

　胃から十二指腸に移送された内容物中に脂質の分解産物があると，十二指腸および空腸の I 細胞からコレシストキニン（cholecystokinin）が，また十二指腸および空腸の K 細胞からは胃抑制ペプチド（gastric inhibitory peptide: GIP）がそれぞれ分泌され，これらにより胃からの排出速度が遅くなる。また，胃から十二指腸に移送された内容物中にペプチドやアミノ酸があると，胃前庭部と十二指腸の G 細胞からガストリン（gastrin）が分泌され，ガストリンの幽門括約部に対する緊縮作用により，胃からの排出速度が遅くなる。このような理由により，脂質およびたんぱく質は糖質と比べ滞胃時間が長い。

　胃が空の状態が数時間以上にわたって続いたときに，しばしば起こる胃体部の律動的な蠕動性収縮を飢餓収縮（hunger contraction）という。

　胃では，アルコールといくつかの薬剤のみが少量ながら吸収される。

（4）　小　腸（small intestine）

　小腸は全長6～7 m あり，上から順に十二指腸，空腸，回腸に区別される。空腸は小腸上部（40％）を占め，残りが回腸である。小腸，特に十二指腸と空腸では，大部分の消化と吸収が行われる。

　小腸上皮の吸収面積は輪状ヒダ（circular folds）によって約3倍となり，さらに輪状ヒダ上に無数に存在する絨毛（じゅうもう）（villi）によって吸収面積は10倍大きくなる。加えて，絨毛を構成する上皮細胞には長さ1 μm，直径0.1 μm の1,000 本もの微絨毛（microvilli）からなる刷子縁（brush border）があり，刷子縁によって吸収面積は20倍となる。したがって，輪状ヒダ，絨毛，微絨毛により腸管粘膜の全吸収面積は約250 m² 以上，テニスコート 1 面に匹敵する広さになる（図3－4）。この広大な吸収面積により，栄養素の吸収の約90％は小腸で行われ，1 日あたり数百 g の炭水化物，100 g 以上の脂肪，50 ～ 100 g のアミノ酸，50 ～ 100 g のイオン，および7～8 L の水が吸収される。また，微絨毛は病原菌や生体異物の排除や栄養素の選択といった機能も有している。

　小腸では分節運動によって内容物と消化液が混和されるとともに蠕動運動によって内容物が肛門

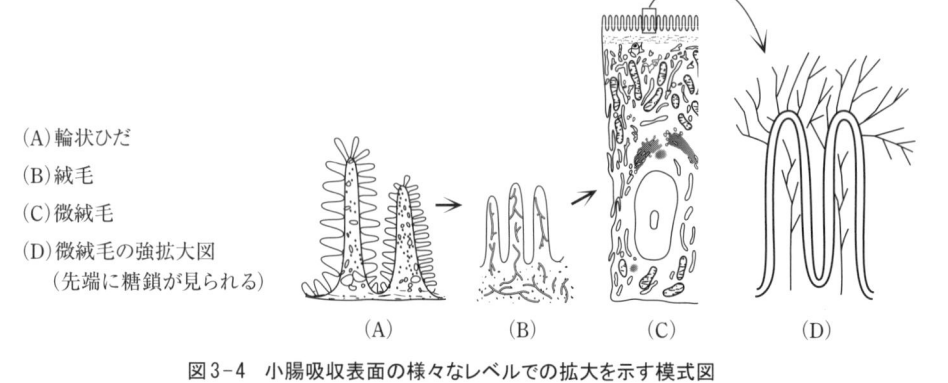

(A) 輪状ひだ
(B) 絨毛
(C) 微絨毛
(D) 微絨毛の強拡大図
　　（先端に糖鎖が見られる）

(A)　　　(B)　　　(C)　　　(D)

図3-4　小腸吸収表面の様々なレベルでの拡大を示す模式図

出典：江指隆年，中嶋洋子編著：「ネオエスカ基礎栄養学」，同文書院（2005）より作成

側へ輸送されるが，その速度は小腸上部ほど速く，下部ほど遅くなる。

　小腸の蠕動運動は内容物による胃壁の伸展によって起因し，アウエルバッハ神経叢を通って胃から小腸壁に伝えられるので，摂食後に著しく高まる。また，小腸の運動は消化管ホルモン（gastrointestinal hormones）の調節も受け，ガストリン，コレシストキニン，インスリン（insulin），モチリン（motilin），セロトニン（serotonin）は小腸の運動を促進し，セクレチン（secretin）とグルカゴン（glucagon）は小腸の運動を抑制する。

　食後数時間経過して回腸末端部に内容物が停滞しはじめると，局所反射によって回腸終末部に強い蠕動運動が起こり，回盲弁が開いて内容物が大腸内へ移送される。

（5）　大　腸（large intestine, colon）

　大腸は消化管の最終部であり，長さ約1.6m，最も太い部分で直径5〜7cmである。小腸に近い方から上行結腸・横行結腸，下行結腸，S字結腸，直腸に分けられる。また，大腸上部は大腸に流れ込む内容物中のほとんどの水と電解質を吸収するが，栄養素はほとんど吸収しないので，内部に絨毛のようなヒダは発達していない。一方，大腸下部は，糞便を貯蔵する。さらに，大腸には腸内細菌（intestinal bacteria）が多く棲息し，未消化物の分解が生じる。

　大腸の分節運動は大きく，時には内腔が閉塞する程度にまで収縮する。大腸の縦走筋は集合して3条の紐状の外観（結腸紐）を呈するが，分節運動と結腸紐の収縮が複合することにより，収縮していない部位を袋状に隆起させる。また，大腸上部では，口側に向かう逆蠕動（antiperistalsis）と分節運動も起こる結果，内容物は大腸上部にとどまり，水や電解質の吸収が促進される。なお，直腸と肛門では縦走筋が発達しており，連続して全周を取り巻いている。

　内容物が回盲弁から結腸を通過するのには8〜15時間を要し，この間，内容物は主に水と電解質が吸収されて半液体状から半固体状の泥に変化し，便特有の性状を呈するようになる。大腸では特に朝食後などに大蠕動（mass movement）が起こり，内容物が直腸に押し込まれる結果，便意を催すことになる。正常では，糞便に含まれる水分は1日あたり約50〜100mLだけである。

　大腸上部の運動は，迷走神経の分枝を介してアウエルバッハ神経叢のニューロンに終末する副交感神経の支配を受け，大腸下部の運動は，仙髄から出る骨盤神経を経由する副交感神経の支配を受ける。

2 肝臓 (liver) の構造と機能

　肝臓は横隔膜直下の主に右側にある赤褐色をした大きな実質器官で，左葉，右葉，方形葉および尾状葉からなり，各葉は多数の小葉から構成されている。

　肝臓の下面中央には肝門 (hepatic portal) があり，門脈 (portal vein)，肝動脈 (hepatic artery)，肝管 (hepatic duct)，リンパ管 (lymph duct) が通る。

　肝臓には 1 分間に約 1,000 mL（心拍出量の 4 分の 1 〜 3 分の 1）の血液が流入する。このうち 80％は門脈から入る静脈血で，20％が肝動脈から入る動脈血である。

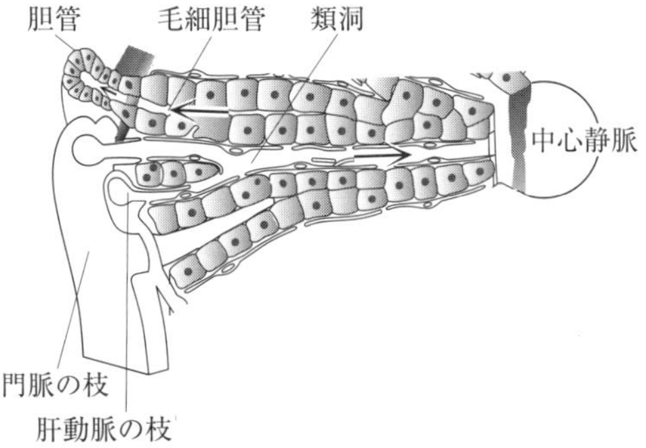

　肝臓の小葉は中心静脈 (central vein) の周囲に構成され，血液は，小葉辺縁部のグリソン鞘 (Glisson's sheath) まで門脈と肝動脈が互いに独立して流入し，類洞血管に入るところで合流する。類洞血管では，血液は 1 層ないし 2 層の肝細胞が並んだ構造の間を中心静脈に向かって流れ，この間に血液と肝細胞との間で大量の物質交換が行われ，あるいは肝細胞のもつ様々な作用を受ける。その後，類洞血管の血液は中心静脈に集められ，肝静脈を経て下大静脈に注ぐ。類洞血管の血流速度は非常に遅いため，門脈から流入した大量の栄

図 3-5　肝小葉の構造

出典：吉田勉監修：食物と栄養学基礎シリーズ 7，「基礎栄養学」，学文社 (2012) より作成

養素は一時的に類洞血管内や肝細胞内にとどまることとなり，その結果肝静脈の栄養素濃度はほぼ一定に保たれる。毛細胆管は互いに隣接している肝細胞の間にあり，小葉の辺縁部で胆管に注ぐ（図 3 − 5）。

　後述する胆汁の産生のほか，肝臓は栄養素の代謝と一時的な蓄積，ビタミンや鉄の貯蔵，ホルモンの分解，薬物や毒物の不活化（解毒）と排泄などを行っている。

　たんぱく質の代謝では，食後に門脈から流れ込む大量のアミノ酸を一時的に取り込んで循環血中のアミノ酸濃度や組成の変動を抑えるほか，グルタミンやグルタミン酸の形で末梢から運ばれた毒性を有するアンモニアを尿素回路 (urea cycle) で毒性の小さい尿素 (urea) に変換し，非必須アミノ酸を合成し，あるいはアルブミン，グロブリン，フィブリノーゲン，血液凝固因子など主要な血漿タンパク質を合成する。

　糖質の代謝では，食後に門脈から流れ込む大量のグルコースを一時的に取り込んで血糖値の急激な上昇を抑えると同時に，グルコースをグリコーゲンに変換して貯蔵し，食間の低血糖時にグリコーゲンを分解してグルコースを放出し，あるいはいくつかの状況に応じて糖原性アミノ酸の炭素骨格やピルビン酸などからグルコースを合成する。

　脂質の代謝では，肝細胞はトリアシルグリセロールやコレステロールなどを合成し，さらに，キロミクロンレムナントの形で肝細胞に取り込まれた脂質などとともに超低密度リポタンパク質 (VLDL) を合成し，血液中に放出する。

　これらのほか，肝臓は，アルコールや毒物・薬物の不活化（解毒）と排泄，寿命を終えた赤血球の分解とヘモグロビンからのビリルビンの生成および鉄の貯蔵，ビタミン A，ビタミン D，ビタミ

ン B_{12} の貯蔵などを行っている。

B　消化・吸収と栄養

（1）　水溶性栄養素

消化酵素により管腔内での消化を受けた水溶性栄養素（単糖類，アミノ酸，ミネラル，水溶性ビタミン，短鎖脂肪酸，中鎖脂肪酸など）は，各種の輸送体を利用して疎水性の小腸上皮細胞膜を通過し，細胞内に取り込まれる。小腸上皮細胞の基底膜側からは，同様に各種の輸送体を利用して毛細血管に移行し，門脈を経て肝臓に入る（図3-19 p.50）。

（2）　脂溶性栄養素

胆汁酸（bile acid）の存在下で消化酵素による管腔内消化を受けた脂溶性栄養素（トリアシルグリセロール，コレステロール，脂溶性ビタミンなど）は，小腸上皮細胞に吸収され，細胞内の滑面小胞体（smooth endoplasmic reticulum）でアポタンパク質とともにキロミクロンを形成する。キロミクロンはその大きさから毛細血管内へは入れず，リンパ管に移行し，胸管から左鎖骨下静脈で血流と合流する（図3-19 p.50）。

C　消化過程（分泌源別の酵素・活性化・基質・終末産物）の概要

（1）　唾液腺，舌腺

唾液腺（salivary gland）は主に脳幹から発せられる副交感神経信号により制御され，唾液（saliva）は主に後述する脳相（cephalic phase）による無条件反射分泌と条件反射分泌として唾液腺から1日あたり約1 L分泌される。なお，交感神経の興奮によっても唾液分泌は高まるが，このときはタンパク質などの成分の濃度の高い唾液が少量分泌される。

ヒトで最も大きい唾液腺である耳下腺は完全に漿液性で，食物を滑りやすくして嚥下を容易にするムチン（mucin）は含まれていない。顎下腺，舌下腺は漿液性と粘液性の混合腺で，ムチンを含む粘性に富む唾液を分泌する。

唾液の消化機能として，唾液アミラーゼによるでんぷんの分解作用がある。唾液アミラーゼは膵液の α-アミラーゼと同じ基質特異性をもち，塩化物イオンによって活性化され，摂取したでんぷんの半分以上を α-限界デキストリン，マルトトリオース，マルトースに分解する。唾液アミラーゼの作用は，食塊が胃に入り，胃酸によって食塊内部のpHが4以下になるまで続く。

このほか，唾液の機能には抗菌作用，粘膜保護作用，pH緩衝作用，歯の再石灰化作用などがあり，殺菌・抗菌作用をもつものとして，リゾチーム（lysozyme），ラクトフェリン（lactoferrin），ペルオキシダーゼ（peroxidasc），免疫グロブリン（immunogloburin）などが含まれる。

舌腺からは胃内で活性化される舌リパーゼが分泌され，摂取したトリアシルグリセロールの30%を消化する。

（2）胃　腺

　胃粘膜の表面には胃粘膜表面を機械的損傷や胃酸から保護する粘液やアルカリ性液を分泌する頸部粘液細胞（副細胞）が存在し，さらに胃粘膜は，噴門腺領域，胃酸分泌腺領域，および幽門腺領域の 3 つの領域に分けられる。これらの領域に存在する胃腺（gastric gland）から分泌される胃液（gustric juices）の量は，1 日に 500 ～ 1,500 mL である。

　副細胞から多量に分泌される非常に粘稠な粘液は，内容物の輸送を円滑に行わせる。また，この粘液はアルカリ性であるため，粘液層の下にある正常の胃壁は，酸性度の高い胃液に直接さらされることはない。

　胃酸分泌腺領域内にある胃腺の深い部分には，特に胃底部に多く塩酸や内因子（intrinsic factor）を分泌する壁細胞とペプシノーゲン（pepsinogen）を分泌する主細胞があり，また大量の薄い粘液を分泌する粘液分泌細胞が多数を占めている幽門腺領域の腺には，ガストリンを分泌する内分泌腺である G 細胞がある（図3－6）。

　五感刺激等によって迷走神経からアセチルコリン（acetyl coline）が放出され，胃粘膜に存在する

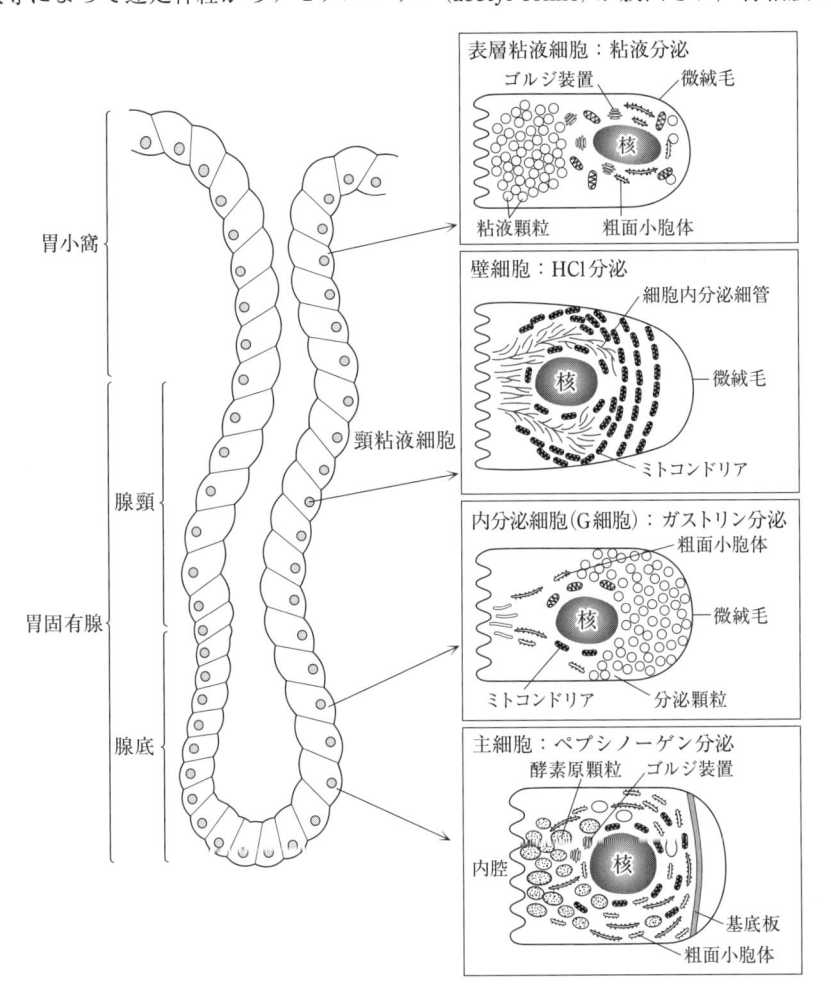

図3-6　胃の固有腺とそれを構成する細胞

出典：奥恒行，柴田克己編：健康・栄養科学シリーズ，「基礎栄養学」，南江堂（2012）より作成

腸クロム親和性細胞様細胞（ECL細胞）がアセチルコリンやガストリンの刺激を受けると，ヒスタミン（histamine）の分泌が起こる。また，胃前庭部にアミノ酸やペプチドがあると，その部位にあるG細胞からガストリンが放出される。これらの分泌刺激物質が壁細胞の細胞膜上の受容体に結合すると，塩酸が分泌される。なお，壁細胞の塩酸分泌と主細胞のペプシノーゲン分泌には高い相関があり，アセチルコリンやガストリンは主細胞を直接刺激してペプシノーゲンを分泌させる。また，十二指腸粘膜から放出されたセクレチンやコレシストキニンも主細胞を刺激してペプシノーゲンを分泌させる。塩酸は，ペプシノーゲンを活性型のペプシンに変換し，胃内をペプシンの至適pHに近づけ，たんぱく質を変性してペプシンの働きを助け，胃内に入る雑菌の増殖を抑制する。また，生成したペプシンはペプシノーゲンにも作用して活性化し，いっそう多くのペプシンを生成させる。

　胃の壁細胞からは，塩酸分泌を起こす刺激と同一の刺激に反応して，糖タンパク質である内因子が分泌される。内因子は，回腸におけるビタミンB_{12}の吸収に必須の物質である。

　胃の主細胞からは胃リパーゼ（gastric lipase）が分泌され，摂取したトリアシルグリセロールの一部が加水分解されて遊離脂肪酸と1,2-ジアシルグリセロールとなる。

（3）膵臓

　後腹膜臓器である膵臓（pancreas）は，血糖調節において相反する作用をもつホルモン（インスリンとグルカゴン）を血液中に分泌する内分泌器官（endocrine organ）であると同時に，消化酵素を消化管内に分泌する外分泌器官（exocrine organ）である。

　膵臓から外分泌される膵液には，三大栄養素（たんぱく質，糖質，脂質）を含む多種多様な食品成分を消化するための多数の酵素や，胃から十二指腸に排出された酸性の内容物を中和するための多量の炭酸水素イオンHCO_3^-が含まれている。消化酵素は膵腺房から，また炭酸水素イオンは炭酸水素ナトリウム$NaHCO_3$溶液として微小な細管および腺房からつながるやや大きい管から，毎日約1,000mL分泌され，膵管を経て，膵頭部で肝管と合流した後，オッディの括約筋（sphincter of Oddi）に囲まれたファーター乳頭（papilla of Vater）を通って十二指腸中に放出される（図3−7）。

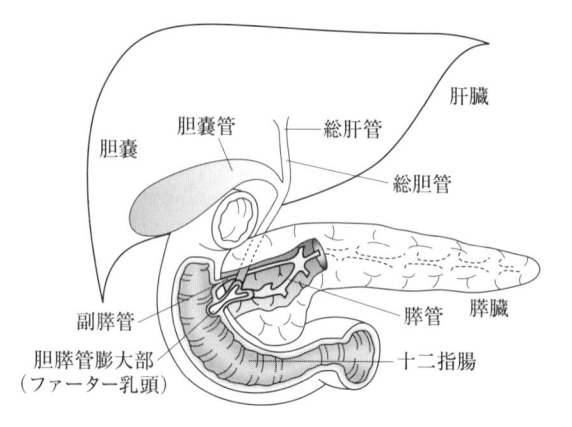

図3-7　膵臓の肉眼的構造

出典：独立行政法人国立健康・栄養研究所監修：健康・栄養科学シリーズ，「人体の構造と機能及び疾病の成り立ち」，各論Ⅰ，南江堂（2006）より作成

　膵臓から分泌される酵素のうち，たんぱく質やペプチドの消化を行う代表的なものとして，トリプシン（trypsin），キモトリプシン（chymotrypsin），エラスターゼ（elastase），カルボキシペプチダーゼ（carboxypeptidase）がある。これらは胃から分泌されるペプシノーゲンと同様に不活性型のトリプシノーゲン（trypsinogen），キモトリプシノーゲン（chymotrypsinogen），プロエラスターゼ（proelastase），プロカルボキシペプチダーゼ（procarboxypeptidase）として分泌され，トリプシノー

ゲンは小腸管腔内に達した後，腸粘膜から分泌されるエンテロキナーゼ（enterokinase）によって酵素ペプチド鎖の一部が切断されて活性型のトリプシンとなる。なお，エンテロキナーゼはエンテロペプチダーゼ（enteropeptidase）ともよばれ，その作用はリン酸化ではなくたんぱく質の加水分解である。このようにして小腸管腔内に生成したトリプシンは，トリプシノーゲン，キモトリプシノーゲン，プロエラスターゼ，プロカルボキシペプチダーゼなどを活性化する。

トリプシンとキモトリプシンはたんぱく質やその部分消化産物を分割してペプチドを生成させるが，アミノ酸まで分解することはない。エラスターゼは動物の結合組織を構成する弾性線維であるエラスチン（elastin）を特異的に分解し，カルボキシペプチダーゼはペプチドのカルボキシ末端からアミノ酸を遊離させる。

たんぱく質やペプチドを消化する酵素を分泌する細胞からは，同時にトリプシン阻害因子（trypsin inhibitor）も分泌される。トリプシン阻害因子は，分泌細胞内や腺房，導管でトリプシノーゲンが活性化してしまうのを防止することにより，キモトリプシノーゲンなどの活性化も防いでいる。

たんぱく質やペプチドを消化する酵素以外の酵素は，活性型で分泌される。糖質の消化を行う膵アミラーゼはでんぷんやグリコーゲンなどのα-1,4グリコシド結合を切断するα-アミラーゼで，マルトトリオースあるいはマルトースを生成させる。

脂質の消化を行う酵素としては，トリアシルグリセロールを主に2-モノアシルグリセロールと脂肪酸に分解する膵リパーゼ，コレステロールエステルをコレステロールと脂肪酸に分解するコレステロールエステラーゼ（cholesterol esterase），リン脂質の2位から脂肪酸を分離させるホスホリパーゼA_2（phospholipase A_2）がある。

このほか，膵臓から分泌される酵素には，核酸を分解するリボヌクレアーゼ（ribonuclease）やデオキシリボヌクレアーゼ（deoxyribonuclease）などがある。

膵液の分泌はアセチルコリン，セクレチン，コレシストキニンによって調節されており，アセチルコリンとコレシストキニンは膵臓の腺房細胞を刺激して多量の膵消化酵素の産生を促し，セクレチンは導管上皮から大量の炭酸水素ナトリウム水溶液を分泌させる。

（4）胆　嚢

胆汁（bile）には，胆汁酸（bile acid），コレステロール，ホスファチジルコリン（レシチン），および胆汁色素（ビリルビン bilirubin）などが含まれる。胆汁の構成成分はすべて肝細胞で合成され，毛細胆管に分泌されて最終的には1本の太い胆管に至る。胆管の上皮細胞は炭酸水素イオンに富む液体を分泌しており，肝臓から出ていく胆汁の量を確保している。セクレチンの刺激を受けた肝細胞によって合成・分泌された胆汁は食間期に胆嚢（gallbladder）に入り，主に塩類と水が吸収されて，5～20倍に濃縮される。

食後，消化管内容物が胃から十二指腸に移動して十二指腸などのI細胞からコレシストキニンが分泌されると，コレシストキニンによって胆嚢が収縮されると同時にオッディの括約筋が弛緩され，ファーター乳頭から十二指腸へ胆汁が分泌される。1日で250～1500 mLの胆汁が十二指腸に入る。

胆汁には消化酵素は含まれていないが，強力な界面活性剤である胆汁酸は脂質を含む小腸内容物を乳化し，リパーゼが作用できる環境をつくる。その後，胆汁酸は脂質の消化物とともに混合ミセル（mixed micelle）を形成し，刷子縁表面に向かう。

脂質の消化と吸収を助けるという一連の作業の後，胆汁酸の約90％は主として回腸終末部で能動的に吸収され，門脈を経て肝臓に送られる。残りの約10％は吸収されないで排泄され，肝細胞で新たにコレステロールから合成された胆汁酸によって補充される。

　小腸で消化が続行している間は，肝臓に送られた胆汁酸は肝細胞に取り込まれた後再び分泌される。このような胆汁酸の再循環を腸肝循環（enterohepatic circulation）という。この腸肝循環では，1回の食事につき胆汁酸が約2回，循環する。胆汁酸の腸肝循環量は1日1～2gであり，通常は，1日0.5gが糞便中に排泄される。

　このような作用をもつ胆汁酸は，次のように合成される。肝細胞内でコレステロールはコール酸（cholic acid）またはケノデオキシコール酸（chenodeoxycholic acid）となり，次いでグリシンあるいはタウリン（taurine）と結合してグリココール酸（glycocholic acid），タウロコール酸（taurocholic acid），グリコケノデオキシコール酸（glycochenodeoxycholic acid），タウロケノデオキシコール酸（taurochenodeoxycholic acid）となる。これらを一次胆汁酸（primary bile acid）という。胆汁中には，これらのナトリウム塩が分泌される。小腸内で一次胆汁酸は腸内細菌による脱水酸化を受け，二次胆汁酸（secondary bile acid）となる。主要な二次胆汁酸は，デオキシコール酸（deoxycholic acid）（コール酸の脱水酸化から）とリトコール酸（lithocholic acid，ケノデオキシコール酸の脱水酸化から）である。胆汁には一次および二次胆汁酸の双方が含まれる。

（5）小　腸

　胃の幽門とファーター乳頭の間には粘液腺（ブルンネル腺）が多数存在し，十二指腸粘膜への内容物の接触や副交感神経刺激，あるいはセクレチンに反応して，多量のアルカリ性の粘液を分泌する。この粘液は，胃から十二指腸に移動した内容物に含まれる塩酸やペプシンから十二指腸壁を保護する働きをもつ。また，小腸管壁の絨毛と絨毛との間には，全域にわたってリーベルキューン小窩（しょうか）が存在する。リーベルキューン小窩（しょうか）および絨毛の表面は杯細胞（goblet cells）と小腸上皮細胞によって覆われ，杯細胞から分泌された粘液とリーベルキューン小窩から分泌された水と電解質が，小腸管腔内の最終消化産物とともに小腸上皮細胞から吸収される。

　小腸の最大の機能は栄養素を血液中に吸収することである。小腸管腔内に分泌される小腸液にはほとんど消化酵素が含まれていない。小腸管腔内では，脂質は胆嚢から分泌される胆汁酸によって乳化され，膵リパーゼの働きにより吸収できる状態にまで消化される。たんぱく質やペプチドは膵臓から分泌されるたんぱく質分解酵素類（たんぱく質やペプチドを内部から切断する「エンド型」の酵素）によってトリペプチドやジペプチドまで消化され，またでんぷんやデキストリンは膵臓から分泌されるアミラーゼ（でんぷんやデキストリンを内部から切断する「エンド型」の酵素）によって二糖類や三糖類にまで消化される。

　一方，小腸壁の刷子縁には，トリペプチドやジペプチド，あるいは二糖類や三糖類をそれぞれアミノ酸や小ペプチド，あるいは単糖まで消化するエキソ型の酵素（膜消化酵素）が結合しており，小分子まで消化された栄養素は，膜消化酵素によって最終分解物となると同時に小腸上皮細胞内に吸収される。このような最終消化・吸収形態を膜消化（membrane digestion）という。膜消化によって生成したアミノ酸や小ペプチドあるいは単糖は，特異的な輸送体によって直ちに小腸上皮細胞内に取り込まれる。

（6）大　腸

　大腸には絨毛はなく，大腸上皮は主に粘液細胞から構成され，大量の粘液が分泌されるが，消化酵素は分泌されない。大腸では，水と電解質および一部の薬剤（座薬）が吸収されるのみである。

　大腸粘液の機能は内容物（糞便）による擦過から腸壁を保護することであるが，それに加えて，糞便成分を固め，また糞便のおよそ半分を占める細菌の活動や糞便の中に生じる酸から腸壁を守るという機能ももつ。

D　管腔内消化の調節

1　脳相，胃相，腸相

　塩酸の分泌や膵液の分泌，消化管の運動は自律神経やホルモンによって制御されており，五感刺激による脳相，内容物が直接胃を刺激することに起因する胃相（gastric phase），内容物が胃から十二指腸に移動することに起因する腸相（intestinal phase）が存在する。

（1）脳　相

　食物が直接胃に到達する前に，食物に関する五感刺激（視覚，聴覚，嗅覚，触覚，味覚）により大脳皮質や食欲中枢から発生した神経信号が迷走神経を介して胃に達し，神経末端から分泌されたアセチルコリンによって壁細胞および主細胞からそれぞれ塩酸およびペプシノーゲンが分泌されることを，胃液分泌の脳相という。また，迷走神経はG細胞にも働き，ガストリンが分泌され，二次的な塩酸分泌が起こる。

　膵液分泌の脳相では，迷走神経活動に反応して胃前庭部粘膜から放出されたガストリンによって膵液分泌が促進される。

　このほか，脳相では唾液の分泌やガストリンによる胆嚢の収縮などが起こる。

（2）胃　相

　食塊が胃に入ると胃壁が伸展し，この伸展刺激（膨満）が迷走神経反射などにより塩酸，ペプシノーゲン，ガストリンの分泌を起こす。また，たんぱく質の消化物（ペプチド，アミノ酸）や咀嚼刺激などによって分泌されたヒスタミンなどからの化学的な刺激も直接G細胞を刺激する結果，ガストリンが分泌され，二次的に塩酸が分泌される。これらを胃液分泌の胃相という。胃相による胃液分泌量は，1日に分泌される胃液分泌量の大半を占める。

　膵液分泌の胃相では，胃の伸展や胃内のアミノ酸やペプチドの存在に反応して放出されたガストリンによって膵液分泌が促進されるほか，胃の伸展による神経反射によっても膵液分泌が促進される。

　この他，胃相では，大腸運動の亢進，ガストリンによる胆嚢の収縮などが起こる。

（3）腸　相

　胃での消化が進んで内容物が酸性になると，内容物は十二指腸に送られる。内容物の酸性を感知した十二指腸粘膜のS細胞から分泌されたセクレチンは，胃の壁細胞とG細胞に働きかけて塩酸とガストリンの分泌を抑制する。これらを胃液分泌の腸相という。

膵液分泌の腸相では，酸に反応して十二指腸粘膜のS細胞から分泌されたセクレチンが膵臓の小葉外導管の上皮細胞に作用して，酵素が少なくHCO_3^-が豊富な膵液と大量の水を分泌させ，小腸内容物を弱アルカリ性に調整させる。

また，十二指腸内に脂質やペプチド，アミノ酸があると十二指腸や空腸のI細胞からコレシストキニンが分泌され，コレシストキニンによって酵素が豊富な膵液の分泌や胆嚢の収縮とオッディ括約筋の弛緩を介した胆汁の分泌が起こる。

膵液分泌の腸相では，コレシストキニンはセクレチンの導管刺激効果を増強し，またセクレチンはコレシストキニンの腺房細胞への作用を増強する。

このほか，腸相では，大腸運動の亢進などが起こる。

2　自律神経系による調節

他の組織と同様に管腔内消化も自律神経（autonomic nervous system）による調節を受け，一般に交感神経の刺激は消化管の活動を抑制し，その作用の多くは副交感神経の作用と拮抗する。食道，胃，膵臓，小腸，大腸の上半部を支配する副交感神経線維は，ほとんどすべて迷走神経の中にある。また，消化管における副交感神経の節後ニューロンは，主としてマイスネル神経叢およびアウエルバッハ神経叢に位置している。

さらに消化管には腸内神経系（enteric nervous system）という全く固有の神経系が存在し，副交感神経系や交感神経系からの刺激を受けて消化管機能を調節しているが，外来性神経がなくても腸内神経系は消化管の活動性を調整できる。腸内神経系はアウエルバッハ神経叢およびマイスネル神経叢から構成され，消化管の運動と分泌を調節するうえできわめて重要である。

大腸と小腸の腸内神経系だけで約10^8個のニューロンがあり，この数は脊髄のニューロン数に匹敵する。また，神経節のなかには消化管壁に感覚終末をもつ感覚ニューロンがあり，消化管壁の伸展や消化管内容物のアミノ酸や脂肪，pHなどに応答している。

3　消化管ホルモンによる調節

管腔内消化は自律神経による調節に加えて消化管ホルモンによる調節も受ける。ホルモンは一般に血液中に分泌されるが，消化管ホルモンでは近傍の細胞に作用して局所における調節をする場合も多くみられる。

（1）ガストリン

食事の摂取による胃の拡張や，胃の幽門洞端に到達した肉類の消化産物などが幽門前庭粘膜のガストリン細胞（G細胞）を刺激すると，胃の消化液の中にガストリンが放出される。ガストリンは直接酸分泌腺の深部へのヒスタミンの放出を促し，放出されたヒスタミンは胃酸の分泌を刺激する。ガストリンはまた，腸管運動を促進する作用ももつ。

（2）セクレチン

酸性の強い内容物が胃から幽門を通って十二指腸に流入すると，主に十二指腸および上部空腸粘膜中のS細胞からセクレチンが血液中に分泌される。セクレチンは膵臓に働きかけて，高濃度の炭酸水素イオンHCO_3^-を含む大量の液の分泌を起こす。また，セクレチンは小腸運動を抑制する

とともに，胃酸の分泌を抑制する。

（3） コレシストキニン

　胃内容物が十二指腸に流入すると，主に内容物中のトリアシルグリセロール，モノアシルグリセロール，脂肪酸など，あるいはたんぱく質の部分的消化産物であるプロテオース（proteose）やペプトン（peptone）に反応して，十二指腸と空腸の粘膜内にあるI細胞からコレシストキニンが血液中に分泌される。コレシストキニンは胆嚢を強く収縮させて胆汁を小腸中に放出させる。胆汁に含まれる胆汁酸は脂肪や脂溶性成分を乳化して，それらが消化・吸収されやすくする。コレシストキニンはまた，膵臓の腺房細胞を刺激して多量の膵消化酵素の産生を促す。さらにコレシストキニンは胃の収縮を抑制し，胃から十二指腸への内容物の流入を遅らせることにより，上部腸管における脂肪の消化に適切な時間を与える。

（4） 胃抑制ペプチド（gastric inhibitory peptide: GIP）

　胃内容物が十二指腸に流入すると，主に内容物中の脂肪酸やアミノ酸などに反応して，空腸の粘膜内にあるK細胞からGIPが分泌される。GIPは胃の分泌や運動性を低下させる作用をもち，上部消化管が既に食餌からの産物によって過度に満たされているときに，胃の内容物が十二指腸に送り出されるのを遅くするように働く。

E　膜消化，吸収

1　膜消化

　小腸壁の刷子縁にはペプチドをアミノ酸に分解するペプチダーゼ，二糖類を単糖に分解するスクラーゼ，マルターゼ，イソマルターゼ，ラクターゼ，トレハラーゼ，トリアシルグリセロールをグリセロールと脂肪酸に分解する腸リパーゼなどが結合しており，これらの酵素によって最小単位まで消化された栄養素は，最終分解物となると同時に小腸上皮細胞内に吸収される。このような最終消化・吸収形態を膜消化という（図3−8）。

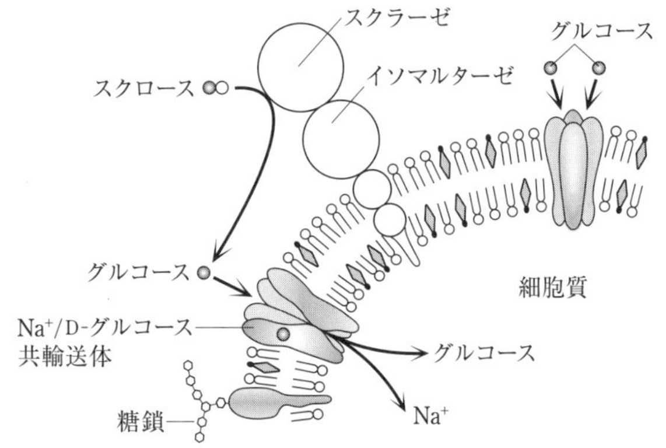

図3-8　微絨毛膜における膜消化酵素と輸送担体の連携
出典：奥恒行，柴田克己編：健康・栄養科学シリーズ，「基礎栄養学」，南江堂（2012）より作成

2　膜の透過

　消化された栄養素は，小腸上皮吸収細胞を通過して血管・リンパ管に入り，体内に移行する必要がある。栄養素が生体膜を透過する機構として，単純拡散（simple diffusion），受動輸送（passive transport），促進拡散（facilitated diffusion），能動輸送（active transport），飲作用（pinocytosis），食作用（phagocytosis）などがある。

（1）　単純拡散（受動輸送）

　物質が細胞膜内外の濃度勾配に従って受動的に輸送される機構である。単純拡散は最も一般的な輸送で，物質はATPや輸送体（carrier, transporter）等を用いずに濃度の高い側から低い側へと移行する。水溶性ビタミン，無機質，一部の脂溶性物質などが輸送される。なお，生体膜は主として脂質で構成されているので，脂溶性物質はこれに溶けて膜を通過する。したがって，脂質の輸送は膜脂質への溶解性に依存する。

（2）　促進拡散

　物質の濃度勾配によって輸送されるという点では単純拡散と類似した受動輸送の一つであるが，吸収のときに輸送体（一般にタンパク質）を必要とし，物質は輸送体と結合することにより，単純拡散より速やかに膜を通過して拡散する。物質を離した後の輸送体は再び膜を移動し，膜の細胞外側面で次の物質と結合する。エネルギーは必要としないが，輸送体の数に限りがあるので，飽和現象や競合現象が存在する。この方法による移送はGLUT5（p.42参照）を輸送体としたフルクトースの吸収でみられるが，一般的ではない。

（3）　能動輸送

　物質が細胞膜内外の電気化学的濃度勾配に逆らって輸送される現象で，吸収のときにエネルギー依存性の輸送体を必要とする。多くの場合ATPがポンプの役割を果たし，ATPの加水分解のエネルギーを直接利用する輸送形態（一次性能動輸送）と，一次性能動輸送で生じた電気化学的濃度勾配を利用して能動輸送を行う形態（二次性能動輸送）に分類される。管腔内濃度が一定濃度以上になると，吸収速度は飽和する。一般に分子量100以上の親水性物質の輸送に関与し，グルコース，ガラクトース，アミノ酸，Na^+，ビタミンB_{12}などがこの方法による（図3−9）。

（4）　飲作用（食作用）

　細胞膜の一部が吸収しようとする物質を徐々に取り囲み，次にそれが陥入した形になり，次第にくびれて膜から遊離し，細胞内の小胞物質を細胞内へ輸送する機構で，新生児では母乳の初乳中にある免疫グロブリンがこの方法により腸管吸収される。

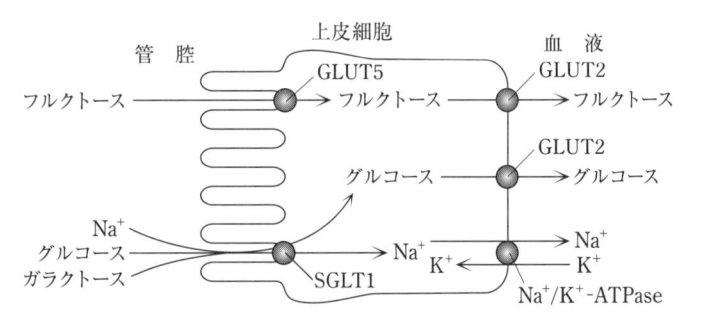

図3-9　小腸吸収細胞におけるグルコース，ガラクトースおよびフルクトースの膜輸送機構

SGLT1：Na^+/D-グルコース共輸送体，GLUT2：促進拡散型グルコース輸送体，GLUT5：促進拡散型フルクトース輸送体

出典：奥恒行，柴田克己編：健康・栄養科学シリーズ，「基礎栄養学」，南江堂（2012）より作成

F　栄養素別の消化・吸収

1　たんぱく質

　たんぱく質は，アミノ酸，ジペプチド，またはトリペプチドにまで消化されて吸収される（図3－10）。たんぱく質の分解酵素ペプチダーゼ（peptidase）はたんぱく質のポリペプチド鎖の内部のペプチド結合を切断するエンドペプチダーゼ（endpeptidase）とたんぱく質のポリペプチド鎖の末端からアミノ酸を1つずつ切り離していくエキソペプチダーゼ（exopeptidase）に分類される（図3－11）。また，消化管腔内のペプチダーゼは，分解活性をもたない不活性型の前駆体酵素（プロ酵素）として分泌され管腔内で活性型に変化する（図3－12）。

（1）管腔内消化

　唾液にはペプチダーゼが含まれていないので，たんぱく質は胃で最初の消化を受ける。たんぱく

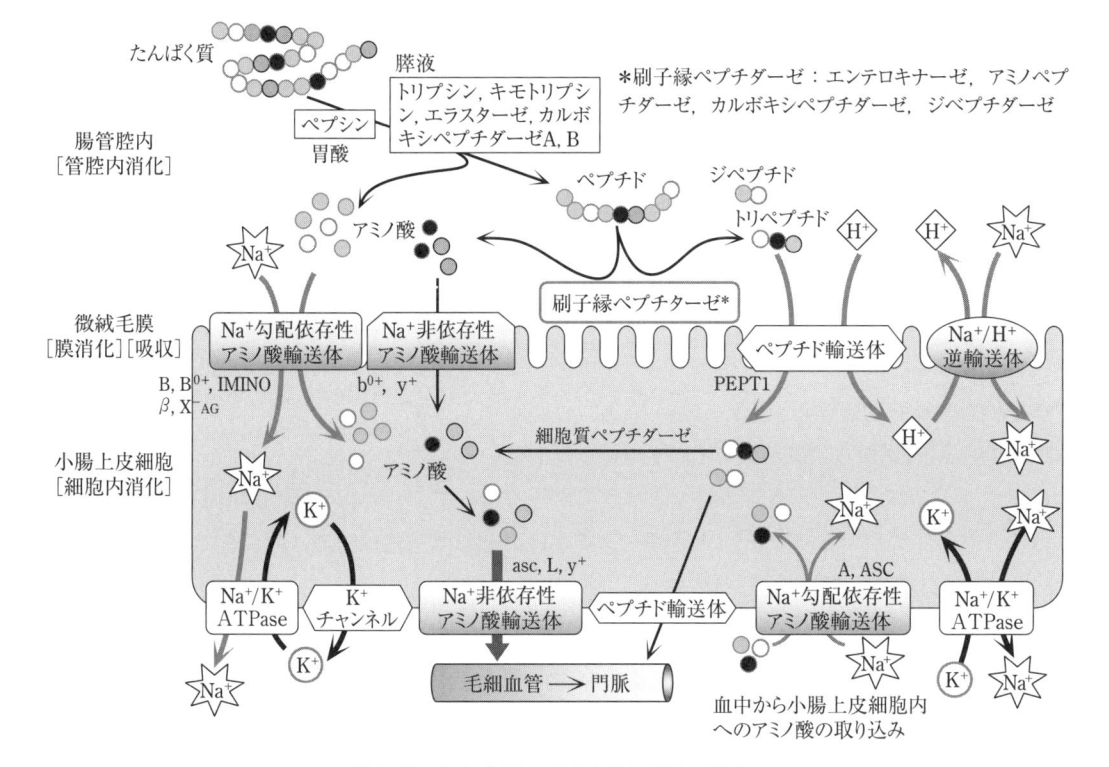

図3-10　たんぱく質の消化と吸収過程の概要

出典：細谷憲政監修，武藤泰敏編著：「消化・吸収－基礎と臨床」，p.296，第一出版（2002）より一部改変

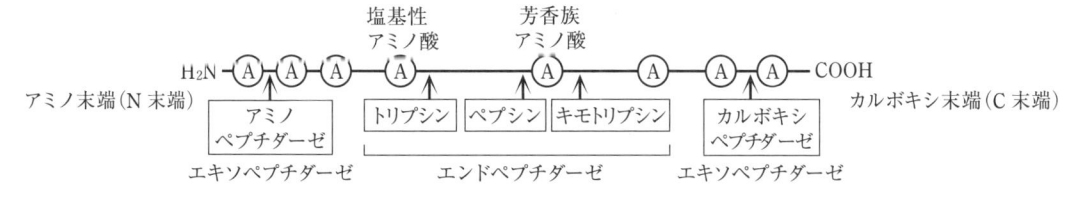

図3-11　たんぱく質分解酵素（消化酵素）の作用部位

出典：高早苗他著：「基礎栄養学（第2版）」，p.45，三共出版（2011）より一部改変

質は胃酸による変性や加水分解，ペプシンによる部分的な加水分解を受け，ペプトンやプロテオースとなる。エンドペプチダーゼであるペプシンは胃腺主細胞からペプシノーゲンとして分泌され，胃液中の塩酸（胃酸），またはすでに胃内で活性化されているペプシンの自己触媒作用によって活性化され，たんぱく質を加水分解する。胃酸が分泌されている胃内で作用するペプシンの至適 pH は2前後である。胃で

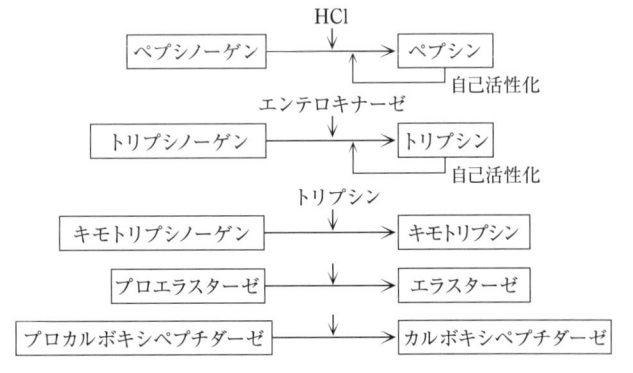

図3-12　たんぱく質分解酵素前駆体の活性化
出典：高早苗他著：「基礎栄養学（第2版）」，p43，三共出版（2011）より一部改変

部分的に加水分解されたたんぱく質は小腸に送られ，膵液中の炭酸水素イオン（HCO_3^-）によって中和され，膵液中に含まれるペプチダーゼによって本格的な消化が始まる。

　膵液には不活性型プロ酵素であるトリプシノーゲン，キモトリプシノーゲン，プロエラスターゼやプロカルボキシペプチダーゼ等が含まれている。管腔内に分泌されたトリプシノーゲンは，小腸上皮細胞微絨毛膜（小腸刷子縁）に局在しているエンテロキナーゼ（エンテロペプチダーゼ）により活性化されてトリプシンになる。活性化されたトリプシンにより，トリプシノーゲン，キモトリプシノーゲン，プロエラスターゼ，プロカルボキシペプチダーゼは活性化されて，それぞれトリプシン，キモトリプシン，エラスターゼおよびカルボキシペプチダーゼになる（図3－12）。トリプシン，キモトリプシン，エラスターゼはエンドペプチダーゼに分類され，それぞれ特異的なアミノ酸のペプチド結合部位を切断する（図3－11）。一方，カルボキシペプチダーゼはカルボキシ末端（C 末端，carboxyl terminus）からアミノ酸を1個ずつ切り離していくエキソペプチダーゼに分類される。胃液中のペプシンや膵液中のこれらの種々のペプチダーゼよって，たんぱく質，ペプトンやプロテオースはより低分子のポリペプチド，オリゴペプチドに，そして一部はアミノ酸にまで消化される。

（2）　膜消化（刷子縁ペプチダーゼ）

　消化管腔内のペプチダーゼによって生成されたポリペプチドやオリゴペプチドは小腸刷子縁に局在するアミノペプチダーゼやジペプチダーゼなど，種々のオリゴペプチダーゼによって最終消化を受け，アミノ酸，ジペプチドやトリペプチドに切り離されると同時に小腸上皮細胞内に吸収される（膜消化，p.35）。アミノペプチダーゼはペプチド鎖のアミノ末端（N 末端，amino terminus）からアミノ酸を1個ずつ切り離していくエキソペプチダーゼである。

（3）　アミノ酸・ペプチドの吸収

　アミノ酸の吸収：アミノ酸の輸送システムには，Na^+濃度勾配非依存性の促進拡散のものと ATP のエネルギーを使う Na^+濃度勾配依存性の能動輸送のものが知られている。また中性アミノ酸に強い親和性をもつ輸送体，塩基性アミノ酸に強い親和性をもつ輸送体，酸性アミノ酸に強い親和性をもつ輸送体，イミノ酸に強い親和性をもつ輸送体，β-アミノ酸に強い親和性をもつ輸送体等，数種類の輸送システムが知られている（表3-1，図3-10）。

　ペプチドの吸収：ジ-あるいはトリペプチドはアミノ酸とは独立した別の輸送体によって小腸上

表3-1　小腸上皮細胞の刷子縁と基底膜におけるアミノ酸輸送系の特徴

［小腸刷子縁］

輸送系	輸送される基質	輸送から除外されるアミノ酸	Na⁺ 勾配依存性	他のイオンの関与
B	中性α-アミノ酸	イミノ酸，メチルアミノイソブタン酸(MeAIB)，β-アラニンは輸送しない	(+)	(−)
B⁰⁺	中性α-アミノ酸，塩基性アミノ酸，シスチン		(+)	(−)
b⁰⁺	中性α-アミノ酸，塩基性アミノ酸，シスチン		(−)	(−)
y⁺	塩基性アミノ酸	シスチンは輸送しない	(−)	(−)
IMINO	イミノ酸(プロリン，ヒドロキシプロリン)，ピペコリン酸		(+)	Cl^- ($Na^+:Cl^-:$プロリン＝2:1:1)
β	β-アミノ酸，タウリン		(+)	Cl^- ($Na^+:Cl^-:$タウリン＝2 or 3:1:1)
X⁻$_{AG}$	酸性アミノ酸(アスパラギン酸，グルタミン酸)		(+)	K^+ ($Na^+:$アミノ酸$:K^+$＝3:1:1)　K^+は細胞外へ移動

［基底膜］

輸送系	輸送される基質	輸送から除外されるアミノ酸	Na⁺ 勾配依存性	他のイオンの関与
A	中性α-アミノ酸　イミノ酸		(+)	血中から小腸上皮細胞へのアミノ酸の取り込み
ASC	炭素数が3または4の中性アミノ酸(アラニン，セリン，システィン)		(+)	
asc	炭素数が3または4の中性アミノ酸(アラニン，セリン，システィン)		(−)	小腸上皮細胞から血中へのアミノ酸の移行
L	中性アミノ酸	イミノ酸は輸送されない	(−)	
y⁺	塩基性アミノ酸		(−)	

出典：細谷憲政監修，武藤泰敏編著：「消化・吸収－基礎と臨床」，p.305, 307，第一出版(2002)より一部改変

皮細胞内に取り込まれる。アミノ酸がNa^+濃度勾配依存的に吸収されるのに対して，ペプチドはH^+濃度勾配依存的に吸収される。このようにアミノ酸とペプチドはそれぞれ異なる輸送体で，異なる陽イオンを駆動力として吸収される。細胞内に取り込まれたジ-，トリペプチドの大部分は細胞内のペプチダーゼによって細胞内消化を受けてアミノ酸となって，基底膜(basement membrane)のアミノ酸輸送体を介して門脈に移行し肝臓に輸送される(表3-1，図3-10，p.50，図3-19)。

2　炭水化物(糖質，食物繊維)

食物として摂取している炭水化物(糖質)には，消化・吸収されエネルギーとして利用される可消化性糖質(digestible carbohydrate)とヒトの消化酵素によって消化されにくい難消化性糖質(undigestible carbohydrate, dietary fiber: DF, 食物繊維)に大別される。可消化性糖質には，ヒトが主なエネルギー源として摂取しているでんぷん(starch, polysaccharide, 多糖類)やスクロース(sucrose: disaccharide, ショ糖：二糖類)等がある。さらに乳類に含まれるラクトース(lactose, 乳糖)の他，マルトース(maltose, 麦芽糖)，トレハロース(trehalose)等の二糖類もある。これらの多糖類，二糖類

は，それぞれ基質特異性（substrate specificity）をもった糖質消化酵素によって構成している単糖にまで加水分解されて吸収される（図3-13）。一方，ヒトの消化酵素によって加水分解されないものとして定義されている食物繊維には，植物細胞壁を構成しているセルロース（cellulose），ヘミセルロース（hemicellulose），リグニン（lignin）等の水不溶性食物繊維（water-insoluble dietary fiber: IDF）や果実などに含まれるペクチン（pectin）やコンニャク芋などに含まれているグルコマンナン（glucomannan）はじめ種々のガム類の水可溶性食物繊維（water-soluble dietary fiber: SDF）などがある。また，近年，二糖，三糖類等の様々な難消化性オリゴ糖（indigestible oligosaccharide）も開発されている。食物繊維はヒトの消化酵素によって消化・吸収されないが，一部は大腸の腸内細菌によって分解，代謝（発酵）されて産生した短鎖脂肪酸（short chain fatty acid: SCFA）は大腸から吸収され生体で利用される。

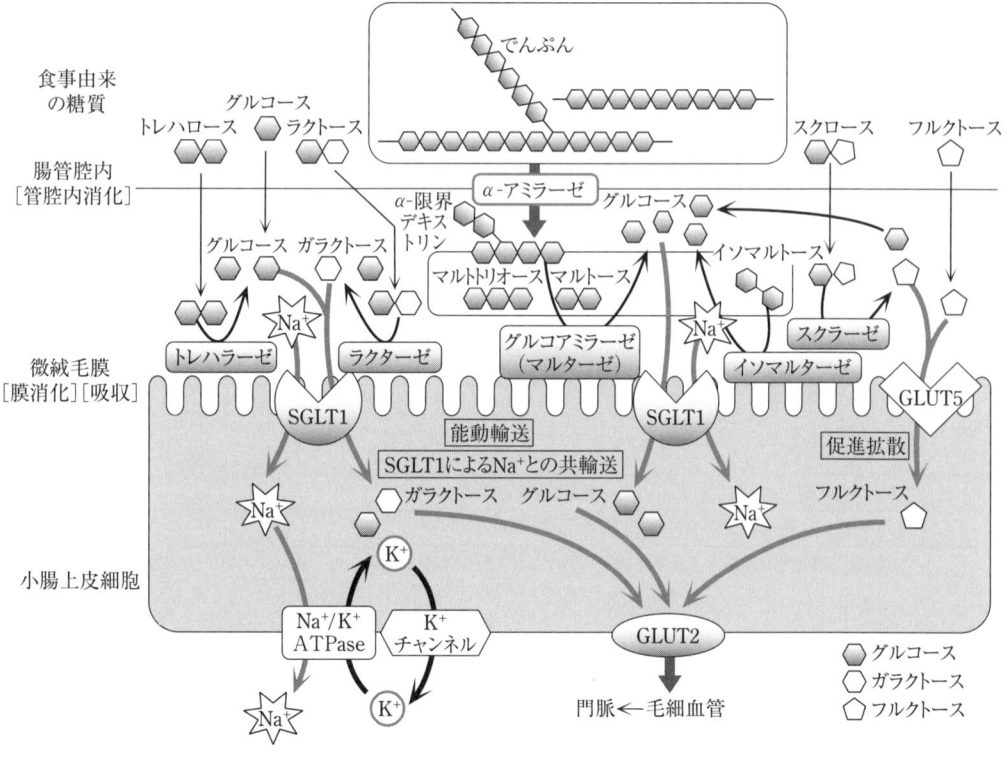

図3-13　糖質の消化と吸収過程の概要

（1）　管腔内消化（でんぷんの消化）

　ヒトが摂取する糖質の大部分はでんぷんなどの多糖類である。でんぷんは，グルコースがα-1,4グリコシド結合（glycosidic bond）した直鎖状の構造をもつアミロース（amylose）と直鎖状の基本骨格にグルコースがα-1,6グリコシド結合することによって枝分かれの構造をもったアミロペクチン（amylopectin）との混合物である。でんぷんの種類によっても異なるが，一般に約20％のアミロースと約80％のアミロペクチンがミセル（微結晶）をつくっている。ミセル状態の生でんぷんをβ-でんぷんという。β-でんぷんは消化作用を受けにくい。β-でんぷんに水を加えて70〜75℃以上に加熱するとミセル構造が壊れて粘性をもつコロイド状態（colloidal solution）になる。これを糊化

（gelatinization）といい，糊化したでんぷんをα-でんぷんという。α-でんぷんは効率よく消化される。

摂取したα-でんぷんは口腔内で咀嚼され，唾液とよく混合されることによって，唾液に含まれるα-アミラーゼ（salivary amylase）による第一段階の消化を受ける。α-アミラーゼは分子鎖内部のα-1,4グリコシド結合を加水分解するエンド型酵素で，糖鎖末端のα-1,4結合，枝分かれ部分のα-1,6結合やα-1,6結合に隣接しているα-1,4結合を加水分解することができない（図3-14）。食べた食物が口腔内に留まっている時間は短いが，α-アミラーゼの至適pHが6.7であり，嚥下されて胃に入り，胃酸が食塊に浸透してpHが低下するまでの約30分間，唾液中のα-アミラーゼは作用している。

胃から排出されて小腸に移行したでんぷんやでんぷんが一部消化されて低分子化したデキストリン（dextrin）は膵液に含まれているα-アミラーゼ（pancreatic amylase）によって本格的な消化を受ける。唾液と膵液のα-アミラーゼによってでんぷんは，内部のα-1,4結合をランダムに切断され，α-アミラーゼが作用できる部位が残っていないα-限界デキストリン（α-limit dextrin），マルトトリオース，マルトース，イソマルトースの少糖類（oligosaccharide）が生成される（図3-13，14）。

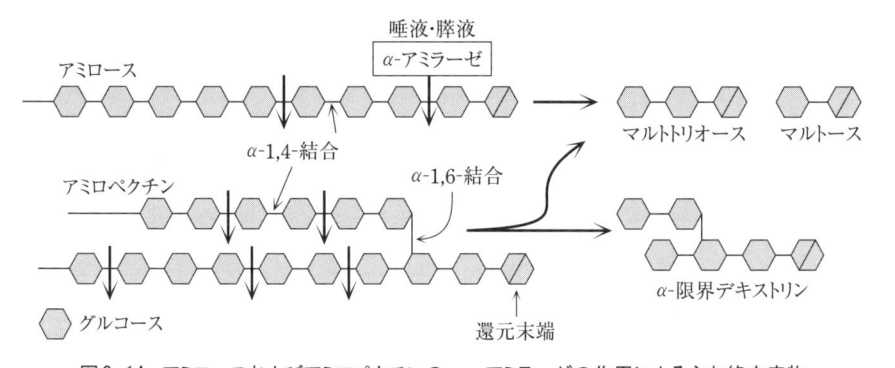

図3-14　アミロースおよびアミロペクチンのα-アミラーゼの作用による主な終末産物

出典：細谷憲政監修，武藤泰敏編著：「消化・吸収-基礎と臨床」，p.240，第一出版（2002）より一部改変

（2）膜消化（少糖類の消化）

α-アミラーゼの作用によって生成した少糖類，食物中に含まれていたスクロース，ラクトース，マルトース等の二糖類は小腸刷子縁に局在する酵素によって単糖に分解される。例えばスクロースとイソマルトースは，スクラーゼ・イソマルターゼ複合体によってそれぞれグルコースとフルクトース，グルコース2分子に，ラクトースはラクターゼによってガラクトースとグルコースに，マルトースはマルターゼ（グルコアミラーゼ），トレハロースはトレハラーゼ（trehalase）によってそれぞれグルコース2分子に分解されると同時に単糖として小腸上皮細胞内に取り込まれる（膜消化，p.35，図3-8）。

（3）単糖の吸収

膜消化によって生じたグルコースは，微絨毛膜にあるNa⁺依存性グルコース輸送体（SGLT1, sodium-dependent glucose transporter 1）によって細胞内に能動輸送される（p.36，図3-9，p.40，図3-13）。グルコースと共輸送で細胞内に増加したNa⁺は，基底膜からNa⁺/K⁺-ATPase（sodiun pump, Na⁺ポンプ）によって汲みだされる。Na⁺の駆動力によってグルコースが輸送されるので，この膜輸送はエネルギーと共役する。ガラクトースもグルコースと同じくSGLT1によりNa⁺との共

輸送で細胞内に能動輸送される。一方，フルクトースは，タイプ5の糖輸送体（GLUT5, glucose transporter 5）による促進拡散によって細胞内に取り込まれる。細胞内に取り込まれたグルコース，ガラクトースまたはフルクトースは，基底膜に存在するタイプ2のグルコース輸送体（GLUT2, glucose transporter 2）による促進拡散によって細胞間隙に輸送され毛細血管に移行し，最終的には門脈を経て肝臓に運ばれる（p.36，図3-9，p.40，図3-13，p.50，図3-19）。小腸粘膜における単糖の吸収速度比は，グルコースの吸収速度を100とすると，ガラクトースが110，リボースが74，フルクトースが43，マンノースが19，キシロースが15，アラビノースが9と報告されている。

3 脂　質

食事中の脂質にはトリアシルグリセロール（triacylglycerol，トリグリセリド（triglyceride）ともよばれる）が約90〜95％を占め，その他にリン脂質（phospholipid），コレステロール（cholesterol）等が含まれる。脂質は疎水性（hydrophobicity）の性質をもつため，他の水溶性栄養素とは異なる機構で消化がすす

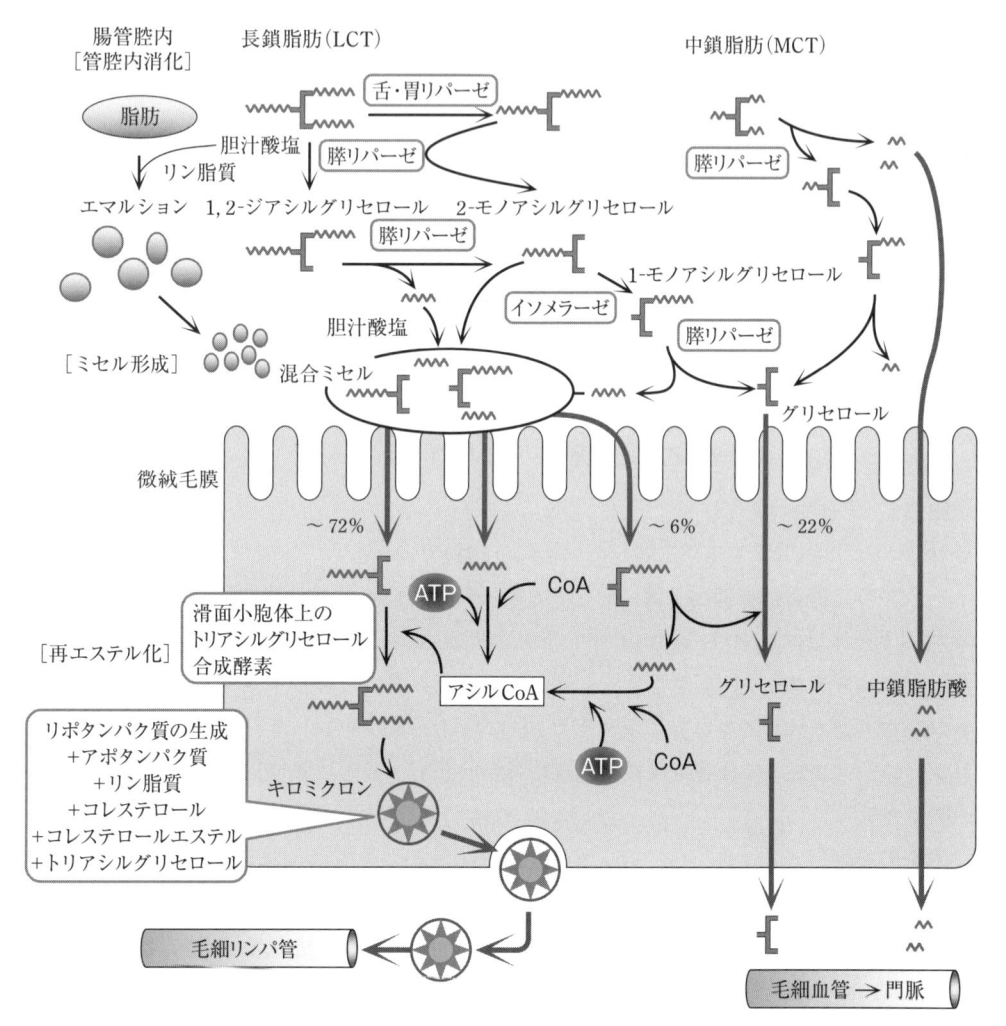

図3-15　トリアシルグリセロール（中性脂肪）の消化と吸収過程の概要

出典：奥　恒行編：「基礎栄養学（改訂第4版）」，p.85，南江堂（2012）より一部改変

む。脂質の消化には，消化酵素を含む消化液と混じり合うために乳化（emulsification）されることが重要となる。トリアシルグリセロールの消化と吸収の概要を図3-15に示す。

（1） 管腔内消化

食物中のトリアシルグリセロールは，口腔内で分泌された舌リパーゼとともに胃に入ると胃の蠕動運動により大きな油滴の乳濁液（エマルション emulsion）となり，舌リパーゼ，胃リパーゼの消化作用を受ける。舌リパーゼと胃リパーゼによって，一部のトリアシルグリセロールの3位のエステル結合が加水分解され，1,2-ジアシルグリセロールと脂肪酸が生じる。通常摂取した脂質の20～30％が胃内で消化されると報告されている。胃リパーゼの作用によって生じた1,2-ジアシルグリセロールや脂肪酸は，胃内で脂肪のエマルション化を促進する役割ももつ。短鎖脂肪酸（SCFA）や中鎖脂肪酸（medium chain fatty acid: MCFA）が結合するトリアシルグリセロール（short chain triacylglycerol: SCT, medium chain triacylglycerol: MCT）の方が長鎖脂肪酸（long chain fatty acid: LCFA）が結合するトリアシルグリセロール（long chain triacylglycerol: LCT）よりも胃リパーゼによる消化作用を受けやすい。ヒトの乳には，中鎖脂肪酸が結合するトリアシルグリセロールが比較的多く含まれ，膵臓機能の発達が未熟な新生児期には，乳脂肪の消化に胃リパーゼによる消化が重要な役割を果たしている。

摂取した脂質が十二指腸に移行すると胆汁が分泌される（p.31）。胆汁に含まれる胆汁酸塩の界面活性作用と腸の蠕動運動により，油滴はさらに小さいエマルションになり，膵臓から分泌される膵リパーゼの作用を受けやすくなる。小腸でトリアシルグリセロールは，膵臓から分泌される膵リパーゼによって1位と3位のエステル結合が切り離されて，2-モノアシルグリセロールと2分子の脂肪酸に加水分解される。膵リパーゼは膵臓から分泌されるコリパーゼ（colipase）と結合することによって消化作用を発揮する。胃リパーゼの消化によって生成された1,2-ジアシルグリセロールも膵リパーゼによって1位のエステル結合が切り離されて2-モノアシルグリセロールと1分子の脂肪酸に加水分解される。

リン脂質は，膵臓から分泌されるホスホリパーゼA_2によって2位のエステル結合が切り離されて，脂肪酸とリゾレシチン（lysolecithin）に加水分解される。ホスホリパーゼA_2は膵外分泌腺から分泌され，十二指腸内でトリプシンの作用によって活性型になる。また，その活性化にはカルシウムイオン（Ca^{2+}）と胆汁酸が必要である。

食事中に含まれるコレステロールの大部分は遊離コレステロールであるが，10～15％は脂肪酸が結合したコレステロールエステルとして存在する。コレステロールエステルは，膵外分泌腺から分泌されるコレステロールエステラーゼによって，遊離コレステロールと脂肪酸に加水分解される。コレステロールエステラーゼも胆汁酸の存在下で活性を発揮する。

（2） 脂質の吸収

小腸内でリパーゼ，ホスホリパーゼA_2，コレステロールエステラーゼ等の脂質消化酵素によって消化され生じた2-モノアシルグリセロール，リゾレシチン，遊離コレステロール，脂肪酸は胆汁酸と共に微細な油滴，混合ミセルを形成して水層に分散して，粘液層を通過して微絨毛膜に近づき解離する。このとき，脂肪酸，2-モノアシルグリセロール，遊離コレステロールおよびリゾレシチンは上皮細胞膜（刷子縁）を単純拡散（受動輸送）で通過して細胞内に取り込まれる。胆汁酸塩はイオン化しているため膜を透過しにくく，回腸に至って胆汁酸の輸送タンパク質を介する能動輸

送によって上皮細胞に取り込まれ、門脈を経て肝臓に戻り再び胆汁成分として腸に分泌される。このような効率的なリサイクルを腸肝循環という。胆汁酸が循環する回数は、消化される食物の量や質にもよるが、1日に3〜15回と報告されている（p.31, 32）。

　上皮細胞内に取り込まれた長鎖脂肪酸（炭素数14以上）は、特異的な結合タンパク質（脂肪酸結合タンパク質、fatty acid binding protein: FABP）と結合して滑面小胞体に移送されて、アシルCoA合成酵素（acyl-CoA synthetase）の働きによりATPのエネルギーを利用してアシルCoA（acyl-CoA）になる。アシルCoAはモノアシルグリセロール、遊離コレステロールやリゾレシチンとエステル結合して、トリアシルグリセロールやコレステロールエステル、リン脂質が再合成される。このときに利用されるATPは解糖系から供給されるので、脂質の吸収は糖質によって促進される。再合成されたトリアシルグリセロール、コレステロールエステル、リン脂質などは、小腸上皮細胞内で *de nove* 合成されたタンパク質（アポタンパク質A-I、A-IVやアポタンパク質B等、apoprotein）と共にリポタンパク質（lipoprotein）の一つであるキロミクロン（chylomicron）を形成し（p.91）、基底膜よりエキソサイトーシス作用（exocytosis）によって絨毛の乳び管（lymphatic vessel、リンパ管）に入り、腸間膜リンパ節、胸管を経て左鎖骨下静脈に合流して循環血に入り肝臓に至る（p.50、図3-19）。

　一方、脂質の消化酵素によって切り離された短鎖脂肪酸や中鎖脂肪酸、グリセロールは親水性が高いので混合ミセルがなくても容易に粘液層を通過して小腸上皮細胞内に受動輸送（単純拡散）で取り込まれる。細胞内に取り込まれた短鎖脂肪酸や中鎖脂肪酸、グリセロールはトリアシルグリセロールやリン脂質の再合成、またはコレステロールのエステル化に利用されることなく、そのまま基底膜から毛細血管に入り、門脈を経て肝臓に至る（p.50、図3-19）。

■4　ビタミン

（1）脂溶性ビタミン

　脂溶性ビタミン（A, D, E, K）の消化・吸収は、脂質と同様に胆汁酸塩による混合ミセル形成が不可欠で、脂質と共に吸収されるので、これらの吸収率は脂質の吸収率に左右される。

　ビタミンAは主に動物性食品からレチノール（retinol）の脂肪酸エステルであるレチニルエステル（retinyl ester）と植物性食品からプロビタミンA（provitamin A）である β-カロテン（β-carotene）等のカロテノイド（carotenoid）として摂取している。レチニルエステルは小腸刷子縁上のレチニルエステル加水分解酵素（retinylester hydrolase）によって加水分解され、遊離のレチノールになって輸送体依存の受動輸送（促進拡散）によって小腸上皮細胞に取り込まれる。β-カロテンは、小腸上皮細胞に単純拡散によって取り込まれて、細胞内で β-カロテン開裂酵素（β-carotene cleavage enzyme）によってレチナール（retinal）に酸化分解される。次いでレチナールは、レチナール還元酵素（retinal reductase）によってレチノールに還元される。吸収された食品由来のレチナールと β-カロテンの開裂によって生じたレチノールは、細胞性レチノール結合タンパク質タイプII（cellular retinol-binding protein II: CRBP II）と複合体をつくり小胞体に運ばれて、レシチン-レチナールアシルトランスフェラーゼ（lecithin-retinal acyltransferase: LRAT）によってパルミチン酸（palmitic acid）がエステル結合し、レチニルパルミテート（retinyl palmitate）になって、キロミクロンに取り込まれてリンパ管に入る。β-カロテンはレチノールよりも疎水性が高いので、胆汁酸混合ミセル

にも取り込まれにくく吸収率が低い。β-カロテンの吸収率はレチノールの1/6とされ，β-カロテンからレチノールへの転換効率は約50%であることから，「日本人の食事摂取基準（2020年版）」では，β-カロテンのビタミンAとしての生体利用率を1/12として推奨量等を算出している。

一方，ビタミンD（cholecalciferol，コレカルシフェロール，ergocalciferol，エルゴカルシフェロール），E（tocopherol，トコフェロール），K（phylloquinone，フィロキノン，menaquinone，メナキノン等）は，いずれも胆汁酸の存在下で小腸上皮細胞に単純拡散で吸収され，キロミクロンに取り込まれてリンパ管に入る。

（2）水溶性ビタミン

水溶性ビタミンの多くは分子量が100〜200の低分子であるため，腸管内で高濃度であれば，濃度勾配に従った単純拡散で細胞内に取り込まれる。しかし，多くの場合，腸管内のビタミン濃度は低いので，輸送体を介した能動輸送や促進拡散で効率よく細胞内に取り込まれて門脈血に移行する。ビタミンB_1（thiamin，チアミン），B_2（riboflavin，リボフラビン），ナイアシン（niacin），B_6（pyridoxine，ピリドキシン，pyridoxal，ピリドキサール，pyridoxamine ピリドキサミン等），パントテン酸（pantothenic acid），ビオチン（biotin），C（ascorbic acid，アスコルビン酸）などの水溶性ビタミンの多くがNa^+との共輸送体によって吸収される。以下に主な水溶性ビタミンの吸収機構を説明する。

ビタミンB_1（チアミン）のうち遊離型のチアミンはそのままで，リン酸エステル型のチアミンは小腸刷子縁上の脱リン酸化酵素（phosphatase）でリン酸が切り離されて遊離型のチアミンになって空腸から吸収される。腸管内のチアミンが低濃度のときは，輸送体利用のNa^+依存性の能動輸送によって，チアミンが高濃度のときは単純拡散で取り込まれる。

ビタミンB_2（リボフラビン）の大部分は，食物中でフラビンモノヌクレオチド（flavin mononucleotide: FMN）やフラビンアデニンジヌクレオチド（flavin adenine dinucleotide: FAD）として，タンパク質と結合したフラビン誘導体として存在している。フラビン誘導体は，小腸内で加水分解されて遊離型のリボフラビンとなって小腸上部（空腸）からNa^+依存性でATPaseが関与する特異的な能動輸送で小腸上皮細胞に取り込まれる。アルコールの摂取は，小腸内でフラビン誘導体の加水分解を抑制させるため，吸収率を低下させることが報告されている。

ナイアシンの大部分は食物中でニコチンアミドアデニンジヌクレオチド（nicotinamide adenine dinucleotide: NAD）とニコチンアミドアデニンジヌクレオチドリン酸（nicotinamide adenine dinucleotide phosphate: NADP）の形で存在する。NADとNADPは小腸内で加水分解されてニコチン酸アミドやニコチン酸が遊離される。ニコチン酸やニコチン酸アミドは腸管内の濃度が低い場合はpH依存性の促進拡散で，濃度が高い場合は単純拡散による吸収が主となる。

ビタミンB_6（ピリドキシン，ピリドキサール，ピリドキサミン，およびそれぞれのリン酸エステル）は，空腸から濃度勾配にしたがった単純拡散で小腸上皮細胞に取り込まれる。ビタミンB_6のリン酸エステルは，小腸刷子縁上に存在する脱リン酸化酵素によって加水分解され，リン酸が切り離されてから吸収される。

葉酸（folic acid）とは，狭義にはプテロイルモノグルタミン酸（pteroyl mono glutamic acid）を指すが，広義には，この還元型や複数のグルタミン酸が結合したポリグルタミン酸型葉酸（pteroyl polyglutamic acid）の総称名である。食品中の葉酸の大半は，ポリグルタミン酸型として存在し，小

腸刷子縁上に存在するプテロイルポリグルタミン酸加水分解酵素（pteroyl polyglutamate hydrolase）によって，モノグルタミン酸型のプテロイルモノグルタミン酸にまで短くなってから，特異的輸送体を介した能動輸送で主に近位空腸から吸収される。この吸収システムはpHに影響され，至適pHは5.6〜6.0と報告されている。

　ビタミンB_{12}（cobalamin，コバラミン）は，コバルト（Co）が結合している化合物で，多くはメチルコバラミン（methylcobalamin）やアデノシルコバラミン（adenosylcobalamin）などの形でたんぱく質と結合して動物性食品にのみ存在している。ビタミンB_{12}は，胃のなかで胃酸やペプシンの作用を受けてたんぱく質が切り離されると，大部分は唾液腺から分泌されたR-タンパク質（R-protein，糖タンパク質）と結合する。十二指腸に移行し，膵液中のたんぱく質分解酵素の作用を受けてビタミンB_{12}が遊離すると，胃壁細胞から分泌された内因子（intrinsic factor，ビタミンB_{12}結合糖タンパク質）と強く結合して，ビタミンB_{12}-内因子複合体をつくる。ビタミンB_{12}-内因子複合体は回腸で特異的な受容体に結合し，エンドサイトーシス（endocytosis，飲（食）作用）によって小腸上皮細胞に取り込まれる。Ca^{2+}はビタミンB_{12}と内因子の結合を高め，ビタミンB_{12}の吸収も促進する。小腸上皮細胞に取り込まれたビタミンB_{12}はビタミンB_{12}結合グロブリンと結合して基底膜から門脈中に移行する。このようにビタミンB_{12}の吸収には，R-結合タンパク質，内因子という2種の糖タンパク質，膵たんぱく質分解酵素，Ca^{2+}等が必要とされる。胃を切除するとビタミンB_{12}-内因子複合体が形成されないので，ビタミンB_{12}の吸収率が著しく低下する。

　ビタミンC（アスコルビン酸）は，ビタミンCに特異的なNa^+依存性輸送体（sodium-dependent vitamin C transporter 1: SVCT 1）によって小腸上皮細胞に取り込まれることが報告されている。

▌5　ミネラル（無機質）

　食物中に含まれるミネラルの多くは塩の形で存在するが，他の栄養素の管腔内消化の過程で遊離してイオン化したものが腸管から吸収され，門脈を経て肝臓に移行する。現在，生体に必須であると考えられているミネラルは29種類あり，そのうちの16種類がヒトで必須性が証明されている。ここでは，骨や歯の構成成分であるカルシウム（Ca）と微量ミネラルでヘモグロビンの構成成分である鉄（Fe），電解質で細胞の浸透圧の調整や多くの栄養素の吸収に関わっているナトリウム（Na）の消化吸収について述べる。

（1）　カルシウム（Ca）

　Caは食物中に塩の形で存在しているが，腸管からはイオン（Ca^{2+}）で吸収される。摂取したCa塩は胃酸によって一時Ca^{2+}になるが，十二指腸に移行すると膵液により中和されて再びCa塩が形成されるようになる。したがって，腸管内でCaの吸収率を高めるためには，Ca^{2+}が維持されるような腸内環境をつくることが重要である。Caの吸収を高める食物成分として，ラクトース，リシン，アルギニン等が知られている。一方，Ca^{2+}と不溶性の塩を形成するシュウ酸（oxalic acid）やフィチン酸（phytic acid）は野菜類や穀類に多く含まれ，Caの吸収を低下させる。このように動物性食品に含まれるCaは植物性食品中のCaよりも吸収率が高い。特に，乳類中のCaの吸収率は他の食品に比べて高い。また，Caの吸収は食事中の他のミネラルによっても影響され，Ca：P比が1：1〜2：1のときが最も吸収がよいといわれている。

Ca^{2+}の吸収経路には，腸上皮細胞微絨毛膜から TRPV 6（transient receptor potential vanilloid 6）を輸送体とする Ca チャネルを介して細胞内に取り込まれ，基底膜から汲みだされて毛細血管に入る細胞路と腸上皮細胞の間隙（tight junction，タイトジャンクション）を通過して毛細血管に入る細胞外路の2つが報告されている（図3−16）。Ca 摂取量が正常または多いとき，すなわち管腔内の濃度が高いとき Ca^{2+} の吸収は，濃度勾配に従った単純拡散による細胞外路を通る受動輸送系が中心となる。この細胞外路による Ca^{2+} の吸収は小腸全域で行われている。一方，Ca 摂取量が不足すると細胞路がより積極的に Ca^{2+} を取り込む。細胞路による Ca^{2+} の中心的な吸収部位は小腸上部（十二指腸と空腸）である。細胞路の吸収は管腔内から TRPV 6 による細胞内への Ca^{2+} 輸送，ビタミン D 依存性 Ca 結合タンパク質による細胞内の Ca^{2+} 輸送，基底膜から Ca^{2+} 依存性 ATPase（PMCAlb）による血管への Ca^{2+} 輸送の3段階で構成されている。管腔内と細胞内の濃度勾配によって Ca^{2+} が TRPV 6 を介して細胞内に取り込まれるとカルビンディン-D_{9k}（Calbindin-D_{9k}），カルビンディン-D_{28k}（calbindin-D_{28k}）やカルモジュリン（calmodulin）などのカルシウム結合タンパク質（calcium-binding protein: CaBP）と結合し，基底膜側へと細胞内輸送される。管腔内から細胞内への取り込みは濃度勾配にしたがった促進拡散であるが，Ca^{2+} 依存性 ATPase によって細胞外にくみ出されるので，この吸収経路はエネルギーを使った能動輸送ということになる。Ca^{2+} 輸送体である TRPV 6 と Ca^{2+} を細胞内輸送するカルシウム結合タンパク質（CaBP）であるカルビンディンの遺伝子発現は血中の活性型ビタミン D（1,25-dihydroxy vitamin D）濃度に依存して促進される。細胞内から血管へ Ca^{2+} をくみ出す Ca^{2+} 依存性 ATPase の作用もまた活性型ビタミン D に依存している。すなわち，Ca^{2+} 濃度が低下したとき，副甲状腺ホルモン（パラトルモン，parathyroid hormon: PTH）の作用によりビタミン D の活性化が促進され，血中の活性型ビタミン D を介して Ca^{2+} の吸収が促進されるが，このときの Ca^{2+} 吸収は細胞路による能動輸送系が中心となる。一方，CaBP は空腸下部から回腸にかけて発現量が少なくなるので，小腸下部では，細胞外路からの受動輸送が中心となる。

最近では，大腸からも生理的に意味のある量の Ca^{2+} が吸収されていることが明らかになった。大腸における Ca^{2+} の吸収にも能動輸送による細胞路と受動輸送による細胞外路の2つの吸収経路が報告されている。そして，食物繊維の摂取は大腸からの Ca^{2+} の吸収を促進することが報告されている。

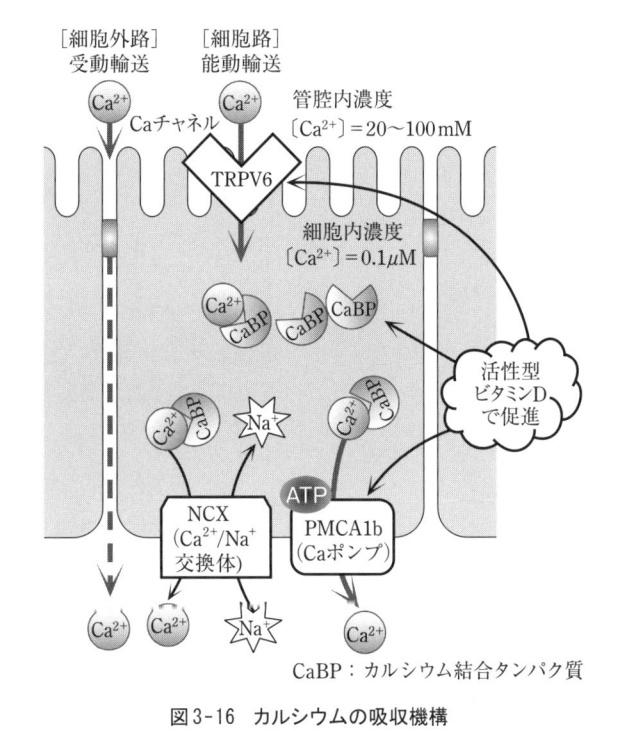

図3-16　カルシウムの吸収機構

（2）鉄（Fe）

Fe は Fe^{2+}（二価鉄）として主に小腸上部（十二指腸，空腸上部）から吸収される。Fe は，胃，小

腸下部，大腸からも吸収されるが，小腸上部より吸収量は少ない。食物中の Fe には，動物性食品のヘモグロビン（hemoglobin）やミオグロビン（myoglobin）等のヘムタンパク質（heme protein）に含まれるヘム鉄（Fe^{2+} とポルフィリンの錯体，heme iron）と植物性食品に含まれる非ヘム鉄（nonheme iron）がある。ヘム鉄は他の食品成分に影響を受けず吸収率も 20 ～ 30％と高いが，非ヘム鉄の吸収率は消化管内の他の成分の影響を強く受け，吸収率も 10％以下と低い。ヘム鉄を含むヘムタンパク質が管腔内消化を受けてヘムが遊離されるとヘムは小腸刷子縁上のヘム受容体に結合して細胞内に取り込まれる。細胞内に取り込まれたヘムは細胞内でヘムオキシゲナーゼ（heme oxygenase：HO）によりポルフィリン（porphyrin）から Fe^{2+} が遊離して Fe^{2+} プールに入る。一方，非ヘム鉄の多くは Fe^{3+} として存在するので，そのままでは吸収されず，胃液中の塩酸やアスコルビン酸（ビタミン C）などによって可溶化し，還元されて Fe^{2+} となり吸収される。したがって，胃酸の分泌を促進する食事成分などやビタミン C を一緒に摂取することで Fe の吸収を高めることができる。一方，穀類のフィチン酸，茶葉のタンニンなどは Fe と不溶性の塩を形成して，Fe の吸収を低下させる食物成分である。

十二指腸の刷子縁上には Fe^{3+} 還元酵素が確認されており，非ヘム鉄の吸収に関与している。Fe^{3+} から Fe^{2+} に還元された鉄は二価金属輸送体 1（divalent metal transporter（DMT）1）に結合して H^+ と共役して細胞内に取り込まれ Fe^{2+} プールに入る（図3-17）。DMT1 は小腸刷子縁での主要な鉄の輸

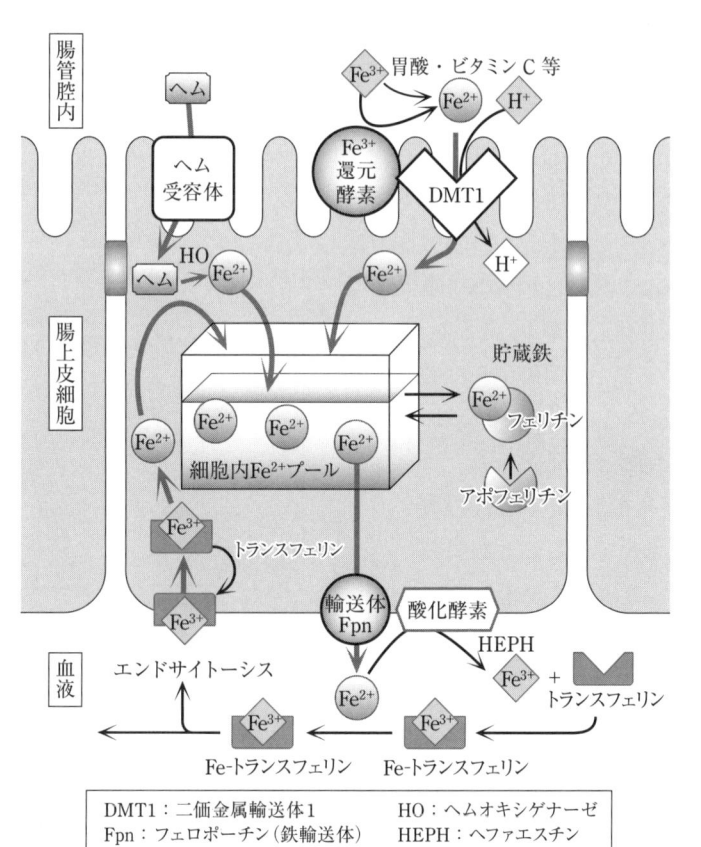

DMT1：二価金属輸送体1	HO：ヘムオキシゲナーゼ
Fpn：フェロポーチン（鉄輸送体）	HEPH：ヘファエスチン

図3-17　鉄の吸収機構

送体であるが，亜鉛（Zn），マンガン（Mn），カドミウム（Cd）等の鉄以外の二価の金属も輸送することが報告されている。細胞内に取り込まれた Fe^{2+} の大部分は基底膜に存在する鉄輸送体，フェロポーチン（ferroportin: Fpn）に結合して小腸上皮細胞から毛細血管に移送されると同時に基底膜に存在する鉄酸化酵素ヘファエスチン（hephaestin: HEPH）によって酸化されて Fe^{3+} となってトランスフェリン（transferrin）に結合して体内を循環し，筋肉や赤血球などの必要な組織に受け渡される。体内 Fe が充分にあるときは，細胞内のプールに入った Fe^{2+} の一部は鉄結合タンパク質であるアポフェリチン（apoferritin）と結合してフェリチン（ferritin）として細胞質に貯蔵される。アポフェリチンが消費されると粘膜遮断（mucosal block）といわれる現象によって Fe^{2+} の吸収が抑制される。体内 Fe が過剰に蓄積されているときには上皮細胞内の Fe の貯蔵も大きく，吸収が抑制されるだけではなく上皮細胞の離脱によって鉄が糞便中に排泄される。一方，体内鉄が不足している場合は，小腸刷子縁上の DMT1 の発現が促進されることが報告されている。このように鉄の腸管からの吸収は，体内鉄の保有量によって厳密に調整されている。そして，腸上皮細胞は鉄を吸収するだけではなく，過剰な鉄を排泄する役割も担っている。

（3）ナトリウム（Na）

　消化管内には，食物から摂取した Na^+ と消化液に含まれる Na^+ が流入し，大部分は小腸と大腸で吸収される。腸刷子縁での Na^+ の吸収機構には輸送形態の異なる次の4つの機構があるが，取り込まれた Na^+ は ATP を使った Na^+/K^+ 交換ポンプによって基底膜から細胞外に移送される。Na^+ の吸収には，① Na^+/H^+ 交換輸送（Na^+/H^+ exchange transport）および Cl^-/HCO_3^- 交換輸送（Cl^-/HCO_3^- exchange transport）の共同作業による Na^+/Cl^- 共役輸送（Na^+/Cl^- co-transport）（図3-18），② Na^+/H^+ 交換輸送，③グルコースやアミノ酸などの栄養素との共輸送，④遠位結腸に局在するアミロライド感受性 Na^+ チャンネル（amiloride sensitivity sodium channel）がある。十二指腸には Na^+/H^+ 交換輸送のみが存在して Cl^-/HCO_3^- 交換輸送が存在しない。そのために小腸上部では，管腔内に H^+ が汲み出されて微絨毛膜表面の H^+ 濃

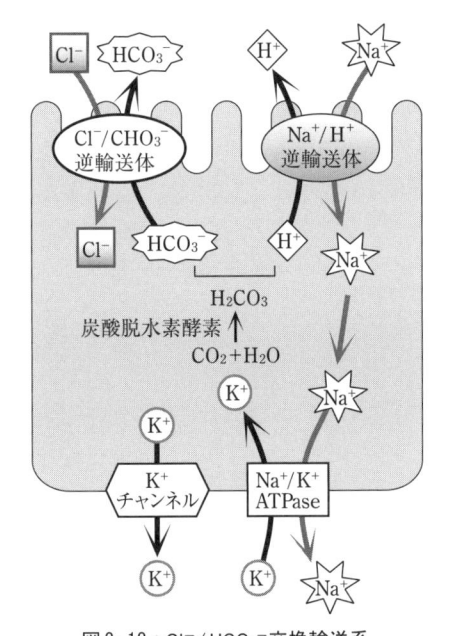

図3-18　Cl^-/HCO_3^- 交換輸送系

度が細胞内の10倍以上に維持される。この H^+ 濃度勾配がペプチド吸収に効率的に働く。また，H^+ 濃度が高くなることにより，Ca や Fe をイオン化して溶解性を高め，吸収率を高めるのに役立つ。また，回腸から近位結腸には，Cl^-/HCO_3^- 交換輸送が存在する。細胞内では，細胞内呼吸の産物である炭酸（H_2CO_3）の解離により絶えず H^+ と HCO_3^- が産生していて，Na^+/H^+ 交換輸送と共役して H^+ と HCO_3^- を細胞外に汲み出し，Na^+ と Cl^- を効率よく取り込むことができる。遠位結腸に局在するアミロライド感受性 Na^+ チャンネルは大腸において低濃度になった Na^+ 液からも効率よく Na^+ を吸収できる。これはアルドステロン（aldosterone）によって促進される。

G　栄養素の体内動態

　消化管腔内で消化され，腸刷子縁から細胞内に取り込まれた栄養素は，基底膜から細胞外に汲みだされる。細胞間，あるいは組織間には間質液（interstitial fluid）とよばれる細胞外液が存在している。消化管腔から腸上皮細胞間隙経由で取り込まれた栄養素も間質液（細胞外液）へ混入する。間質液から栄養素が体内の組織に運搬される経路は，栄養素が水溶性か脂溶性かによって門脈系とリンパ系に分かれる（図3-19）。

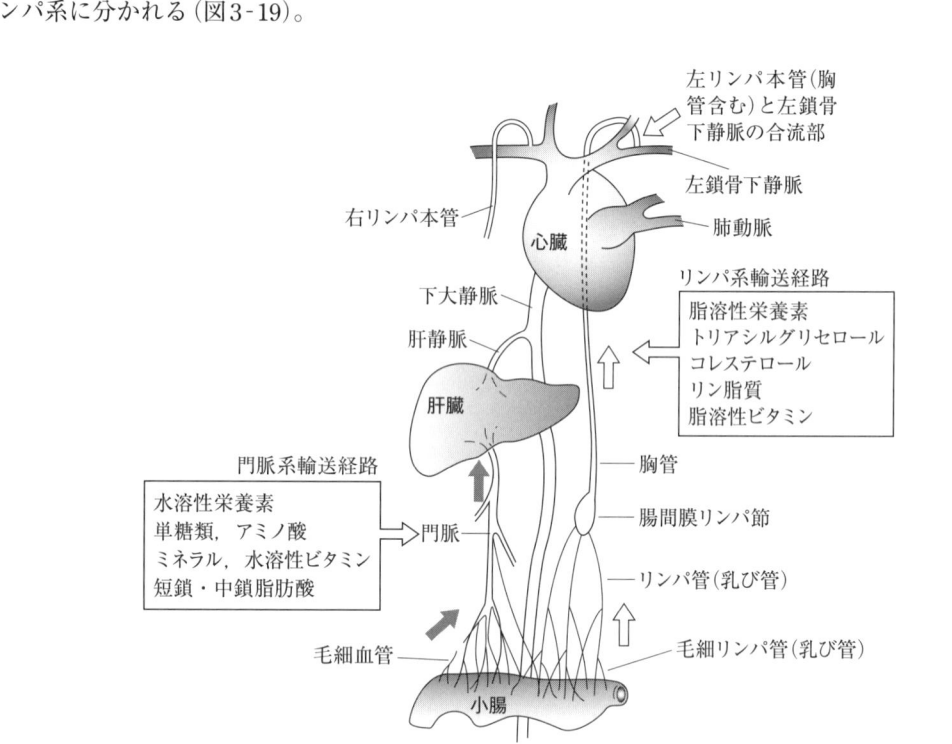

図3-19　門脈系とリンパ系の吸収・輸送経路の概略

出典：林 淳三編著：「改訂 基礎栄養学」，p.32，建帛社（2010）より一部改変

1　門脈系（portal system）

　腸上皮細胞に吸収されたグルコースやフルクトース等の単糖類，グリセロール，短鎖脂肪酸，中鎖脂肪酸，アミノ酸，水溶性ビタミン，ミネラル等の水溶性栄養素は，腸上皮細胞基底膜から分泌されて細胞外液に入る。そこから毛細血管（blood capillary）の内皮細胞（endothelial cell）を通過して血管に入り，毛細血管から門脈（portal vain）を経て肝臓に流入する。肝臓に流入した栄養素は，一部は代謝されて，一部はそのまま肝静脈を通り下大静脈に合流してすぐに右心房に入り，全身に運搬される（p.27参照）。

2　リンパ系（lymph system）

　吸収されたトリアシルグリセロール，コレステロール，リン脂質，脂溶性ビタミン等の脂溶性栄養素は小腸上皮細胞内で形成されるキロミクロンに取り込まれる。次いでキロミクロンは基底膜か

らエキソサイトーシス (exocytosis) によって細胞外に汲みだされ細胞外液に入る。キロミクロンは粒子が大きいため毛細血管内皮細胞を通過できず，細胞外液と共に毛細リンパ管 (capillary lympha duct) に入り，腸間膜リンパ節 (mesenteric lymph node) から胸管 (thoracic duct) を経由して左鎖骨下静脈で血流と合流する。左鎖骨下静脈から上大静脈 (superior vena cava) を経て心臓に入り，動脈により全身に輸送される。

■3■ 細胞外液

　体水分（体液）のうち，細胞外に存在する水分を細胞外液 (extracellular fluid) といい，体水分量の約1/3で体重の約20％を占める。細胞外液の3/4（体重の約15％）が細胞間や組織間にある間質液で，残り1/4（体重の約5％）が血液中の血漿水分として存在する。吸収された栄養素は腸上皮細胞から出ると，細胞外に存在している細胞外液に入り，細胞外液と共に毛細血管や毛細リンパ管（乳び管）に移行し，全身に輸送される。また，細胞が毛細血管から必要な栄養素を取り込むときも，細胞外液を仲介して物質（栄養素）を移行させる。すなわち，細胞外液は摂取した栄養素を体内で輸送し，また細胞から排出するための溶媒ということができる。

H　食物繊維・難消化性糖質の作用

　従来，食物繊維は消化吸収されない非栄養成分で消化管内の「カス」という認識であったが，近年，様々な生理的有用性が明らかになり注目されている。国際的に食物繊維の定義，命名，分類，分析法等は未だに議論の渦中で確立されていないが，わが国では「五訂　日本食品標準成分表」において「食物繊維とは，ヒトの消化酵素で消化されない食物中の難消化性成分の総体」と定義され，種々の広範な食品成分を含んでいる。いずれも小腸までの消化過程で消化・吸収 (digestion and absorption) されずに大腸に流入し，大腸内で腸内細菌 (intestinal bacteria) による消化・代謝（発酵 digestion and metabolisum (fermentation)）を受ける。食物繊維は水に対する溶解性から水不溶性食物繊維と水溶性食物繊維に大別される。水不溶性食物繊維には，セルロース，リグニン，ヘミセルロース等の植物細胞壁を構成する多糖類，動物性食品のキチン (chitin カニの甲羅)，海藻類では寒天等がある。寒天 (agar-agar) は30〜40℃以下，すなわちヒトの体温では凝固するので水不溶性食物繊維に分類されている。一方，水溶性食物繊維には，植物細胞内成分であるペクチン，グアーガム (guar gum) やグルコマンナン等の植物ガム，海藻由来のアルギン酸 (alginic acid)，合成されたポリデキストロース (polydextrose) 等がある。また，小腸までの間に消化吸収されずに大腸に流入した難消化性でんぷん (resistant starch，レジスタントスターチ) にも食物繊維と同様な生理作用が報告され，広義の食物繊維に含むことができる。さらに，近年，おなかの調子を整えるもの，う蝕（むし歯）発症リスクが低いもの，血糖値の上昇を抑えるものとして，種々のオリゴ糖や糖アルコールが工業的に生産されている。難消化性で難吸収性のオリゴ糖や糖アルコール等も難消化性糖質といい，これらの糖質も大腸に流入して腸内細菌によって代謝され，食物繊維と同様な生理作用を発現するものも多い。

食物繊維を含めた難消化性糖質の生理作用は，水不溶性，水溶性，抱水能（water holding capacity, water binding capacity），粘性（viscosity），かさ形成能（bulking capacity），イオン交換（ion‐exchange capacity），吸着能（ion‐binding capacity）等の物理化学的性質に起因するもの，また大腸の腸内細菌によって代謝され生成された短鎖脂肪酸の種類や量，生成速度の違い等に起因するもの等，数多く報告されている。すなわち，食物繊維を含む難消化性糖質の生理作用は一様ではなく，難消化性糖質の種類によって生理作用（機能）の種類と効果の程度は異なる。図3-20に主な食物繊維の生理作用をまとめたものを示す。

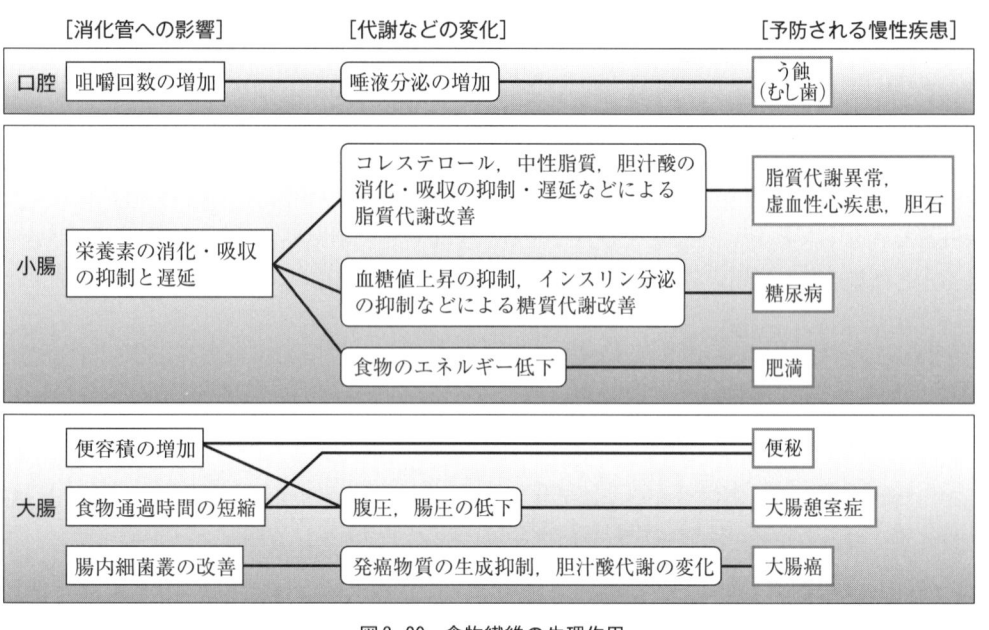

図3-20　食物繊維の生理作用

出典：池上幸江：臨床栄養，100(3)，p.286(2002)より一部改変

1　難消化性糖質の発酵・吸収

　食物繊維や難消化性でんぷん，難消化性のオリゴ糖や糖アルコール等の難消化性糖質は，小腸までの消化酵素によって消化・吸収されずに大腸に流入する。大腸に棲息している腸内細菌は大腸に

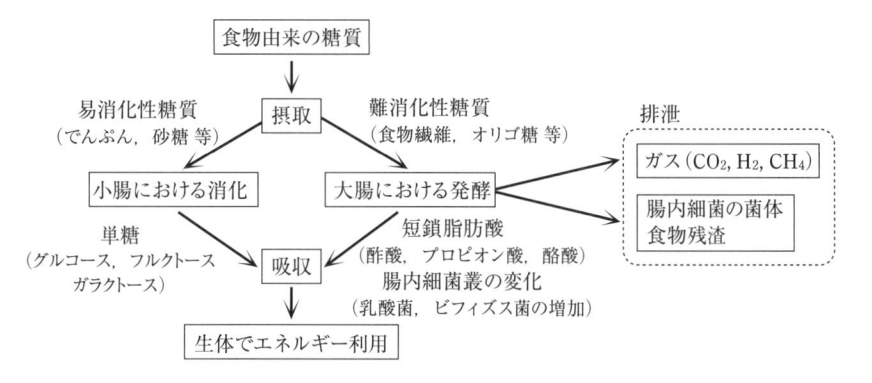

図3-21　糖質の消化・吸収と発酵・吸収

出典：倉田忠男 他 編著「スタンダード 栄養・食物シリーズ9 基礎栄養学(第2版)」，p.153，東京化学同人(2007)より一部改変

流入した未消化の難消化性糖質を単糖にまで分解（消化）し，単糖をさらに嫌気的に代謝（発酵）して，酢酸（acetic acid），プロピオン酸（propionic acid），n-酪酸（n-butyric acid）等の短鎖脂肪酸，二酸化炭素や水素，メタンなどのガスを排出する（図3-21）。そして，難消化性糖質のエネルギーの最大で約60％が短鎖脂肪酸に変換され，その約95％以上が大腸で吸収されると報告されている。大腸上皮細胞から吸収された短鎖脂肪酸の一部は大腸上皮細胞のエネルギー源として利用され，残りの大部分は門脈を経て肝臓へと移送され全身のエネルギープールへと入る。食品成分の多くの可消化性の糖質は小腸の消化過程において消化・吸収されてエネルギーとして生体利用されるが，難消化性糖質は大腸で腸内細菌により発酵・吸収されてエネルギーとして生体利用される。反芻動物においては，全エネルギーの7～8割をルーメン発酵で生成された短鎖脂肪酸に依存しているといわれているが，ヒトを含む大腸発酵動物では短鎖脂肪酸のエネルギー寄与率は全体の1割程度とされている。現在，難消化性糖質の有効エネルギー量の評価方法が確立されていない。しかし，難消化性糖質1gが発酵を受けて生成される短鎖脂肪酸の総保有平均エネルギーを2.7kcal/gとし，生成された短鎖脂肪酸の約70％が利用されると推定して，難消化性糖質の有効エネルギー量は約1.9kcal/gと推算されている。すなわち消化・吸収されるでんぷんやスクロースの約1/2の2kcal/gと見積もることができる。このように，難消化性糖質の有効エネルギー量は短鎖脂肪酸の産生量と利用率に影響されるので，難消化性糖質の腸内細菌による発酵されやすさに依存して一様ではない。セルロースなどの水不溶性食物繊維は腸内細菌による発酵を受けにくく，一方，多くの水溶性食物繊維やオリゴ糖等は容易に発酵される。

大腸内で腸内細菌によって生成された短鎖脂肪酸の約95％が大腸から速やかに吸収される。短鎖脂肪酸の吸収機構には単純拡散と担体輸送が知られている。担体輸送機構は，炭酸水素イオン（HCO_3^-）との交換輸送で，酢酸，プロピオン酸，n-酪酸等の短鎖脂肪酸が吸収されると HCO_3^- が大腸に分泌される。このように短鎖脂肪酸は速やかに吸収されて，管腔内の水素イオン（H^+）が除去されるのと同時に HCO_3^- が分泌されるので大腸管腔内の pH の低下が緩衝されることになる。一方，腸内細菌による糖質から短鎖脂肪酸への代謝の中間代謝産物として乳酸（lactic acid）やコハク酸（succinic acid）などの有機酸も産生される。コハク酸は2価と3価のカルボン酸に共通の輸送体によって吸収されることが発見されたが，乳酸の吸収機構はまだ完全に解明されていない。乳酸やコハク酸は短鎖脂肪酸に比べて吸収速度が極端に遅いので大腸内に蓄積されやすい。乳酸やコハク酸は短鎖脂肪酸よりも強い酸であり，また，吸収には HCO_3^- が分泌されないので，大腸内に乳酸やコハク酸が蓄積し始めると大腸内の pH が極端に低下することがある。しかも，乳酸やコハク酸を短鎖脂肪酸にまで代謝する細菌は低い pH に耐性が低いことも報告されており，乳酸やコハク酸が蓄積の方に傾くと pH の低下が加速される。極端な pH の低下は腸管を弛緩させて腸管運動を停止したり，乳酸やコハク酸などが大腸内の浸透圧を高めたりして下痢を誘発させることもある。

2　短鎖脂肪酸

大腸に流入した難消化性糖質は腸内細菌により嫌気的発酵（anaerobic metabolism）を受けて，ギ酸（HCOOH），酢酸，（CH_3COOH），プロピオン酸（CH_3CH_2COOH），n-酪酸（$CH_3CH_2CH_2COOH$）等，炭素数1～6個の短鎖脂肪酸に変換される。大腸内で産生される短鎖脂肪酸は，酢酸，プロピ

オン酸，n-酪酸が大部分で，産生される短鎖脂肪酸の約80％を占める。また，産生された酢酸，プロピオン酸，n-酪酸のモル比はおおよそ60：25：15と報告されている。

　大腸の上皮細胞は，大腸管腔内で産生されるn-酪酸を中心とする短鎖脂肪酸を主なエネルギー源として利用する。大腸で産生されて上皮細胞に吸収されたn-酪酸の大部分は上皮細胞のエネルギー源として消費され，ごく一部の残りが門脈を経て肝臓に取り込まれ，肝臓のエネルギー源として利用されるか，または脂肪酸合成に利用される。大腸上皮細胞に吸収されたプロピオン酸は約50％が上皮細胞のエネルギー源として利用され，残りは門脈を経て肝臓に取り込まれる。プロピオン酸は肝臓でプロピオニルCoA（propionyl-CoA）を介してオキサロ酢酸（oxaloacetic acid）に変換され，脂肪酸合成の原料や糖新生（gluconeogenesis）の原料として利用される。酢酸は約15％が上皮細胞のエネルギー源として消費され，残りが門脈を経て肝臓に取り込まれる。肝臓に取り込まれた酢酸の半分以上は肝臓でエネルギー源として，または脂肪酸合成の基質として消費される。そして，肝臓で消費されなかった残りが末梢組織に運ばれ，末梢の細胞のエネルギー源や脂肪酸合成の基質として利用される。このように腸内細菌により大腸内で難消化性糖質から産生された短鎖脂肪酸は，腸内細菌がエネルギー源として消費するだけではなく，宿主側の大腸上皮細胞もエネルギー源として消費し，さらに肝臓や末梢組織の細胞もエネルギー源として消費している。

　短鎖脂肪酸には，大腸粘膜の血流の増加，上皮細胞増殖の促進，大腸の運動，水やNa$^+$，Ca^{2+}，Mg^{2+}，Fe^{2+}等種々のミネラルの吸収に影響を与える等，大腸での直接的な影響だけではなく，小腸の上皮細胞増殖促進や膵臓の内・外分泌量の増加，空腸の蠕動運動の促進等，神経系や内分泌系を介した遠隔的な生理作用も明らかにされている。食物繊維や難消化性糖質の摂取による血中コレステロール濃度の低下作用は水溶性で粘度の高いものに多く確認されている。これらの粘性によって管腔内の栄養素や胆汁酸の吸収を抑制することによって血中のコレステロール濃度を低下させるばかりではなく，肝臓に取り込まれたプロピオン酸が作用している可能性も推察されている。このように食物繊維をはじめ難消化性糖質の生理作用の一部は，短鎖脂肪酸の生理作用であるともいえるだろう。

３　腸内細菌

　健康な成人の大腸内には数百種以上の腸内細菌が常時棲息していて人間と共生している。腸内細菌の数は大腸内容物1gあたり数千億から数兆にのぼり，大腸内容物湿重量の約50％を占める。そして，腸内細菌の総重量は腎臓や脾臓に，大腸内の細菌全体で持っている酵素の種類や活性は肝臓に匹敵するという。すなわち腸内細菌の生態系の代謝活性は1つの臓器にも相当するものと考えることができる。

　腸内細菌は，難消化性糖質を代謝して放出されるエネルギーを利用して棲息し，そして増殖する。増殖時には，菌体の主成分であるタンパク質を合成する。細菌が増殖するためには，タンパク質を合成するための基質と充分なエネルギーが必要となる。腸内細菌は，アンモニアや分枝脂肪酸（branched chain fatty acid）をアミノ酸合成の基質として利用する。したがって，難消化性糖質が大腸に流入すると腸内細菌にエネルギー源を供給することになるので，増殖が活発になる。そして，腸内細菌は，増殖する際に大腸内のアンモニアを菌体のアミノ酸合成の基質として消費するので，

生体にとって毒性をもつ物質で，高い濃度で大腸上皮細胞に接すると発癌リスクが高くなるであろう大腸内のアンモニアの蓄積量を減少することができる。

　腸内細菌は大腸内でビタミン K やビタミン B 群（B_1，B_2，B_6，B_{12}，ナイアシン，パントテン酸，葉酸等）を合成し，宿主はそれを吸収して利用している。また，一部の腸内細菌には，病原菌の増殖を抑えたり，局所免疫を活性化させて IgA 産生を増加させたり，さらには全身免疫系への影響等も報告されている。このように，腸内細菌は，大腸の機能を正常に保つために必須の存在であるばかりではなく，ビタミンなどの重要な栄養素の供給源でもあり，また，生体防御機構にも重要な役割を担っている。したがって，大腸の健康が全身の健康を左右すると言っても過言ではないだろう。

　難消化性糖質のような腸内細菌の餌になり有用な細菌の増殖を促すものをプレバイオティクス（prebiotics）といい「小腸下部や大腸でもともと存在している腸内細菌または有用な菌の増殖を促進する物質」と定義づけられている。一方，宿主に有用な働きを持つ微生物を含む食品をプロバイオティクス（probiotics）といい「生きている細胞と死んだ細胞あるいはその一方と代謝産物を含んだ微生物製剤で，粘膜表面の微生物や酵素のバランスを改善したり，免疫機能を刺激したりすることを目的としているもの」と定義づけられている。「おなかの調子を整える食品」として認可されている特定保健用食品（food for specified health uses）には，プレバイオティクスとしての食物繊維，難消化性オリゴ糖，糖アルコール等，プロバイオティクスとして乳酸菌やビフィズス菌（*Bifidobacterium*）等を用いたものが多い。また，乳酸菌やビフィズス菌とオリゴ糖を一緒に含む等，プロバイオティクスとプレバイオティクスを混合したものをシンバイオティクス（synbiotics）という。

I　生物学的利用度（生物学的有効性）

　摂取された食物中に含まれる栄養素が100％消化・吸収されて体内で利用されるとは限らず，一部は消化・吸収されずに糞便に排泄される。摂取した栄養素，または吸収された栄養素が生物の体内でどれくらい有効に利用されたかということを示す指標を栄養価（nutritive value, nutritional value）という。

1　消化吸収率

　摂取された栄養素がどれくらい生体で有効利用されたかという評価の第一番目は，摂取された栄養素がどれくらい消化されて吸収され，体内に取り込まれたかということになる。摂取した栄養素のうち吸収された量の割合を消化吸収率（rate of digestion and absorption）といい，次式（a）で表される。

$$消化吸収率（\%）＝\frac{吸収量}{摂取量}×100 \quad \cdots\cdots\cdots\cdots\cdots (a)$$

　消化吸収率には，吸収量の測定の仕方によって，みかけの消化吸収率（apparent digestibility）と真の消化吸収率（true digestibility）がある。みかけの消化吸収率というのは（b）式に示すように，摂取した当該栄養素量から糞便中に排泄された当該栄養素量を差し引いた差を吸収量として求めて算出した消化吸収率である。

$$みかけの消化吸収率（\%）＝\frac{（摂取量－糞中排泄量）}{摂取量} \cdots\cdots(b)$$

　しかし，糞中に排泄された成分のなかには，消化・吸収されなかった未消化の摂取栄養素の他に消化液・分泌液に由来するもの，消化管内で脱落した細胞に由来するもの，腸内細菌に由来するもの等が含まれている。このように摂取した栄養素以外のものに由来するものを内因性成分（endogenous component）という。(b)式のように摂取量から糞中排泄量を差し引いたものを吸収量とすると，糞中に排泄されるもののなかには，前述した内因性成分も含まれているため吸収量を少なく見積もってしまうことになり，実際の消化吸収率より低い値になる。そこで，糞中排泄量から摂取した栄養素の未消化物以外のものに由来する内因性成分の排泄量を差し引いて吸収量を算出したものを真の消化吸収率といい，(c)式で表される。

$$真の消化吸収率（\%）＝\frac{（摂取量－（糞中排泄量－内因性糞中排泄量））}{摂取量}×100 \cdots\cdots(c)$$

　したがって，真の消化吸収率はみかけの消化吸収率よりも高い値になる。

　内因性成分の排泄量を求めるためには，消化吸収率を測定しようとしている栄養素を含まない食事を摂取したときの当該栄養素の糞中排泄量を測定する。例えば，たんぱく質の消化吸収率を測定する場合には無たんぱく質食，脂質の消化吸収率を測定するためには無脂肪食を摂取したときの当該栄養素の糞中排泄量を測定して，糞中排泄内因性成分の量とする。しかし，無たんぱく食や無脂肪食を摂取したときの消化液の分泌等，生理的な条件が同じとはいえず，真の消化吸収率が実際の消化吸収率を示しているか疑問はあるが，現在，最良の方法と考えられている。

　栄養素の消化吸収率は食品によって固有のものではなく，食品の調理方法などの物理的条件や一緒に摂取する食品成分の組み合わせ，摂取者の生理的状態，摂取量等によって影響される。そして，消化吸収率は吸収量を示しているのではなく摂取量に対する吸収量の割合なので，摂取量が多ければ低く，少なければ高くなる。

2　栄養価

　栄養成分が体内で利用される割合を栄養価という。栄養価は消化吸収率と吸収後の体内利用率等によって決まる。消化吸収率も体内利用率も食品によって一定の値をもつものではなく，摂取方法，他の栄養素との相互作用，摂取者の生理的状態によって左右される。栄養価にはエネルギー価（energy efficiency）やたんぱく質の栄養価（biological value，生物価など）がある。栄養価が高いたんぱく質は，消化吸収率が高く，そのアミノ酸組成がヒトのアミノ酸必要量のパターンに近く，体内利用率が高いことである。たんぱく質は体の構成要素として重要な役割をもつ一方，エネルギー源としても利用される栄養素である。たんぱく質の栄養価は，エネルギーの供給状態によっても大きく影響される。例えば，摂取エネルギーが不足している場合は，たんぱく質はエネルギー源として利用され，体成分の合成に供給されるアミノ酸の割合が少なくなる。たんぱく質の栄養価の評価法の詳細については，第4章（C 摂取するたんぱく質の質と量の評価，p.68）を参照されたい。

参考文献

ウォルター・グラットザー，水上茂樹訳：「栄養学の歴史」，講談社 (2008)
Guyton, A.C.andHall, J.E. 御手洗玄洋総監訳：「ガイトン生理学」原著第 11 版，エルゼビア・ジャパン株式会社 (2010)
小澤瀞司，福田康一郎総編集：「標準生理学」第 7 版，医学書院 (2009)
奥恒行，柴田克己編集：，健康・栄養科学シリーズ，「基礎栄養学」改訂第 4 版，南江堂 (2012)
吉田勉監修：食物と栄養学基礎シリーズ 7，「基礎栄養学」，学文社 (2012)
江指隆年，中嶋洋子編著：「ネオエスカ基礎栄養学」，同文書院 (2005)
田村明，小野廣紀，大口健司著：「イラスト基礎栄養学」，東京教学社 (2012)
細谷憲政監修：「消化・吸収－基礎と臨床－（改訂新版）」，第一出版 (2002)
木村修一他　日本語版監修：「食品・栄養食事療法事典」，p.1-179 (2006)
木村修一他　翻訳監修：「専門領域の最新情報　最新栄養学 (第 9 版)」，建帛社 (2007)
野口忠他：「最新栄養化学」　朝倉書店 (2000)
日本栄養・食糧学会編：「栄養食糧学用語辞典」，建帛社 (2007)
日本栄養・食糧学会監修：「栄養食品機能トランスポーター」，建帛社 (2011)

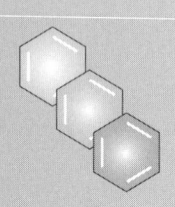

4章　たんぱく質の栄養

はじめに

　タンパク質 (protein)* は生物にとって極めて重要な物質である。人体を形づくる筋肉・骨・皮膚・毛などの構築に不可欠であるばかりでなく、酵素タンパク質は生体内の物質の様々な合成・分解、すなわち代謝の直接的な担い手である。さらに、脂質・ミネラル・酸素などの体内輸送や貯蔵、ホルモン・受容体タンパク質などによる細胞間・細胞内の情報伝達、抗体による免疫機能、遺伝子の転写調節等タンパク質の機能は数多く、タンパク質の働きは「生命現象そのもの」といえる。

　*食事由来 (外因性) のものは「たんぱく質」、生体成分 (内因性) のものは「タンパク質」と表記する。

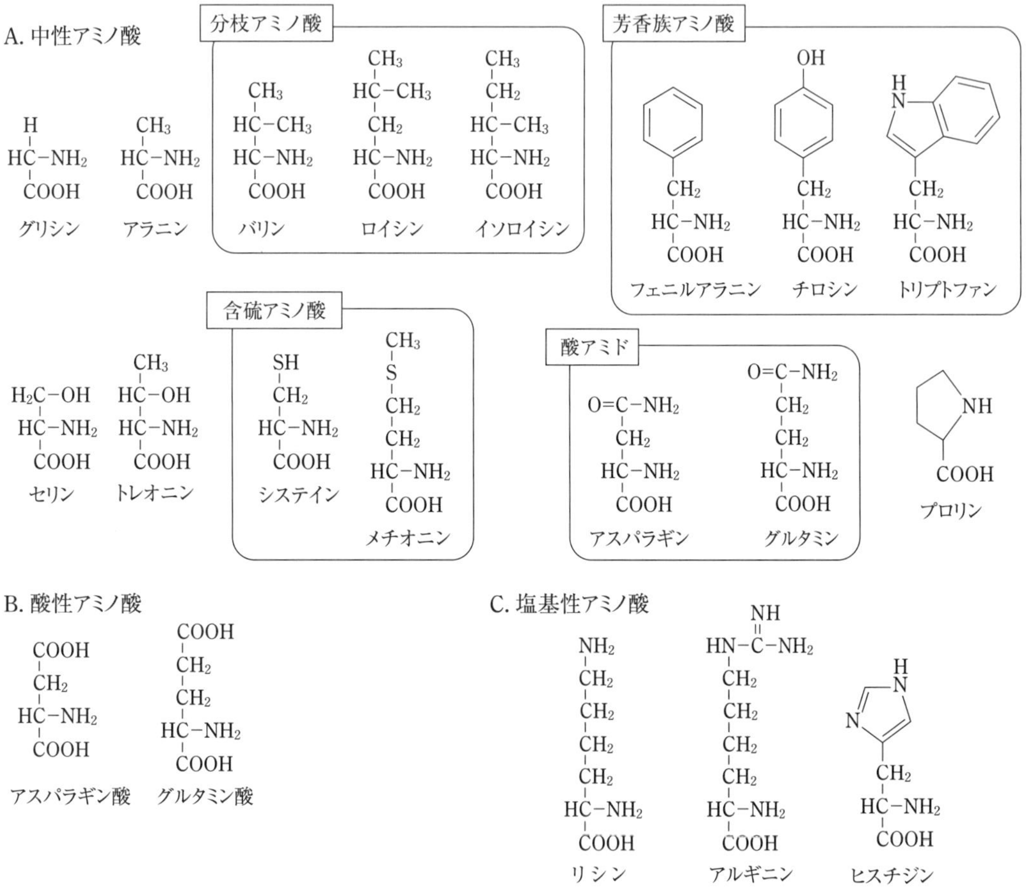

図4-1　タンパク質の生合成に利用される20種類のアミノ酸

その他にも，たんぱく質は糖質，脂質に次ぐエネルギー源としての機能をもち，特に絶食時のエネルギー供給には体タンパク質が大きな役割を果たす。

この重要なたんぱく質は図4−1に示すような20種類のアミノ酸がおよそ100個以上連結してできた高分子化合物である。これらのアミノ酸はいずれも−CH·NH₂−COOHの基本構造をもつが，各アミノ酸に固有の部分（側鎖）の構造の違いで，中性アミノ酸，酸性アミノ酸，塩基性アミノ酸や分枝アミノ酸，芳香族アミノ酸，含硫アミノ酸，酸アミドに分類される。体内のタンパク質を構成するアミノ酸の大部分は食事で摂取されたたんぱく質の消化・吸収により体内に取り込まれたものである。したがって，たんぱく質の栄養とは，それを構成するアミノ酸の栄養といえる。

栄養史：たんぱく質代謝の動的状態　−変化こそが生命の真の姿−

からだの中にあるタンパク質や食事から摂取したたんぱく質はどのように代謝されているのか。

1930年代以前は，体タンパク質などの成分は化学的に安定でほとんど変化がないものである，と一般に考えられていた。食事で取り込まれた成分といろいろな組織の成分との入れ替わりは微々たるもので，日々の「磨耗」によって組織の失われた部分のみが入れ替わる，という理解である。この考えを支持するのは，1900年代初頭にFolinが窒素化合物の尿中への排泄量を調べた研究を基に提唱した，「窒素代謝は内因性（組織）のものの代謝と外因性（食餌）のものの代謝とに二分できる」という説で，その後30年ほどはこの考え方がたんぱく質代謝の研究において支配的であった。

1930年代に入り，Schoenheimerらが行った，同位元素で標識したアミノ酸を用いた動物実験の結果は従来の概念を覆す革命的なものであった。^{15}Nで標識したロイシンをラットに投与し，3日後に各組織の標識元素量を測定したところ，65％もの^{15}Nが体内の様々な組織のタンパク質中に留まっており，排泄されたのは3割程度に過ぎなかった。^{15}Nは各内臓に多く分布し，筋肉には少なかった（表4−1）。しかも投与した^{15}Nはもともと標識していたロイシンだけでなく，筋肉ではグルタミン酸，アスパラギン酸に，肝臓ではそれらのアミノ酸に加えてアルギニン，チロシンなどの他のアミノ酸にも取り込まれていることが明らかになった（表4−2）。

表4−1　^{15}N標識ロイシン投与3日後のラット各組織のタンパク体窒素中の^{15}N量

組　織	^{15}N量*
血清	1.67
肝臓	0.94
腸	1.49
腎臓	1.38
心臓	0.89
筋	0.31

*ロイシン中の100 atom % ^{15}N
出典：Journal of Nutrition, 127, 1017-1053S (1997)

表4−2　^{15}N標識ロイシン投与3日後のアミノ酸中の^{15}N量*

アミノ酸	肝　臓	筋　肉
ロイシン	7.95	1.90
グルタミン酸	1.85	0.89
アスパラギン酸	1.16	0.70
アルギニン	0.89	0.25
チロシン	0.50	0.20
リシン	0.06	−
アミド体窒素	0.78	0.51

*ロイシン中の100 atom % ^{15}N
出典：Journal of Nutrition, 127, 1017-1053S (1997)

これらの結果は，体内のタンパク質の代謝は「内因性」「外因性」などと二分されるものではなく，体タンパク質は絶えず合成・分解を繰り返し，体タンパク質のアミノ酸が体外から取り込まれたアミノ酸と頻繁に入れ替わっていること，さらにアミノ酸どうしでも窒素のやり取りがかなりの割合

で起こっている（アミノ酸同士のアミノ基転移反応；後述）ことを示している。

Schoenheimer は，たんぱく質と脂質の研究で生体分子は決して「静的」な状態にあるわけではなく，絶えず入れ替わる「動的な状態にある」という新しい概念を提唱した。この概念はその後の代謝研究での基本的な考え方となり，生化学・栄養学のあらゆる分野の展開に寄与したのである。

A たんぱく質・アミノ酸の体内代謝

1 アミノ酸代謝の概要

食事で摂取されたたんぱく質は，最終的にアミノ酸にまで消化される。生じたアミノ酸の体内での利用のされ方は大別すると，①そのまま利用する，②アミノ基を外して利用する，③カルボキシ基を外して利用する，の3通りに分けられる（表4-3）。以下，それぞれの代謝の概要を述べる。

表4-3 アミノ酸代謝の概要

①そのまま利用する	・タンパク質の合成 ・種々の窒素化合物（クレアチン，ヘム，核酸塩基など）の合成
②アミノ基を外して利用する （アミノ基転移反応，脱アミノ反応）	・エネルギー源としての利用（たんぱく質摂取過剰時，エネルギー欠乏時）
③カルボキシ基を外して利用する（脱炭酸反応）	・生理活性アミン（ヒスタミン・セロトニン，γ-アミノ酪酸など）

（1） タンパク質の合成

すべてのタンパク質の「設計図」といえるものは細胞核内にある染色体の DNA 上に「遺伝情報」として存在している。すなわち，それぞれの遺伝子 DNA の塩基配列がそれぞれのタンパク質のアミノ酸配列（一次構造）を規定している。タンパク質が合成される過程の概略を以下に述べる。

①設計図のコピーをとる……遺伝情報はそれを有する DNA と相補的なメッセンジャー RNA（mRNA）を合成することで，「コピー」される。この過程が「転写（transcription）」である。

②設計図のコピーをもとにタンパク質を製造する……核内でつくられたコピー（mRNA）は核外に出され，細胞質に存在するたんぱく質の「製造装置」であるリボソームに運ばれる。リボソームでは設計図コピーの情報をもとに，材料のアミノ酸を順番に集め，連結させてタンパク質を合成する。この過程が「翻訳（translation）」で材料を運んでくるのがトランスファー RNA（tRNA）である（図4-2）。

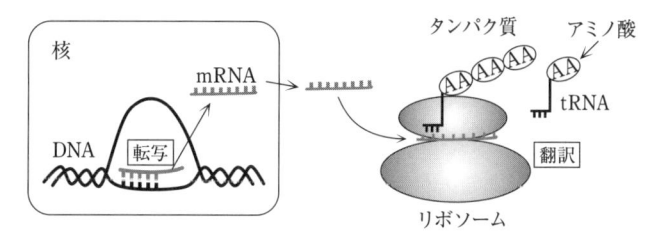

図4-2 タンパク質の合成

（2） タンパク質のエネルギー源としての利用

　「アミノ基を外して利用する」代謝は具体的には，アミノ基転移酵素（aminotransferase）によるアミノ基転移反応でアミノ基をアミノ基受容体であるα-ケトグルタル酸（α-keto glutaric acid）への受け渡しや，脱アミノ反応によるアミノ酸→ケト酸への変換である。生じたケト酸は解糖系やクエン酸回路を経由してエネルギー代謝に利用される（後述）。アミノ基転移反応の一般式と代表的なアミノ基転移酵素であるアスパラギン酸アミノトランスフェラーゼ（aspartate aminotransferase: AST 旧称 GOT）とアラニンアミノトランスフェラーゼ（alanine aminotransferase: ALT 旧称 GPT）の反応を図4-3に示す。

　その一方で，外されたアミノ基は，そのままでは有害なアンモニアとなるため，肝臓の尿素回路を経て無害な尿素に変換された後，腎臓から尿とともに排泄される。

（3） 尿素回路（urea cycle）

　肝臓でのアンモニアの尿素への変換は，尿素回路によりなされる。各組織ではアミノ酸からアミノ基転移反応によりアミノ基をα-ケトグルタル酸に移したり，脱アミノ反応によって生じたアンモニアをグルタミン酸に移したりする。アミノ基（アンモニア）を受けとったα-ケトグルタル酸はグルタミン酸に，グルタミン酸はグルタミンになる（図4-3）。

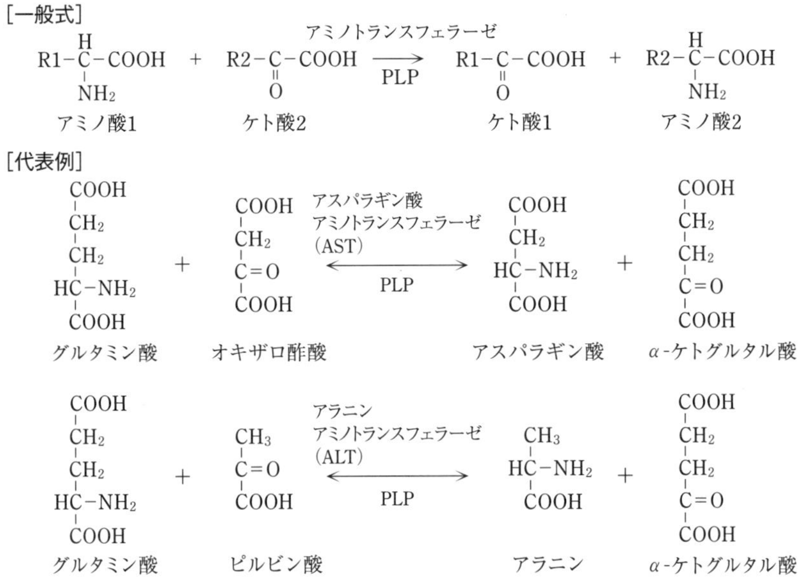

図4-3　アミノ基転移反応の一般式と代表例 AST と ALT の反応
反応には補酵素としてピリドキサールリン酸（PLP）を必要とする。

　このグルタミン酸は肝臓のグルタミン酸脱水素酵素（glutamate dehydrogenase）の作用でアミノ基がアンモニアとして遊離され，もとのα-ケトグルタル酸に戻る。グルタミンからは腎臓のグルタミナーゼ（glutaminase）の作用でアンモニアが遊離しグルタミン酸に戻る（図4-4）。

　遊離したアンモニアは尿素回路（オルニチン回路ともいう）により代謝される（図4-5）。まず，アンモニアは肝細胞のミトコンドリア内でCO_2（クエン酸回路より産生）とともに，2分子のATPを消費してカルバモイルリン酸（carbamoyl phosphate）を形成する。カルバモイルリン酸はオルニ

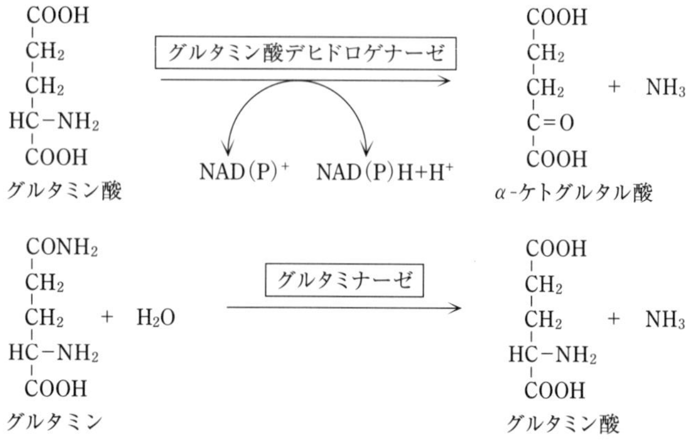

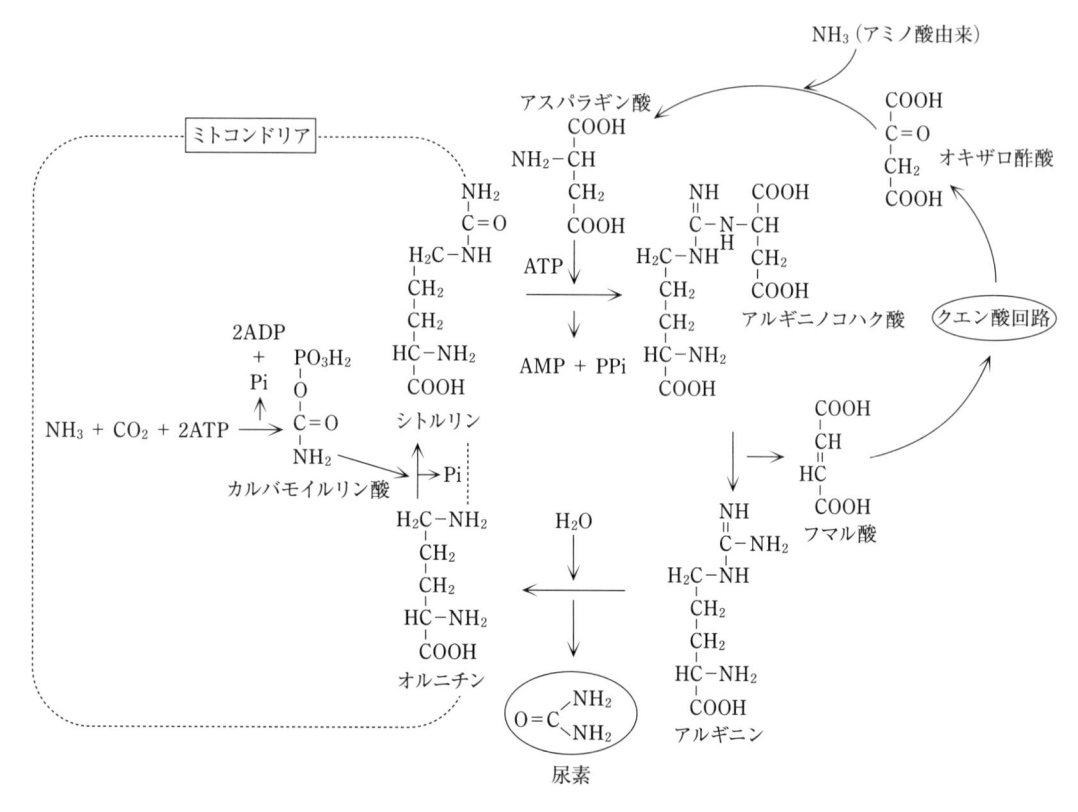

図4-4 グルタミン酸デヒドロゲナーゼとグルタミナーゼの反応

図4-5 尿素回路

カルバモイルリン酸の合成で1分子のNH₃, さらにアスパラギン酸を介してもう1分子のNH₃が系に取り込まれて尿素となる。アスパラギン酸の-NH₂はアミノ基転移反応により他のアミノ酸の-NH₂が取り込まれたものである(図4−3)。
Pi：無機リン酸　PPi：ピロリン酸

チンと結合してシトルリンとなり，シトルリンは細胞質に移行し，そこでアスパラギン酸を結合してアルギニノコハク酸を形成する。この際にも1分子のATPを消費する。アスパラギン酸のアミノ基（これも各組織のアミノ酸のアミノ基由来）を残して炭素骨格部分はフマル酸として解離してアルギニンが生成する。最終的にアルギニンから尿素が解離し，尿素は細胞外に出て血流を経て腎臓に到達し，尿として排泄される。一方，尿素を解離したアルギニンはオルニチンにもどり，再びミトコンドリア内に移動してカルバモイルリン酸との結合でシトルリンの生成に利用される。

（4） 各種の窒素化合物の合成

アミノ酸を前駆物質として様々な含窒素化合物が合成される。

1） 脱炭酸反応による生理活性アミンの生成

アミノ酸の脱炭酸反応を経てチロシンからドーパミン（dopamine），トリプトファンからセロトニン（serotonin, 5-hydroxy tryptamine: 5-HT），グルタミン酸からはγ-アミノ酪酸（gamma-amino butyric acid: GABA）などの神経伝達物質やチロシンからアドレナリン，ノルアドレナリン（adrenaline, nor

表4-4 アミノ酸を前駆体とする生理活性アミン

前駆アミノ酸	生成する生理活性アミン	機　能
チロシン	ドーパミン	神経伝達物質
	ノルアドレナリン	ホルモン・神経伝達物質
	アドレナリン	ホルモン
	チラミン	生理活性物質（モノアミン酸化酵素阻害作用）
ヒスチジン	ヒスタミン	アレルギー・炎症反応誘発物質，神経伝達物質
トリプトファン	セロトニン	神経伝達物質
グルタミン酸	γ-アミノ酪酸（GABA）	神経伝達物質

-adrenaline）といった副腎髄質ホルモンが，また，ヒスチジンからは食物アレルギーにも関与するヒスタミン（histamine）等の様々な生理活性アミンが生成される（表4-4）。

2） アミノ酸からのその他の窒素化合物合成

生理活性アミン以外にも様々な窒素化合物がアミノ酸を前駆体として生合成される（表4-5）。

表4-5　各種窒素化合物とその前駆アミノ酸

窒素化合物	機　　能	前駆アミノ酸
クレアチン	筋肉のエネルギー貯蔵体	グリシン，アルギニン
プリン塩基	DNA，RNA の合成	グリシン，グルタミン，アスパラギン酸
ピリミジン塩基	DNA，RNA の合成	グルタミン，アスパラギン酸
ポルフィリン	ヘム，胆汁色素	グリシン
グルタチオン	抗酸化作用，解毒機能	グルタミン酸，システイン，グリシン
チロキシン	甲状腺ホルモン	チロシン

（5）　タンパク質の分解

　細胞内で不要になったタンパク質が蓄積したり，エネルギー源としてタンパク質を動員する必要に迫られた場合，タンパク質はいくつかの分解機構により加水分解されて，アミノ酸になり再利用される。

1）　リソソーム（lysosome）による分解

　リソソームは細胞内小器官の一つで各種の加水分解酵素を内部に持つ小胞である。細胞内に蓄積した不要なタンパク質は膜に包まれてオートファゴソーム（autophagosome）という小胞にまとめられる。オートファゴソームはリソソームと融合し，リソソームのタンパク質加水分解酵素（protease）により，蓄積したタンパク質が分解される。リソソームはまた，細胞内にエンドサイトーシス（endocytosis）によって取り込まれたタンパク質の分解にも貢献する。

2）　ユビキチン-プロテアソーム系（ubiquitin-proteasome system）による分解（図4-6）

　リソソームによるタンパク質分解が非特異的に蓄積したタンパク質を分解するのに対し，この系での分解は特定のタンパク質にターゲットを絞った分解であり，そのタンパク質を細胞内から排除して機能を失わせることにより細胞機能を調節するものである。

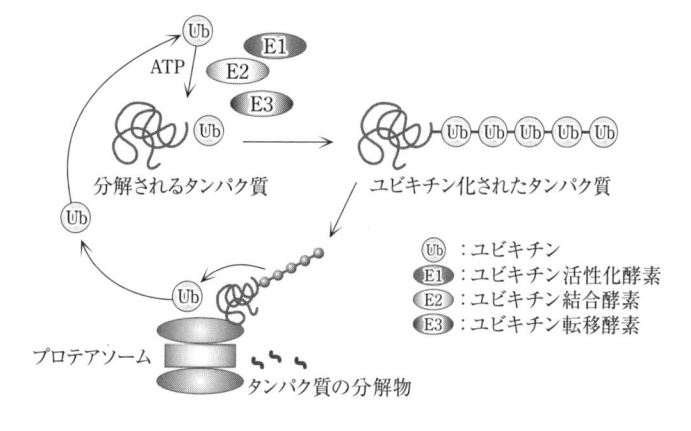

図4-6　ユビキチン-プロテアソーム系によるタンパク質の分解

この系でのタンパク質分解は，まずターゲットとなるタンパク質へのユビキチンの結合から始ま
る．ユビキチンはアミノ酸76個からなる小さなタンパク質で，これが分解の対象となるタンパク
質の特定の部位に複数個次々に結合し，分解されるべきタンパク質としての「標識」をする（この過
程にはATPのエネルギーが必要である）。ユビキチンにより標識されたタンパク質はプロテアソー
ムというタンパク質分解酵素群を含む巨大な酵素複合体に運ばれ，分解される。タンパク質分解の
際に外されたユビキチンは次の分解されるタンパク質の標識のために再利用される（図4-6）。

2　食後・食間期のたんぱく質・アミノ酸代謝

（1）　食後のたんぱく質・アミノ酸代謝

　食事由来のたんぱく質は胃・小腸でアミノ酸にまで消化・分解され，腸管から吸収され門脈を経
て肝臓に至る。摂取されたアミノ酸のある程度の割合は腸・肝臓で利用され，残りは血流により全
身の組織に供給され利用される。摂食後は血糖値が上昇するため膵臓からのインスリンの分泌が亢
進し，その作用により各組織でタンパク質合成が促進される。

　成人の場合，摂食8時間後では，摂取したたんぱく質の窒素のうち，約28％は遊離のアミノ酸と
して保持され，約72％がタンパク質であると推定されている。そのタンパク質の保持のうち約
30％は内臓で，約70％は末梢組織で起こっているとされている。

（2）　食間期のタンパク質代謝

　摂食後数時間が経過すると，血中インスリン濃度は低下してそのタンパク質合成促進作用も低下
する。さらに時間が経過し，特に朝食前では絶食状態となり血糖値が低下するため，肝グリコーゲ
ンの分解による血糖の供給に引き続き，肝臓での糖新生が亢進する。糖新生の材料として骨格筋な
どの体タンパク質を分解して得られるアミノ酸が用いられる。長期の絶食時では血糖値を維持する
ためのグルコースの供給がエネルギー代謝上の重要なポイントになるが，絶食時の主たるエネル
ギー源となる脂肪は糖新生の材料になりえずアミノ酸の役割は重要である。

3　たんぱく質・アミノ酸代謝の臓器差（表4-6）

　食事で摂取したたんぱく質より生じたアミノ酸の代謝は臓器によりかなり異なっている。

　摂取したアミノ酸のうち，吸収した小腸で既にかなりの割合が消費される。摂取したアミノ酸の
門脈への出現率を調べたブタでのデータより，特にグルタミン酸，アスパラギン酸，グルタミンは

表4-6　臓器ごとのアミノ酸代謝の特徴

臓　器	特　徴
小　腸	グルタミン酸，アスパラギン酸，グルタミンを特に多く消費する
肝　臓	分枝アミノ酸以外のアミノ酸代謝が活発。アミノ酸代謝で生じるアンモニアを尿素回路で処理する
筋　肉	分枝アミノ酸を多く消費する
腎　臓	グルタミンを分解してアンモニアとグルタミン酸を生成する

そのほとんどが，リシン，ロイシン，フェニルアラニンなどのアミノ酸もその約40％が消化管で利用されることが明らかになっている。これらのアミノ酸はほとんど消化管のエネルギー源として消費されると考えられている。一方で，チロシン，アルギニンといったアミノ酸は摂取した量とほぼ同量が門脈血中に出現しており，消化管での利用は少ないものと考えられる。

筋肉では特にバリン，ロイシン，イソロイシンといった分枝アミノ酸の消費が多い。肝臓では分枝アミノ酸以外のアミノ酸の代謝は活発で，アミノ基転移反応，糖新生といったアミノ酸のエネルギー利用に関わる代謝の中心である。また，肝臓はアミノ酸代謝により生じる有害なアンモニアを無毒な尿素に変換する尿素回路をもっている。腎臓では肝臓でつくられた尿素が排泄されるだけでなく，グルタミンをグルタミナーゼにより分解して生じるアンモニアが直接廃棄される。

■ 4 アルブミン（alubmin）

血中に含まれるアルブミンは肝臓で合成される分子量約66,000のタンパク質で，血清タンパク質の50～65％を占め，濃度3.8～5.3g/dL（成人での臨床検査基準値）と血清中の成分としては特に多量に存在する。アルブミンは血液の浸透圧維持やpH緩衝作用，脂肪酸・ビリルビンなどの脂溶性物質や金属イオンの輸送に携わる。

血清中のアルブミン濃度はたんぱく質栄養状態に強く影響され，低栄養状態では濃度が低下する。アルブミンの血液中での半減期が2～3週間であることから，たんぱく質栄養状態を評価する「長期の指標」とされる。また，肝臓で合成されることから肝機能低下時にも低値となる。

■ 5 短半減期タンパク質（rapid turnover protein: RTP）

血液中には代謝回転の速い（半減期の短い）タンパク質がいくつか存在し，これらも前述のアルブミンとともにたんぱく質栄養状態の指標とされる。トランスフェリン（transferrin: 鉄の輸送タンパク質），プレアルブミン（pre-albumin: トランスサイレチン transthyretin ともいわれる。甲状腺ホルモン・レチノールの輸送に関与する），レチノール結合タンパク質（retinol binding protein: RBP レチノールの輸送タンパク質）といったタンパク質で，これらは半減期が半日～1週間程度で，その血中濃度はつい最近のたんぱく質の摂取状態を反映する「短期の指標」として用いられる（表4-7）。

表4-7　たんぱく質栄養状態の臨床的な指標となる血清タンパク質

指　標	血清タンパク質	半減期
長期の指標	アルブミン	2～3週間
短期の指標	プレアルブミン トランスフェリン レチノール結合タンパク質	3～4日 8日 12～16時間

B　アミノ酸の臓器間輸送

1　アミノ酸プール

　この章の冒頭で述べたように体内のタンパク質は絶えず合成と分解を繰り返して，次々に新しいタンパク質に入れ替わっている。体タンパク質の1日あたりの合成量は体重1kgあたり，新生児で17.4g，幼児で6.9g，成人で3.0g，老人で1.9gとされている。したがって，成長が止まり，体重が60kgでほぼ一定の成人の場合，体内では1日に約180gのタンパク質が合成され，ほぼ同じ量が分解されているといえる。この絶え間ないタンパク質の合成と分解を支えるためには，ある一定量のアミノ酸が常に遊離の状態で体内に存在すると想定され，この遊離アミノ酸の仮想上の貯蔵場所（状態）をアミノ酸プールという。つまり，摂取したアミノ酸や体内のタンパク質の分解で生じたアミノ酸は一時このプールに入り，そこからふたたび取り出されて新たなタンパク質の合成に利用されたり，排泄されたりする，と考えることができる。体内の遊離アミノ酸の約50％は骨格筋に存在している（kgあたり3〜4gとされる）ことから，骨格筋が主たるアミノ酸プールの所在すなわち遊離アミノ酸の貯蔵器官，と考えることができる。

2　分枝（分岐鎖）アミノ酸（branched chain amino acid: BCAA）の特徴

　分枝アミノ酸とはその炭素骨格に枝分かれ構造を持つ一群のアミノ酸のことで，先に掲げた20種類のアミノ酸の中ではバリン，ロイシン，イソロイシンの3つがそれに該当する。これらのアミノ酸はいずれも必須アミノ酸であり，一般にたんぱく質中の含量が高い。人体では骨格筋中に含まれる量が多く（筋の必須アミノ酸の約35％とされる），筋タンパク質の構築に重要なアミノ酸である一方で，運動時のエネルギー源としてもある程度利用されていることが知られている。さらに分枝アミノ酸中のロイシンの特別な機能として，mRNAの転写開始に影響するシグナルとなり，タンパク質合成速度を調節していることが明らかになっている。したがって，運動前後および運動中の分枝アミノ酸の摂取は筋疲労の回復や運動により損傷した骨格筋の回復にある程度有効とされている。

　また，分枝アミノ酸と芳香族アミノ酸（この場合フェニルアラニンとチロシンの2つを指す）の血中濃度の比をフィッシャー比（分枝アミノ酸［BCAA］／芳香族アミノ酸［AAA］）といい，肝疾患の指標とされる。健常者のフィッシャー比は3〜4であるが，肝炎，肝硬変などで肝機能が低下した場合，血中への芳香族アミノ酸の供給が増え，一方，筋・心臓での分枝アミノ酸の消費が増えるため，フィッシャー比は低下する。

C 摂取するたんぱく質の量と質の評価

1 窒素出納 (nitrogen balance)

体内のタンパク質は常に合成・分解を繰り返しているため，食事により体内に取り込まれたアミノ酸から新たにタンパク質が合成される一方で，既に体内にあるタンパク質が分解され生じたアミノ酸もさらに分解されて尿素や水となって体外に排泄されていく。このようなタンパク質代謝の動的状態を解析するうえで，たんぱく質に特有の元素である窒素に着目してその出入り（出納）を測定することで代謝の動向を把握することができる。たんぱく質中の窒素の含量はたんぱく質の種類によりことなるが，平均的におよそ16％とされる。したがって食品中のたんぱく質に由来すると考えられる窒素量を測定し，それに100/16 = 6.25（これを「窒素−たんぱく質換算係数」という）を掛ければ食品中のたんぱく質量が求められる。

摂取した食事中の窒素量と糞，尿や汗として排泄された窒素量の差を窒素出納という。窒素出納が正（摂取窒素量＞排泄窒素量）の場合は体内に窒素が貯留されている（つまり体内のタンパク質が増加している）ことを意味し，窒素出納が負（摂取窒素量＜排泄窒素量）では体内の窒素が喪失されている（体内のタンパク質が減少している）ことを意味している。

一般に成長期や運動により筋肉が増加しているとき，さらに妊娠時には窒素出納は正になり，飢餓時や疾病時などは窒素出納が負になる。成長の停止した健常な成人の場合はおおむね窒素出納は0（ゼロ）となり，見かけ上は窒素の出入りが無い状態となる。この状態を窒素平衡 (nitrogen equilibirium) という。成長が停止し，特に運動をしていない成人が過剰のたんぱく質を摂取しても，たんぱく質から生じるアミノ酸は分解され，窒素は尿素として排泄され，炭素骨格はエネルギー代謝に回されるだけなので窒素出納は変化しない。したがって，成人の場合，たんぱく質の摂取必要量は窒素平衡を維持できる量，ということになる。日本人の成人が窒素平衡を維持するのに必要なたんぱく質摂取量は，良質（動物性）たんぱく質で，0.65 g/kg・体重/日と見積もられている。

2 生物価 (biological value: BV)

食品のたんぱく質の給源は畜肉，卵，牛乳，大豆など多岐にわたり，さらに穀類にもたんぱく質は含まれる。しかし，それぞれのたんぱく質の種類ごとに栄養価が異なることは古くから知られている。たんぱく質の栄養価の評価方法の一つとして，あるたんぱく質をヒトや実験動物に摂食させたときの体内に保持される窒素の割合の大きさを比較する方法が用いられている。この保持される窒素の割合を示す数値を生物価といい，以下の式で計算する。

$$生物価 = \frac{保持された窒素量}{吸収された窒素量}$$

$$= \frac{吸収された窒素量 - (尿中窒素量 - 無たんぱく食時の尿中窒素量)}{摂取した窒素量 - (糞中窒素量 - 無たんぱく食時の糞中窒素量)} \times 100$$

式中の「吸収された窒素量」は基本的に摂取した窒素量から吸収されずに糞中に残った窒素量を差し引いて求めるが，糞中には消化管から剥離した粘膜組織，消化酵素タンパク質や腸内細菌など

に由来する，たんぱく質を摂取しなくても排泄される内因性の窒素も混入しているため，無たんぱく食摂取時に糞中に出てくる窒素量を実験食摂取時の糞中窒素量から差し引いて補正している。また，「保持された窒素量」は吸収された窒素量から尿中に排泄された窒素量を差し引いて求めるが，たんぱく質を摂取していないときにも体内にもともとあるタンパク質が分解して尿中にある程度の量の窒素排泄が起こるため，その量を実験食摂食時の尿中窒素量から差し引いて補正している。

　ラットを用いた実験で得られた生物価を表4−8に示す。上式より生物価の最高値は100となるが，鶏卵たんぱく質でその値に達している。概して動物性たんぱく質の生物価が植物性たんぱく質の値よりも高い。

▍3 　必須 (不可欠) アミノ酸 (essential amino acid)

　必須 (不可欠) アミノ酸とは体内でその炭素骨格を合成できないために，食事等から摂取することが不可欠とされるアミノ酸のことで，メチオニン，フェニルアラニン，リシン，バリン，トレオニン，トリプトファン，ロイシン，イソロイシン，ヒスチジンの9種のアミノ酸である。これら以外のアミノ酸は糖質の代謝物と窒素代謝物から，または必須アミノ酸を前駆体として体内で合成することは可能なため，非必須 (可欠) アミノ酸といわれる。もちろん非必須アミノ酸も体内で重要な生理機能を担っているわけで，摂取には十分に栄養学的な意義があり，「必須／非必須」はあくまで体内で合成できるか否かを基準にした分類であることに注意すべきである。

　また，ある生理学的・病理学的条件下では非必須とされているアミノ酸の要求量が高まる場合があることが知られており，近年の研究ではそれらのアミノ酸を「条件必須」のアミノ酸とすることも提唱されている。具体例を示すと，重症の火傷時にはアルギニンの食事供給が必要であること，低出生体重児はシステイン，プロリン，グリシンが体内で十分量合成できないことが挙げられる。

▍4 　アミノ酸価 (amino acid score)

　たんぱく質の栄養価は一義的にはそのたんぱく質の含有する必須アミノ酸のバランスで決定される。アミノ酸価はあるたんぱく質中に含まれるそれぞれの必須アミノ酸量を基準としているアミノ酸評点パターン (1973年・FAO/WHO合同委員会，1985年・FAO/WHO/UNU合同委員会) と比較してその割合を算出し，最も値の低いもの (すなわち第一制限アミノ酸での計算値) を評価値とするものである。

$$\text{アミノ酸価} = \frac{\text{第一制限アミノ酸の含量 (mg/g・N)}}{\text{アミノ酸評点パターンのアミノ酸含有量 (mg/g・N)}} \times 100$$

　ただし，実際のたんぱく質の栄養価は必須アミノ酸含量のバランスだけで決められるものではなく，そのたんぱく質を摂取した際の消化率も影響する。そこで現在はたんぱく質の消化率も加味した上で補正したアミノ酸価 (Protein Digestibility Corrected Amino Acid Score: PDCAAS) が提示されている。

　アミノ酸価，PDCAASいずれの値も生物価の場合と同様に鶏卵たんぱく質が最高値を示し，動物性たんぱく質や大豆たんぱく質は概して高値である (表4−8)。

表4-8 各種食品中に含まれるたんぱく質の生物価とたんぱく質消化率で補正したアミノ酸価

食品名	生物価[*1]	アミノ酸価 (FAO/WHO 1973による)	たんぱく質消化率で補正し たアミノ酸価 (PDCAAS)[*2]
鶏　卵	100	100	100
牛　乳	91	100	100
魚	83	100	–
牛　肉	80	100	94
大　豆	74	86 (SAA)[*3]	93
小　麦	64	38 (Lys)	37
とうもろこし	59	74 (Lys)	35
こめ	64	65 (Lys)	54

SAA：含硫アミノ酸
Lys：リシン

*1：文献5）より
*2：出典：Michaelsen, K. F., Food and Nutrition Bulletin, 30, S343-S404, 2009 より
*3：（　）内のアミノ酸は第一制限アミノ酸

5　アミノ酸の補足効果

　小麦やとうもろこしのたんぱく質のような含有する必須アミノ酸のバランスに偏りがあり栄養価の低いたんぱく質でも，最も不足している必須アミノ酸（第一制限アミノ酸）を補足することで栄養価を改善することができる。実際の食事においては植物性たんぱく質と動物性たんぱく質を組み合わせて摂取することで栄養価を改善できる。

　ただ，要求量にぎりぎりの低たんぱく質食摂取時には，第一制限アミノ酸を補足することでかえって悪影響が生じる場合があることが明らかになっている。例えば動物に8％カゼイン食（0.3％メチオニン添加）を摂取させる食餌条件で，その場合の第一制限アミノ酸であるトレオニンを飼料に添加することでかえって摂食量・体重の減少を引き起こすことが知られている。この現象はトレオニンの添加により添加したあとの第一制限アミノ酸になるトリプトファン欠乏の害が出たものと解釈されている。このような低たんぱく質食にある種のアミノ酸やアミノ酸混合物，または栄養価の低いたんぱく質を添加することによりかえって悪影響（体重減少や脂肪肝の発生など）が生じる現象をアミノ酸インバランス（amino acid imbalance）という。要求量に見合った十分な量の良質たんぱく質を摂取している場合には，アミノ酸インバランスは起こらない。

D　他の栄養素との関係

　たんぱく質以外の栄養素の摂取量により，タンパク質の代謝は影響を受ける。

1　エネルギー代謝とタンパク質

　エネルギーの摂取量と窒素出納は正の相関があり，エネルギー不足時には窒素出納が負に傾く（体に保持されるタンパク質の割合が減少する）。これはエネルギー不足時にはそれを補うために，摂取したたんぱく質や体内のタンパク質を分解してエネルギー代謝に利用するからである。したがって十分な量の糖質・脂質が摂取されていれば，タンパク質のからだに保持される割合が向上し，これを「エネルギーのたんぱく質節約作用」という。

2 糖新生とタンパク質代謝

　脳・神経組織などはそのエネルギー源としてグルコースが不可欠であり，その供給のために血糖値を維持することは生命維持のうえできわめて重要である。絶食によりグルコースの体外からの供給が途絶えているときには，肝臓に蓄積するグリコーゲンの分解と糖新生によりグルコース供給を維持するが，絶食が長期にわたると肝臓のグリコーゲンは枯渇するので，その場合，糖新生が大いに重要になる。絶食時には体内のプールのアミノ酸やタンパク質を分解して生じたアミノ酸がクエ

表4-9　アミノ酸のエネルギー代謝の違いによる分類

糖原性アミノ酸		糖原性＋ケト原性アミノ酸	ケト原性アミノ酸
グリシン	アラニン	イソロイシン	ロイシン
セリン	トレオニン	フェニルアラニン	リシン*
プロリン	バリン	チロシン	
システイン	メチオニン	トリプトファン	
アルギニン	ヒスチジン		
アスパラギン	アスパラギン酸		
グルタミン	グルタミン酸		

*：リシンについては糖原性ももつとする報告もある

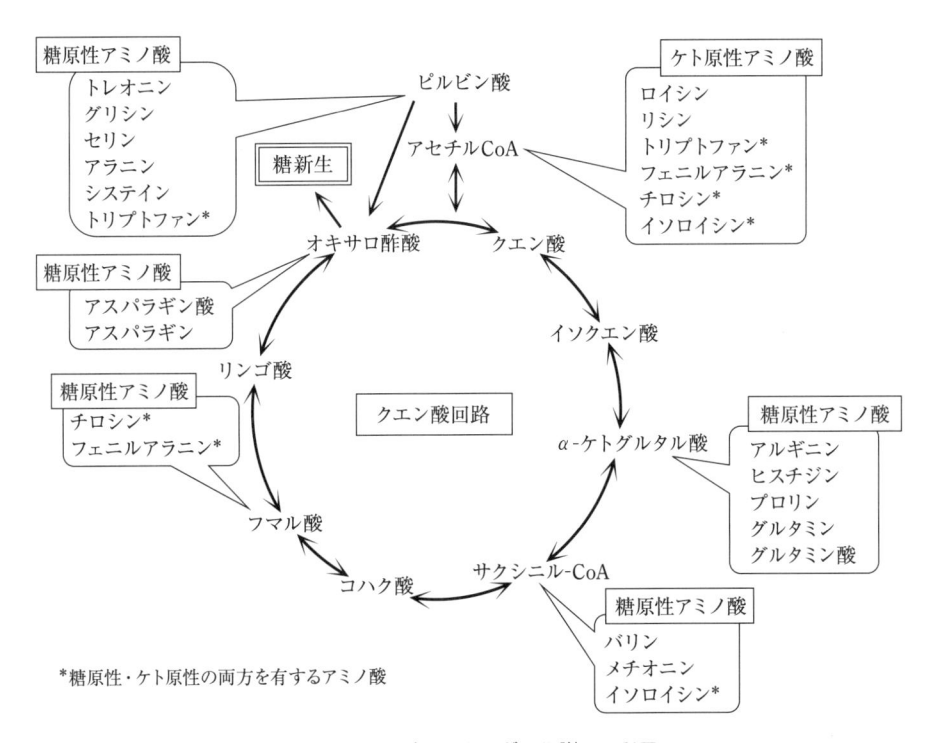

図4-7　アミノ酸のエネルギー代謝での利用

　ロイシンとリシンはアセチルCoAにしか代謝されないため糖新生には利用できない。(ピルビン酸およびクエン酸回路の代謝物が糖新生に利用されるためには，いったんオキサロ酢酸を経由しないといけない。アセチルCoAは，ピルビン酸→アセチルCoAの反応は逆方向には進まないため，ピルビン酸経由でオキザロ酢酸になることはできないうえに，クエン酸回路を経てオキザロ酢酸になるためには最初に1分子のオキザロ酢酸と反応しなければならないので，収支はゼロである。したがって，アセチルCoAは糖新生に利用できない)

ン酸回路の中間代謝物かピルビン酸に代謝されて糖新生に利用される。ただ，全てのアミノ酸がグルコースの合成に利用できるわけでなく，糖新生に利用できるアミノ酸のことを糖原性アミノ酸という。ロイシンとリシンは最終的にアセチル CoA にしか代謝されないので糖新生に利用できない。さらにトリプトファン，イソロイシン，フェニルアラニン，チロシンといったアミノ酸は糖新生だけでなく，アセチル CoA を経てケトン体となり肝臓以外での組織でのエネルギー源として利用される。ロイシンおよびリシンとこれらのアミノ酸をケト原性アミノ酸という（図4−7）。

　骨格筋では絶食時にアミノ酸のアミノ基転移反応を経てのエネルギー代謝への動員が行われるが，外されたアミノ基の一部が糖代謝により生じたピルビン酸に転移されアラニンを生じる（図4−8）。このアラニンは血中に放出され，肝臓に取り込まれ，ここでまたアミノ基転移反応でピルビン酸に戻されて糖新生に利用される。生じたグルコースは血中に放出され筋で取り込まれて代謝される。このように絶食時ではアラニンを介して筋肉のピルビン酸とアンモニアの肝臓への輸送が行われ，それを基にして糖新生で生じたグルコースとで循環的な輸送が起こる（グルコース‐アラニン回路，図4−8）。この回路は同様にピルビン酸の還元で生じる乳酸とグルコースの循環的輸送である，グルコース−乳酸回路（コリ回路）とともに絶食時の血糖値維持のための重要な機構である（詳細は5章，p.75参照）。

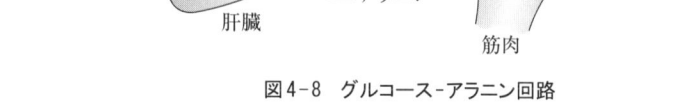

図4-8　グルコース‐アラニン回路

3　ビタミンとタンパク質代謝

　Aの項で述べたように，たんぱく質をエネルギーとして利用する場合，アミノ酸のアミノ基を取り外してケト酸に変換する必要がある。その主たる代謝反応はアミノ基転移反応であるが，この反応を触媒するアミノトランスフェラーゼは補酵素としてピリドキサールリン酸を必要とする。ピリドキサールリン酸はピリドキサール，すなわち，ビタミン B6 の誘導体であり，したがって，たんぱく質の摂取量が増加するとビタミン B6 の必要量も増加する。「日本人の食事摂取基準（2020年版）」ではビタミン B6 の摂取基準はたんぱく質摂取量あたりで策定されており，1〜64歳のビタミン B6 推定平均必要量算定の参照値は0.019 mg/g・たんぱく質と設定されている。

　また，トリプトファンがナイアシンのプロビタミン（前駆体）であることもよく知られている。トリプトファンからナイアシンへの変換効率は1/60，すなわち1 mg のナイアシンに相当するトリプトファン量は60 mg（＝1ナイアシン等量［mgNE］）である。たんぱく質摂取量が1日あたり数10 g 単位になるためこの変換によるナイアシンの生成は軽視できない量になる。一般にたんぱく質中のトリプトファンは1%程度であり，仮に1日60 g のたんぱく質を摂取したとすると，その0.6 g

がトリプトファンであり，変換されるナイアシン量は10mgとなる。「日本人の食事摂取基準（2020年版）」では18〜64歳のナイアシン推定平均必要量算定の参照値はトリプトファンからの変換を考慮したうえで，4.8mgNE/1000kcalとされている。

参考文献

1) 菱田明，佐々木敏監修：日本人の食事摂取基準（2020年版），第一出版（2020）
2) 木村修一翻訳監修：最新栄養学（第9版），59-76，建帛社（2007）
3) 遠藤克己著：栄養の生化学1-2-3，南江堂（2003）
4) 伊藤誠二他訳：医学薬学のためのコア生化学，丸善（2000）
5) 林寛著：栄養学総論，三共出版（2000）

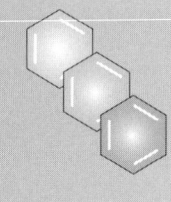

5章　糖質の栄養

はじめに

糖質（carbohydrate）は，炭素（C），水素（H），酸素（O）の3元素で構成され，多数のヒドロキシ基（-OH）をもつアルデヒトまたはケトンである。炭素の水和物という意味で$C_m(H_2O)_n$と表示できるものが多く，炭水化物ともよばれる。糖質は，主要なエネルギー源としての役割だけでなく，DNAやRNAの骨格構造や植物の細胞壁の構成成分としても存在する。また，糖鎖としてタンパク質や脂質と結合し，生理機能に多様性を与えている。

ヒトは，糖質として主に植物由来のでんぷん（starch）を摂取し，エネルギー源として利用している。でんぷんは，小腸においてグルコース（glucose）単位まで消化され，Na^+と共にATPを消費しながら吸収される（能動輸送）。吸収されたグルコースは，栄養状態や運ばれた組織によって様々な代謝（metabolism）を受けることになる。

日本人の糖質の摂取割合（糖質エネルギー比率）は，生活習慣の欧米化にともない年々減少傾向にある。昭和20年代には，動物性たんぱく質に乏しく加工食品や洋菓子の摂取頻度が少なかったことから，総摂取エネルギーの78％以上を糖質から摂取していた。しかし，近年では，脂肪の摂取量は著しく増加し，糖質のエネルギー比率は60％前後へと推移している。また，糖質の種類では，でんぷんや食物繊維（dietary fiber）よりも精製糖類（free sugar）が増加している。栄養学的な面から考えると，摂取する糖質については量だけでなく質についても考慮することが必要となる。

栄養史：栄養素としてのグルコースの代謝

栄養素（nutrient）としての糖質の歴史は，1812年，ペテルブルグの薬剤師であるキルヒホフがじゃがいものでんぷんを希硫酸で加水分解することで，グルコースが得られることを発見したことにはじまる。

1831年，ロイヒは唾液中にでんぷんを糖化する物質が存在することを示した。

1836年，シュミットは糖質が炭素，水素，酸素の元素で構成される化合物であることを明らかにし，晩年，これらの化合物を炭水化物とよぶことを提唱した（1884年）。また，1844年には，グルコースが血液中に存在することを発見した。

1844年，バレンティンは膵液中にでんぷんを消化する酵素が存在することを報告した。

1848～1850年，ベルナールは肝臓が多くのグルコースを含有しており，血液中へグルコースを供給する中心的な臓器であることを明らかにした。さらに1857年，肝臓グリコーゲン（glycogen）の存在を発表した。

1891年，フォイトはグリコーゲンがグルコースから生成されることを提唱した。

1908年，ハーデンとヤングは解糖（glycolysis）系前半の基質であるグルコース6-リン酸，フルクトース6-リン酸，フルクトース1,6-二リン酸を発見した。

1930年以降，エムデンとマイヤーホフは，解糖系後半の三炭糖リン酸を次々と見出し，グルコースから乳酸を生成する経路（解糖系）を明らかにした。

1937年，クレブスはピルビン酸とオキサロ酢酸からクエン酸が生成することを実証し，これまで報告されてきた経路と併せてクエン酸回路を完成させた。

1945年，リップマンはピルビン酸からクエン酸回路への中間体である活性酢酸（アセチルCoA）を発見し，ついに解糖系からクエン酸回路までのグルコース代謝経路が確立された。

A　糖質の体内代謝

糖質は，穀類やイモ類を摂取することで供給される。グルコースは，摂取された糖質の主要な消化産物で，血液中で最も重要な糖質成分である。糖質代謝の概要を図5-1に示す。体内に取り込まれたグルコースは，同化（anabolism）もしくは異化の経路で代謝される。同化経路には，グリコーゲン合成や脂肪酸合成，核酸合成などがある。一方，異化（catabolism）経路では，グルコースは解糖系（glycolytic pathway）とミトコンドリアでのクエン酸回路（citric acid cycle）で二酸化炭素と水まで酸

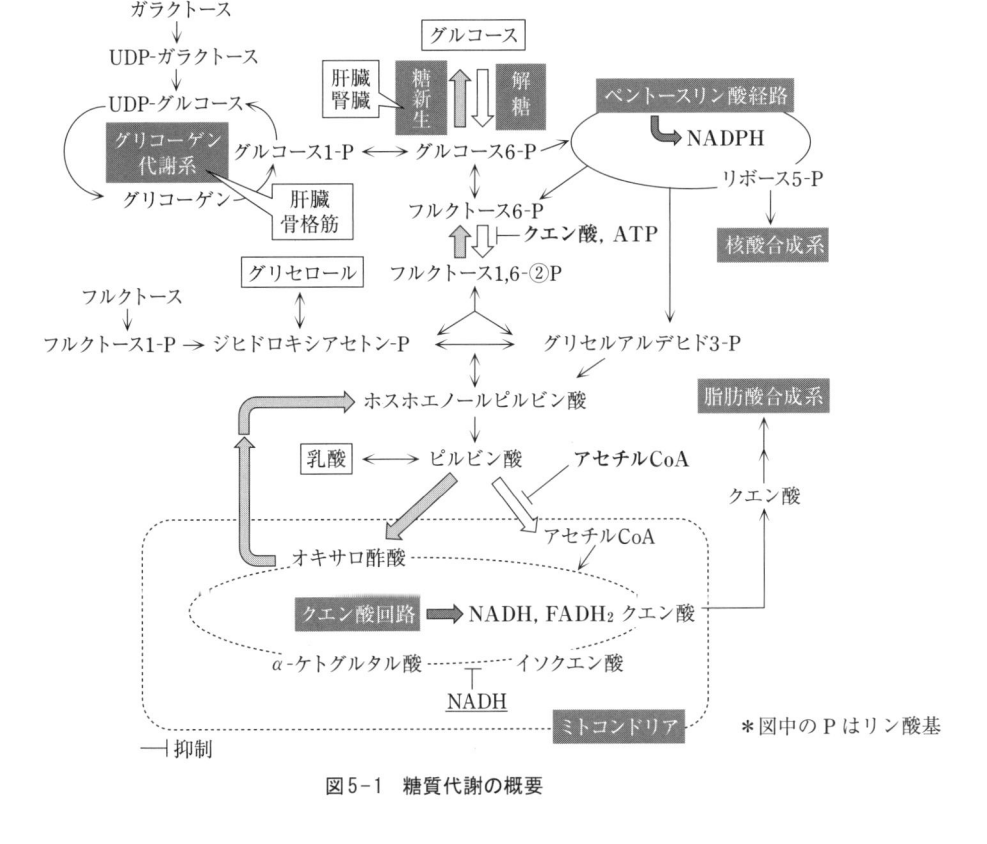

図5-1　糖質代謝の概要

化され，電子伝達系 (electron transport chain) で ATP の産生を共役する。どちらの代謝経路をたどるかは，そのときの栄養状態によって決定される。

　グルコース以外の糖質では，フルクトース (fructose) とガラクトース (galactose)，マンノース (mannose) が重要である。これらの糖質は，運搬された細胞内で解糖系の中間体へと変換された後，解糖系に合流する。フルクトースは，フルクトース 1-リン酸を介してグリセルアルデヒド 3-リン酸とジヒドロキシアセトンリン酸へ代謝される。ガラクトースは，UDP ガラクトースから UDP グルコースへと変換された後，グルコース 1-リン酸となる。マンノースは，マンノース 6-リン酸からフルクトート 6-リン酸へと代謝される。

　グルコースの代謝経路は，大きく分けて以下の 6 つに分類される（図 5-1）。

（1）　解糖系

　解糖系は，グルコースの分解経路で無酸素の状態で進行する（嫌気的リン酸化）。グルコースは，ピルビン酸へと代謝され，最終的に乳酸 (lactic acid) が生成される。解糖系では，2 分子の ATP しか生成されない。しかし，無酸素状態でも迅速にエネルギーが獲得できるため，酸素供給が間に合わない激しい運動時などには重要となる。

　解糖系を調節する酵素 (enzyme) には，ヘキソキナーゼ（肝臓と膵臓ランゲルハンス島 β 細胞ではグルコキナーゼ），ホスホフルクトキナーゼ，ピルビン酸キナーゼがある。

　細胞内が過剰のエネルギーで満たされると，細胞内にはクエン酸と ATP が蓄積してくる。ホスホフルクトキナーゼは，このクエン酸と ATP によって抑制され，余剰のエネルギーを生成しないよう解糖系の進行を緩やかにする。

　ピルビン酸キナーゼは，ホスホフルクトキナーゼによる反応生成物であるフルクトース 1,6-二リン酸で活性化され，ピルビン酸の生成を促進させる。

　ヘキソキナーゼは，反応生成物であるグルコース 6-リン酸によってアロステリック阻害を受け，過剰なグルコースが細胞内へと流入しないよう調節している。ただし，グルコキナーゼ（ヘキソキナーゼⅣ）はグルコース 6-リン酸による阻害を受けないため，肝臓及び膵臓ランゲルハンス島 β 細胞では，高血糖 (hyperglycemia) 時にも積極的に細胞内へとグルコースを取り込むことができる。グルコース 6-リン酸は，解糖系とグリコーゲン合成の分岐点となる。代謝方向のかじ取りは，細胞内のエネルギー状態を反映するクエン酸と ATP によって調節される（前述したホスホフルクトキナーゼの活性によって決定される）。

（2）　クエン酸回路（TCA 回路）

　クエン酸回路は，酸素が十分に存在する条件下，ミトコンドリア (mitochondria) 内で進行する代謝経路で，解糖系と異なり多くのエネルギーを生成することができる（酸化的リン酸化）。

　ピルビン酸から変換されるアセチル CoA は，オキサロ酢酸と反応してクエン酸を生成し，クエン酸回路へと入る。クエン酸は，回路を一巡りし，オキサロ酢酸まで代謝される。その間，アセチル CoA は二酸化炭素と水へと酸化され，NAD^+ を $NADH + H^+$，FAD を $FADH_2$ へと還元する。H^+ は電子伝達系で多くの ATP の生成（$NADH + H^+$ から 3 分子，$FADH_2$ から 2 分子）に利用される。グルコースが酸化的リン酸化経路で完全に代謝された場合，1 分子のグルコースから 38 分子（骨格筋と脳では 36 分子）の ATP が生成される。

クエン酸回路の調節は，ピルビン酸脱水素酵素（デヒドロゲナーゼ）とイソクエン酸デヒドロゲナーゼで行われる。前者は，クエン酸回路への基質の供給を調節しており，ピルビン酸やインスリン（insulin）によって活性化され，アセチルCoAやグルカゴンなどによって抑制される。後者は，高エネルギー状態でつくられる大量のNADHによって抑制され，過剰なエネルギー生成を回避し，同化経路へと向かわせるようクエン酸回路の速度を調節する。

（3）　ペントースリン酸経路（脂肪酸合成と核酸合成に必須）

　過剰のグルコースが供給されると，グルコースは，グルコース6-リン酸からペントースリン経路へと逸脱し，同化経路で必須となる2つの分子を生成する。ひとつは脂肪酸合成に必要なNADPH＋H⁺，もう一つは核酸合成で骨格構造となるリボース5-リン酸である。ペントースリン酸経路へは，高エネルギー状態で豊富に存在するクエン酸とATPが解糖系の流れを抑制し，グルコース6-リン酸を蓄積することで誘導される。この経路は，フルクトース6-リン酸もしくはグリセルアルデヒド3-リン酸で解糖系と再び合流する。

（4）　脂肪酸合成系

　飽食状態では，グルコースは，ミトコンドリアのクエン酸回路でNADH＋H⁺の産生に利用される。大量に生成されたNADHは，イソクエン酸デヒドロゲナーゼを阻害し，クエン酸回路の進行を抑制する。その結果，ミトコンドリアにはクエン酸が蓄積し，飽和したクエン酸が細胞質へと移行する。細胞質のクエン酸は，上述したペントースリン酸経路へとグルコース代謝を誘導し，脂肪酸合成に必須のNADPH＋H⁺を生成させる。また，クエン酸自身は，オキサロ酢酸とアセチルCoAへと分解され，脂肪酸合成の材料となる。さらにクエン酸は，アセチルCoAから脂肪酸合成系の出発点であるマロニルCoAを生成する酵素（アセチルCoAカルボキシラーゼ）を活性化し，脂肪酸合成を促進する。アセチルCoAカルボキシラーゼの活性化には，補酵素（coenzyme）としてビオチンが必須である。

（5）　グリコーゲン代謝系（合成と分解）

　グリコーゲンは，主に肝臓と骨格筋で代謝される。肝臓のグリコーゲンは，他の組織のエネルギー源として利用される。一方，骨格筋のグリコーゲンは，闘争や逃走などの非常時に筋肉を動かすために使われる。グリコーゲン代謝は，そのときの栄養状態とホルモン（インスリン，グルカゴン，アドレナリン）によって調節される。ただし，骨格筋にはグルカゴン受容体がないため，グルカゴンによる調節を受けない。

　グリコーゲン合成は，脂肪酸合成と同様にエネルギー状態が高いときに行われる。つまり，クエン酸とATPによる解糖系の阻害によって蓄積したグルコース6-リン酸がグルコース1-リン酸へと変換され，UDP-グルコースを経由してグリコーゲンとなる。

　グリコーゲン合成の律速酵素（rate-limiting enzyme）はグリコーゲンシンターゼである。この酵素は，インスリンによって活性化され，グルカゴン（glucagon）やアドレナリン（adrenaline）によって抑制される。

　グリコーゲン分解は，エネルギー状態が低いときや交感神経が活性化されたときに行われる。律速酵素であるグリコーゲンホスホリラーゼは，グルカゴンやアドレナリンで活性化され，加リン酸分解反応を行う。グリコーゲンの末端分子は，グルコース1-リン酸のかたちで切り出され，グル

コース6-リン酸へと変換される。グリコーゲンホスホリラーゼは，インスリンによって抑制される。グルコース6-リン酸は，肝臓ではグルコース6-ホスファターゼによってリン酸基が外され，グルコースが生成する。一方，骨格筋にはグルコース6-ホスファターゼが存在しないため，グルコース6-リン酸は自身の解糖系で代謝される。グルコース6-ホスファターゼはグルカゴンやアドレナリンによってその転写（transcription）が活性化され，インスリンによって抑制される。また，グルコース6-ホスファターゼは肝臓と腎臓にのみ存在する。

（6）　糖新生系

　絶食状態や激しい運動が続くと肝臓のグリコーゲンは枯渇し，脳・神経組織や骨格筋に供給するためのグルコースが必要となる。グルコースは，乳酸や体タンパク質（糖原性アミノ酸），グリセロール（glycerol）から合成することができる。この経路を糖新生系（gluconeogenic pathway）という。糖新生（gluconeogenesis）はグルコース6-ホスファターゼが発現している肝臓と腎臓のみで行われる。

　絶食時には，体タンパク質由来のアミノ酸と中性脂肪由来のグリセロールが肝臓へと供給される。また，激しい運動時には，乳酸が骨格筋から肝臓へと運搬される。糖新生はおもに肝臓で行われるが，長時間の飢餓や激しい運動時には，腎臓の糖新生系も亢進する。多くのアミノ酸が糖新生の材料となり得るが，肝臓ではアラニン，腎臓ではグルタミンが重要である。

　糖新生は，ピルビン酸とグリセロールを出発点として開始される。しかし，単純に解糖系を遡る^(さかのぼ)わけではない。エネルギー状態が低いとき，肝臓では，ピルビン酸デヒドロゲナーゼとピルビン酸キナーゼが代謝産物やグルカゴン，アドレナリンによって抑制される。そのため，ピルビン酸の代謝は，ピルビン酸カルボキシラーゼとホスホエノールピルビン酸カルボキシキナーゼによって触媒され，それぞれオキサロ酢酸とホスホエノールピルビン酸を生成する。ホスホエノールピルビン酸は，そのまま解糖系を逆行するが，肝臓では，ホスホフルクトキナーゼは脂肪酸から生成される豊富なATPやグルカゴンによって抑制される。そのため，フルクトース6-リン酸への変換は，ビスホスホフルクトースホスファターゼによって行われる。また，グルコース6-リン酸からグルコースへの変換は，肝臓と腎臓だけに存在するグルコース6-ホスファターゼによって行われる。

1　食後・食間期の糖質代謝

　食後期，体内のエネルギーバランスは，吸収された糖質などの栄養素によって高い状態にある。血糖値（blood glucose level）は上昇し，多くのグルコースが全身の細胞へと供給される。グルコースは，解糖系とクエン酸回路で代謝され，電子伝達系でのATPの産生に利用される。しかし，過剰のグルコースが供給されると細胞内にはクエン酸とATPが蓄積し，グルコースはグリコーゲンと脂肪酸に変換される。これらは，絶食時や緊急時のエネルギー源として利用される。肝臓と骨格筋ではグリコーゲンが合成され，次いで，脂肪組織や肝臓などで脂肪酸が合成される。上昇した血糖値は，インスリンの作用を受けて余剰のグルコースの大半が骨格筋と脂肪組織に取り込まれることで，2時間以内に正常値へと戻る。

　一方，食間期には，体内のエネルギーバランスは低下し，血糖値は低下傾向にある。血糖の恒常性（homeostasis）を維持するために，膵臓ランゲルハンス島α細胞や副腎髄質からグルカゴンやアドレナリンが分泌される。これらのホルモンは，肝臓でのグリコーゲン分解や糖新生を亢進し，血

糖値を回復させる（図5－2）。

2 糖質代謝の臓器差

グルコースは，運搬された臓器や栄養状態によってさまざまな代謝を受ける。グルコースは血糖として血液中に存在するが，その量はわずかで，糖質の大部分はグリコーゲンとして肝臓と骨格筋に貯蔵されている。多くの臓器では，グルコースは第一のエネルギー源として優先的に使用されるが，特に脳・神経組織や赤血球ではグルコースしか利用することができない。それに対し，心臓（心筋）は，グルコースよりも脂肪酸を主要なエネルギー源としている（図5－4）。

肝臓は，食後期など血糖値が上昇すると積極的にグルコースを取り込み，グリコーゲンを合成する。反対に，食間期や絶食時などに血糖値が低下すると，グリコーゲンを分解してグルコースを生成し，血糖値を上昇させる。さらに，グリコーゲンが枯渇した状況下では，乳酸やアミノ酸，グリセロールからグルコースを合成（糖新生）し，他の組織へと供給する。糖新生の出発点である①乳酸は骨格筋および赤血球（ミトコンドリアが存在しないためグルコースは嫌気的リン酸化で代謝される）から供給される②アミノ酸（主にアラニン）は骨格筋から体タンパク質の分解物として供給される③グリセロールは脂肪組織から中性脂肪の分解物として供給される。脂肪酸からはグルコースを合成することはできない。

骨格筋では，グルコース6-リン酸からグルコースを生成する酵素（グルコース-6-ホスファターゼ）が存在しないため，グリコーゲンから切り出されるグルコース6-リン酸は，自身のエネルギー源としてのみ利用される。そのため，骨格筋からはグルコースが血液中へと放出されることはない。骨格筋には，ミトコンドリアを豊富に含みゆっくりとした持続的運動を担う赤筋と急激な収縮を行う白筋，その中間の性質の3種類がある。赤筋は，グルコースを解糖系とクエン酸回路で完全酸化させ，多くのATPを合成する（酸化的リン酸化）。一方，白筋は，ミトコンドリアに乏しく急激な運動に対応するため，解糖系での嫌気的リン酸化でエネルギーを獲得する。運動初期や激しい運動時には，骨格筋への酸素供給が不足しているため，グルコースは解糖系のみで代謝され，多くの乳酸を生成することになる。乳酸は，血液を介して肝臓へと運ばれ，糖新生に利用される。

脂肪組織では，グリコーゲンの貯蔵量を超えた余剰のグルコースを取り込み，脂肪酸を合成し，トリアシルグリセロールへと変換して貯蔵する。脂肪酸合成には，アセチルCoAとNADPHが必須となる。そのため，脂肪組織では，解糖系とペントースリン酸経路（NADPHを供給）での代謝が活発に行われる。

赤血球にはミトコンドリアが存在しないため，解糖系が重要なエネルギー生成の場となる。そのため，グルコースは唯一のエネルギー源となる。解糖系で生成された乳酸は，肝臓で糖新生に利用される。

腎臓は，肝臓とともに糖新生を行い血液中へとグルコースを供給する臓器であるが，通常，その割合はおよそ10％程度とそれほど大きくはない。しかし，飢餓状態が長時間続くとその割合はおよそ40％まで上昇し，血糖の恒常性の維持に大きく貢献する。糖新生の材料は肝臓と共通しているが，肝臓ではアミノ酸のうちアラニンが主要な供給源であるのに対し，腎臓ではグルタミンが最も多く利用される。

膵臓のランゲルハンス島β細胞では，血糖値の上昇に応じてインスリンが分泌され，血糖値を低下させる。インスリンは，骨格筋と脂肪組織でのグルコースの取り込みに必須である。一方，膵臓ランゲルハンス島α細胞からは，生体内エネルギーの不足に応答してグルカゴンが分泌される。グルカゴンは，肝臓でのグリコーゲン分解と糖新生を亢進し，血糖値を上昇させる。インスリンとグルカゴンは，互いに拮抗した作用をする。インスリンとグルカゴンの作用を図5－2に示す。

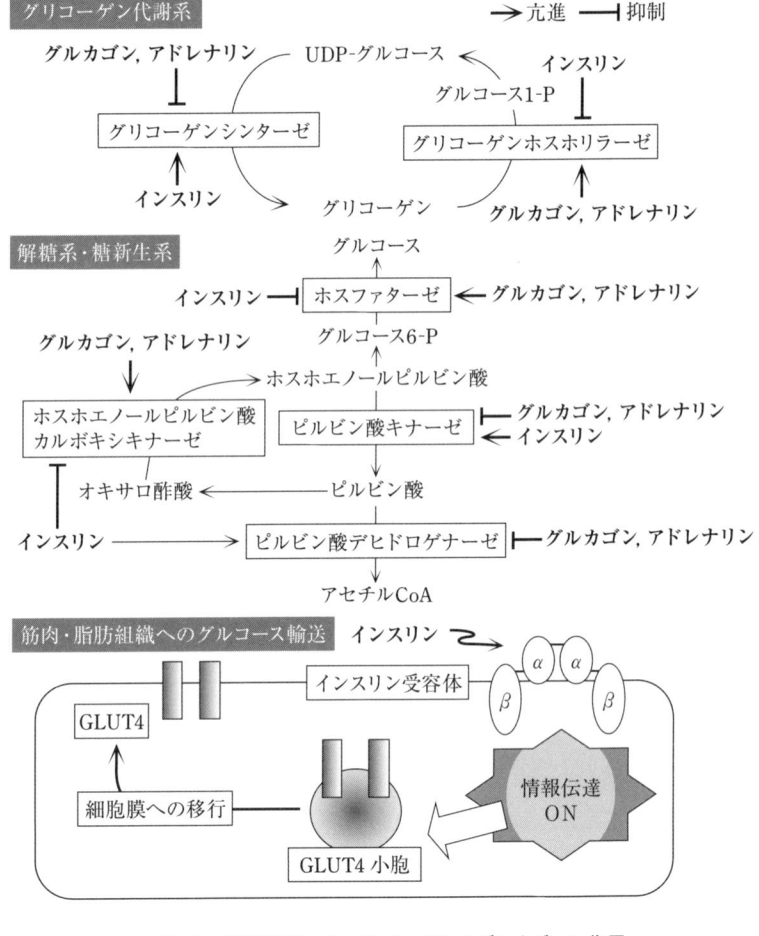

図5-2　糖質代謝におけるインスリンとグルカゴンの作用

B　血糖とその調節

　血糖とは血液中のグルコースを指し，フルクトースやガラクトースはこれに含まれない。そのため，血糖値といえば，血液中グルコース濃度のことをいう。

　グルコースは，脳神経細胞や赤血球，激しい運動時の骨格筋の唯一のエネルギー源である。そのため，血糖値を一定の範囲内に維持することが生命維持の観点から重要である。こうした血糖の恒常性は，食事からのグルコースの供給，肝臓からのグルコースの放出（グリコーゲン分解と糖新生）と各組織でのグルコースの取り込み（肝臓，骨格筋でのグリコーゲン合成，脂肪組織や肝臓での脂

肪酸合成, 骨格筋やその他の組織での代謝) によって調節される。食事からの糖質供給がしばらく途絶え, グリコーゲンも枯渇した飢餓状態が続くと, 副腎皮質からグルココルチコイドが分泌され, 骨格筋などの体タンパク質を分解し, 糖新生のためのアミノ酸を供給する。こうした状況下では, 肝臓だけでなく腎臓での糖新生も亢進し, 血糖の維持につとめる。

1 インスリンの作用

骨格筋と脂肪組織でのグルコースの取り込みは全体のおよそ70％を占めており, 膵臓ランゲルハンス島 β 細胞から分泌されるインスリンが極めて重要な働きをする。インスリンの作用を図5-2に示す。

インスリンは, 血液中グルコース濃度に応じて分泌され, 骨格筋と脂肪組織でのグルコースの取り込みと肝臓でのグリコーゲン合成を促進し, 肝臓からのグルコースの放出を抑制する。こうしたインスリンの多面的な作用は, 単一のインスリン受容体を介した多岐にわたるシグナル伝達系を通じて開始される。骨格筋や脂肪組織では, インスリンはグルコース輸送体 (GLUT 4) を細胞内から細胞膜へと動員させ, グルコースの取り込みを促進させる。肝臓と骨格筋では, グリコーゲンシンターゼを活性化させグリコーゲン合成を亢進し, グリコーゲンホスホリラーゼを抑制してグリコーゲン分解を低下させる。また, 肝臓と腎臓では, ホスホエノールピルビン酸カルボキシキナーゼとグルコース6-ホスファターゼの転写活性を低下させ, 糖新生系を抑制する。脂肪組織では, 細胞内 cAMP 濃度を低下させ, ホルモン感受性リパーゼの活性を抑制し, 中性脂肪の分解 (脂肪酸とグリセロールの放出) を低下させる。それに加え, 脂肪酸合成系を活性化してグルコースからの脂肪酸の合成を促進させる。

2 血糖曲線

健常人の血糖値は, 空腹時においても $70 \sim 110\,\mathrm{mg/dL}$ の範囲に維持されており, 多量のグルコースを摂取した場合でも, 摂取後2時間以内に元のレベルまで低下する。こうした血糖の恒常性維持は, 過度の高血糖や低血糖 (hypoglycemia) の危険性を回避し, 正常な生命活動を維持するために不可欠である。健常者の血糖曲線を図5-3に示す。

健常者では, 糖質を摂取するとおよそ30分後に血糖値は $120 \sim 150\,\mathrm{mg/dL}$ まで上昇する。しかし, 血糖値の上昇にともない膵臓ランゲルハンス島 β 細胞からインスリンが分泌され, 血糖値は速やかに低下する。食後120分以降では, 血液中へと移行したグルコースの大部分が各組織へと取り込まれ, 血糖値は, ほぼ空腹時レベルまで戻る。

糖質としてグルコースやスクロース (sucrose) などの精製糖を摂取すると, 血糖値は30分以内に急激に増加する。その結果, 多量のイ

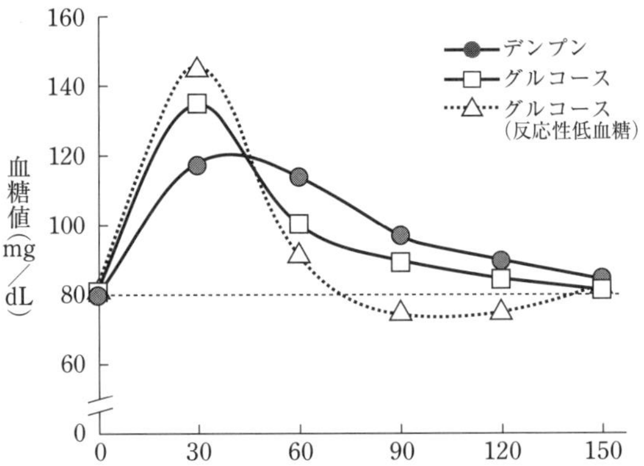

図5-3 健常者の血糖曲線

ンスリンが分泌され，血糖値は過剰反応により空腹時以下まで低下することがある（反応性低血糖）。しかし，その後，低血糖に応じて分泌されるグルカゴンやアドレナリンによって肝臓の糖新生系やグリコーゲン分解が促進され，血液中へグルコースが供給される。これにより，血糖値は基準範囲内へと調節される。一方，でんぷんを摂取した場合では，消化・吸収の過程で一定の時間を必要とするため，血糖値は比較的ゆっくりと上昇する。インスリンの過剰反応は起こりにくく，血糖値が空腹時レベルを下回ることはない。

■ 3　肝臓の役割

　肝臓は，血糖を調節する中心的な器官である。特に，低下した血糖を上昇させるために重要な働きをする。肝臓と骨格筋及び脂肪組織の役割を図5-4に示す。

　食後では，肝臓はグルコースを積極的に取り込み，グリコーゲンを合成し，血糖値を低下させる。肝臓の解糖系初発酵素はグルコキナーゼである。この酵素はグルコース6-リン酸によるフィードバック阻害を受けない。また，高血糖時にはグルコース代謝はインスリンの作用を受けて亢進する。そのため，肝臓は他の臓器よりも比較的多くのグルコースを取り込み，血糖値の低下に貢献する。

　食間期や絶食時では，肝臓グリコーゲンは血糖を上昇させる最大の供給源である。血糖値が低下するとグルカゴンやアドレナリンの作用を受けてグリコーゲンが分解され，血液中へとグルコースが放出される。貯蔵グリコーゲン量には限りがあるため，食後6時間を経過するとグリコーゲンが不足してくる。肝臓は，乳酸やアミノ酸，グリセロールから新たなグルコースを生成（糖新生）し，血液中へとグルコースを供給する。肝臓から放出されるグルコースは，脳・神経組織や赤血球の唯一のエネルギー源として生命活動を維持するうえで不可欠となる。

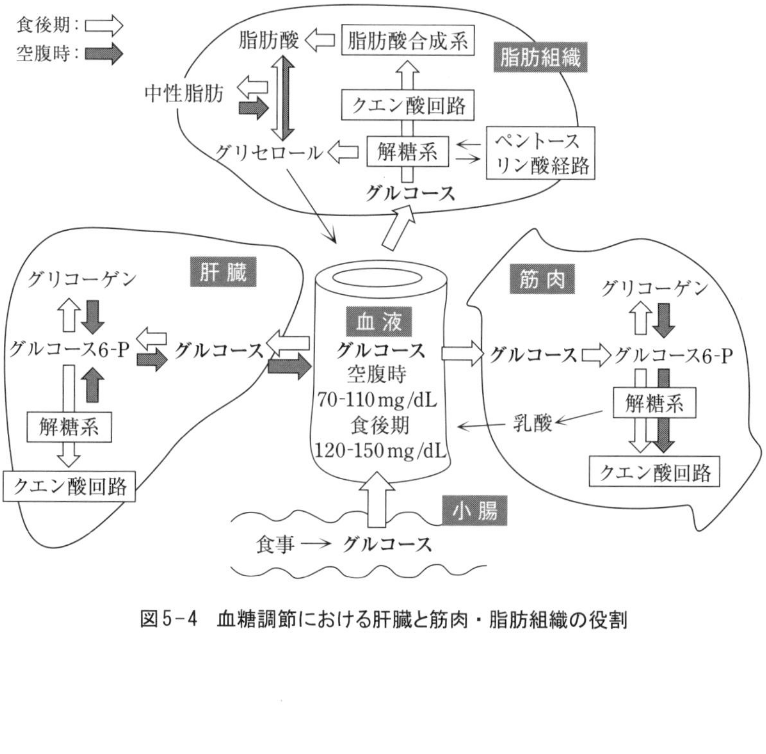

図5-4　血糖調節における肝臓と筋肉・脂肪組織の役割

4 骨格筋・脂肪組織の役割

　骨格筋と脂肪組織は，食事から十分量の糖質が供給され，血液中のグルコースが増加するとその70%以上を取り込み，血糖値を低下させる（図5−4）。両組織へのグルコースの取り込みには，インスリンが重要な働きをする。インスリンは血糖値に応じて分泌されるため，高血糖時にはその血中濃度は高くなる。骨格筋は，他の組織よりも重量が大きくグルコースの処理能力に富むため，インスリンによる制御を受けなければ，たちまち低血糖へと陥る危険性がある。また，脂肪組織の主要な働きは余剰のグルコースを非常時のエネルギー源として蓄えることにある。両組織へのグルコースの取り込みがインスリンによって制御されることは，血糖の恒常性を維持する上で非常に好都合な調節といえる。

　組織内へと移行したグルコースは，骨格筋ではグリコーゲン，脂肪組織では脂肪酸とグリセロールへと変換される。これらの組織からグルコースが放出されることはなく，血糖値の上昇には一切寄与しない。ただし，骨格筋では，以下に述べるコリ回路やグルコース-アラニン回路，脂肪組織では，中性脂肪から分解されるグリセロールが，肝臓や腎臓での糖新生の材料となり，間接的に血糖値を上昇させることができる。

5 コリ回路，グルコース-アラニン回路

　赤血球や激しい運動などで酸素供給が不十分な骨格筋では，グルコースは解糖系に依存した嫌気的リン酸化でエネルギーを生成する。その副産物として乳酸が生成される。乳酸は，血流を介して肝臓へと運ばれ，糖新生系でグルコースへと再生される。グルコースは再び血液中へと放出され，骨格筋などのエネルギー源として供給される。この循環回路を発見者であるカール・コリとゲルティー・コリ夫妻の名にちなんでコリ回路（cori cycle）という。コリ回路とグルコース-アラニン回路を図5−5に示す。

　また，絶食や飢餓時の骨格筋では，体タンパク質の分解から生ずるアミノ酸とグルコース由来のピルビン酸からアラニンが生成される。アラニンは，骨格筋でエネルギー源として利用されるアミ

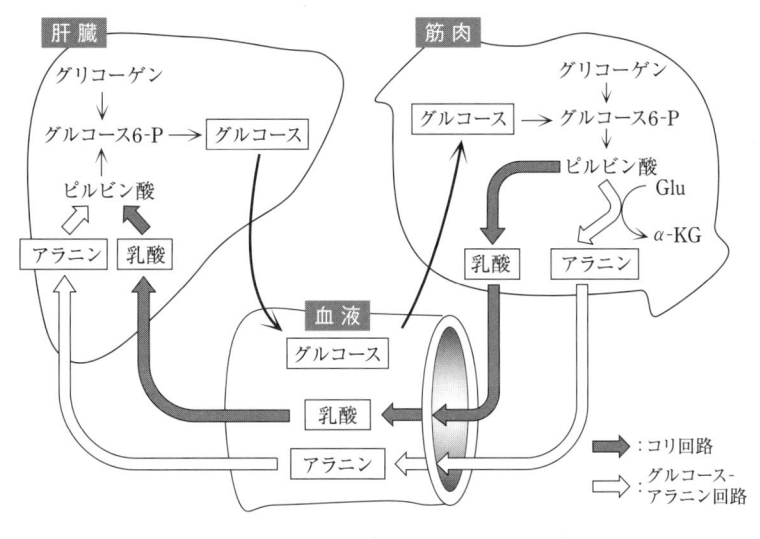

図5-5　コリ回路とグルコース-アラニン回路

ノ酸から放出されたアミノ基の転移で産生されるグルタミン酸をα-ケトグルタル酸へと再生する反応と共役し，最終的にアミノ基がピルビン酸へと転移されることで生成される。そのため，アラニンは絶食時に最も血中濃度が増加するアミノ酸となる。アラニンは，乳酸と同様に肝臓へと運搬され，グルコースの再生に利用される。この循環回路をグルコース-アラニン回路という。ピルビン酸の合成には，グルコースの他に糖原性アミノ酸であるアスパラギン酸やイソロイシン，バリンも使用される。

C　エネルギー源としての作用

　食事から摂取した栄養素のうち，エネルギー源として利用できる成分には，糖質，脂質，たんぱく質がある。それぞれの熱量は，糖質とたんぱく質が1gあたり約4kcalであるのに対し，脂質は約9kcalと一見効率の良い供給源に思える。しかし，グルコースが脳・神経組織や赤血球，激しい運動時の骨格筋の唯一のエネルギー源であることを考えれば，糖質は生命維持の観点から最も重要なエネルギー供給源といえる。たんぱく質の主要な役割は骨格筋や酵素を生合成するための材料であり，脂質は細胞膜（cell membrane）の構成成分や食間期などのエネルギー源となる。また，余剰のグルコースは脂肪酸へと変換されるが，脂肪酸からはグルコースを生成することはできない。このことからも，糖質は優れたエネルギー源といえる。

1　糖質エネルギー比率

　糖質エネルギー比率とは，総摂取エネルギーに占める糖質から摂取されるエネルギー比率のことをいう。糖質エネルギー比率が極端に高くなると，たんぱく質や脂質が十分に摂取できなくなる可能性がある。一方，糖質エネルギー比率が低い場合には，総エネルギー摂取量は満たされていたとしても十分な糖質が供給されないため，血糖の恒常性を維持するためにグリコーゲン分解と糖新生系を亢進しなければならない。さらに肝臓では，糖質から産生されるオキサロ酢酸が不足するため，脂質（脂肪酸のβ酸化）由来のアセチルCoAが細胞内へと蓄積しケトン体へと変換される。過度のケトン体が血液中へ放出されるとケトーシスを引き起こすことになる。生活習慣病を予防するためにも糖質，脂質，たんぱく質の摂取バランスは重要であり，糖質エネルギー比率（18歳以上の男女）は50〜65％が推奨されている。

　また，摂取する糖質の種類も重要となる。グルコースなどの精製糖は，胃や小腸での消化過程を必要としないため，吸収が速く，急激に血糖値を上昇させる。その結果，一過性ではあるが過度のインスリンが分泌され，脂肪合成系を亢進し，体脂肪を蓄積しやすくする。でんぷんを中心とした食事に適量の食物繊維を取り入れることが必要である。

2　タンパク質節約作用

　激しい運動や絶食によってグリコーゲンが枯渇すると，血糖値を維持するためにアミノ酸が糖新生の材料として利用される。飢餓状態が長期間続くと体タンパク質は分解され，その原料となる。必要量のエネルギーが供給される場合でも，糖質に乏しく供給源の大部分がたんぱく質であれば，たんぱく質は優先的にエネルギー生成に利用される。しかし，日常的に十分量の糖質を摂取すると，

糖質がエネルギー源として優先的に使用され，タンパク質の利用が抑制される。このことをタンパク質節約作用という。

D　他の栄養素との関係

1　相互変換

　糖質，脂質，たんぱく質はすべてエネルギー源として利用できる栄養素であり，これらは互いにエネルギーを生成する代謝経路上で密接に関連している。糖質と他の栄養素との関係を図5−6に示す。

　肝臓と骨格筋のグリコーゲン貯蔵量には限界がある。そのため，エネルギー状態が高く余剰のグルコースが存在すると，脂肪組織では，グルコースは解糖系の代謝中間体であるジヒドロキシアセトンリン酸とアセチルCoAを経由して脂肪酸とグリセロールに変換され，中性脂肪として貯蔵される。また，グルコースから生成されるピルビン酸やオキサロ酢酸，α-ケトグルタル酸は，アミノ基転移反応により，それぞれアラニンやアスパラギン酸，グルタミン酸へと変換することができる。

　一方，エネルギー状態が低く，グリコーゲンが枯渇するような状況下では，血糖値を維持し，脳・神経組織へのグルコース供給を絶えず続けなければならない。骨格筋では体タンパク質が分解され，血液中へ放出されたアミノ酸が糖新生の材料として肝臓や腎臓へと移送される。アラニンやアスパラギン酸，グルタミン酸，バリン，イソロイシンなどのアミノ酸は，ピルビン酸やクエン酸回路の基質へと変換され，糖新生系でグルコースを生成する。これらのアミノ酸を糖原性アミノ酸という。また，脂肪組織から放出される中性脂肪由来のグリセロールも肝臓へと送られ，ジヒドロキシアセトンリン酸に代謝された後，糖新生系でグルコースへと変換される。しかし，脂肪酸のβ酸化で大量に生成されるアセチルCoAからは，グルコースを合成することができない。これは，ピルビン酸デヒドロゲナーゼによって触媒されるピルビン酸からアセチルCoAへの反応が不可逆反

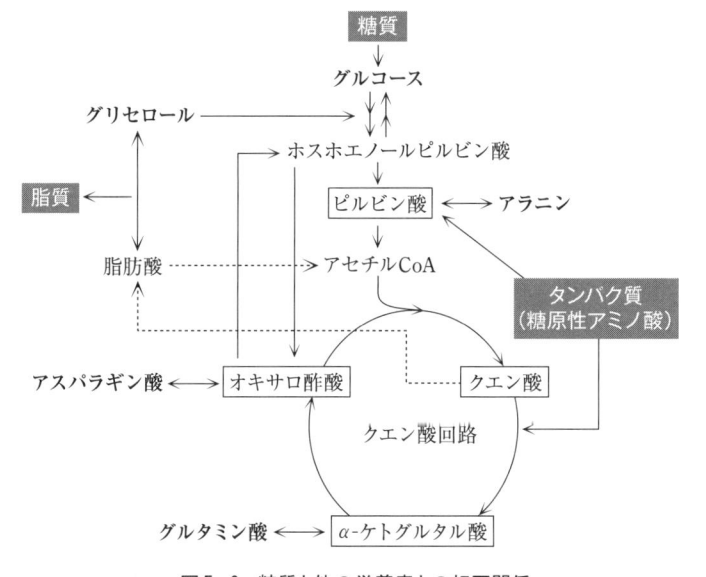

図5-6　糖質と他の栄養素との相互関係

応であり，アセチル CoA からピルビン酸への迂回経路も存在しないためである。つまり，脂肪酸は，血糖値の維持には一切貢献することができないことになる。

2　ビタミン B₁ 必要量の増加

ビタミン B₁ は，グルコース代謝系の3種類の酵素の補酵素の前駆物質として糖質代謝に不可欠なビタミン（vitamin）である。糖質代謝における B₁ の作用を図5－7に示す。

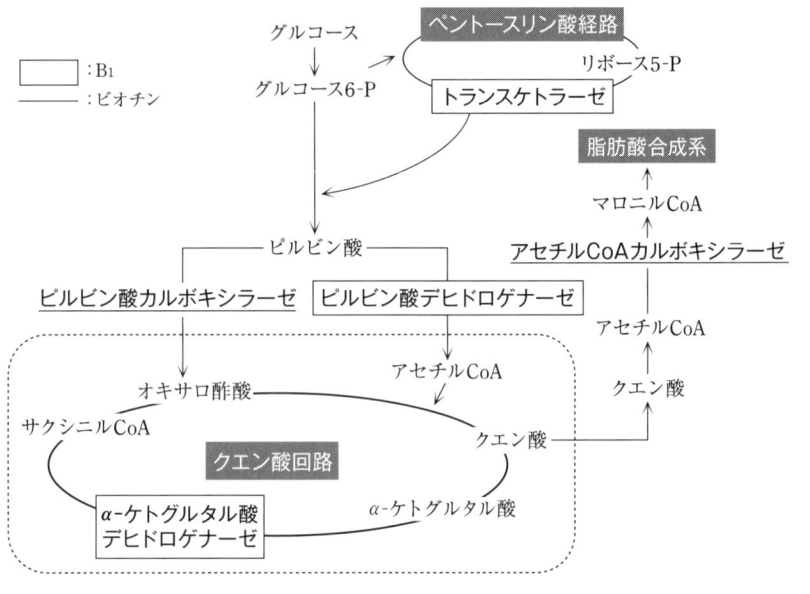

図5-7　糖質代謝における B₁ とビオチンの作用

ミトコンドリアでは，ピルビン酸からアセチル CoA を生成するピルビン酸デヒドロゲナーゼの補酵素としてクエン酸回路への基質の供給に重要である。また，クエン酸回路中の α-ケトグルタル酸デヒドロゲナーゼの補酵素として回路の円滑な進行にも必須となる。さらに，ペントースリン酸経路では，トランスケトラーゼの補酵素として，脂肪酸合成に必要な NADPH＋H⁺ の生成に不可欠である。そのため，ビタミン B₁ が不足すると糖質代謝は正常に機能しなくなる。逆に，過剰な糖質を摂取し続けるとビタミン B₁ の消費量は増大し，ビタミン B₁ 欠乏に陥る危険性がある。「日本人の食事摂取基準（2020年版）」には，ビタミン B₁ はチアミンとして推定平均必要量（estimated average requirement: EAR）0.35 mg/1000 kcal と算定している。チアミン塩酸塩量としては0.45 mg/1000 kcal となる。この値を1〜64歳の推定平均必要量算定の参照値とし，対象年齢区分の推定エネルギー必要量を乗じて推定平均必要量を算定している。推奨量は，推定平均必要量に推奨量算定係数1.2を乗じた値としている。

参考文献

上代淑人監訳：「イラストレイテッドハーパー生化学」，丸善（2011）
岡田泰伸監訳：「ギャノング生理学」，丸善（2011）
木村修一翻訳監修：「最新栄養学（第9版）」，59-76，建帛社（2007）
麻生芳郎訳：「一目でわかる代謝」，メディカル・サイエンス・インターナショナル（2000）

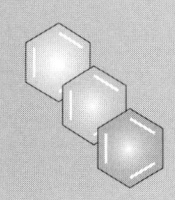

6章　脂質の栄養

はじめに

　脂質 (lipid) は食品および生体成分のうち，水にほとんど溶けず，エーテルやクロロホルム，ベンゼン，ヘキサンなどの有機溶媒によって溶解される物質の総称である。食品成分としては，脂肪や油を構成するトリアシルグリセロール (triacylglycerol，トリグリセリド (triglyceride) ともよばれる) が大部分である。脂質はエネルギー源となるだけでなく，細胞膜など生体の構成成分としても重要であり，またステロイドホルモンやエイコサノイドのような多様な生理活性物質の前駆体としても機能している。脂質には多くの種類があるが，栄養学的に特に重要な脂質は単純脂質であるトリアシルグリセロールと，複合脂質であるリン脂質 (phospholipid)，及び誘導脂質であるステロールである。脂質の多くは構成成分として長鎖脂肪酸を含んでおり，脂肪酸は食事中の脂質から供給されるか，あるいは糖質やアミノ酸由来のアセチル CoA から体内で合成することによって供給される。

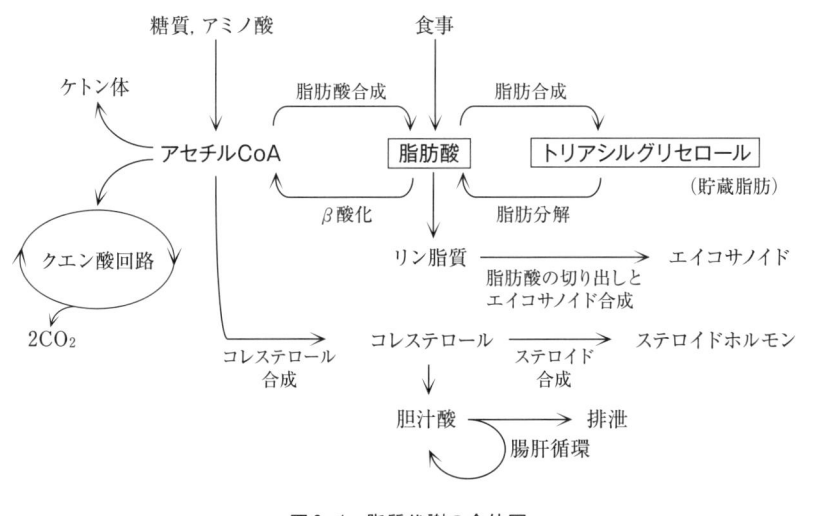

図6-1　脂質代謝の全体図

栄養史：必須脂肪酸の発見と多価不飽和脂肪酸

　脂肪がグリセロールと脂肪酸で構成されていることは，1810年代にフランスのシュヴルール (M. E. Chevreul) によって明らかにされた。シュヴルールは脂質全般を定義し，オレイン酸，ステアリン酸，パルミチン酸などの脂肪酸を発見した。脂肪の化学構造の決定と合成は，1854年にベルテロー (P. M. Berthelot) によって行われた。

1920年代まで脂質は必須の栄養素であるとは考えられておらず，単にエネルギーの貯蔵源としての役割しかないものと考えられていた。しかし，1927年にエヴァンス(M. M. Evans)とバール(G. O. Burr)が，準無脂肪食で飼育した動物で成長と生殖の障害がみられることを明らかにし，「ビタミンF」として脂質には生育に必要な必須栄養素が含まれていることを示した。その後，1929年にバール夫妻によってリノール酸が必須栄養素であることが示され，体内で合成することのできない「必須脂肪酸」が存在することが示された。リノール酸欠乏動物では，皮膚の鱗状化炎症や飲水量増加，生殖障害，発育不全などの症状が引き起こされ，やがては致死性を示す。1970年代にはα-リノレン酸欠乏動物で網膜機能の異常がみられることが示され，さらに1982年には，α-リノレン酸欠乏輸液を受けた女児で神経障害がみられたことからα-リノレン酸が必須脂肪酸であることが示された。その後各種の疾患との関係から，これらの必須脂肪酸の栄養特性としてn-3系とn-6系脂肪酸の摂取バランスに重点がおかれるようになった。多くの試験から，n-3系の多価不飽和脂肪酸であるエイコサペンタエン酸とドコサヘキサエン酸が抗動脈硬化作用をもつことが明らかにされ，またその乳幼児期における摂取が脳や神経系の発達と関連している可能性が示されている。

エイコサノイド

　エイコサノイド(eicosanoidあるいはicosanoid)は，1930年にニューヨークの産婦人科医によって精液中の物質が子宮を収縮あるいは弛緩させる作用をもつことから発見された。1935年にはヒト精液中に含まれるこの物質がプロスタグランジンと名付けられた。1960年にヒツジの精嚢腺からプロスタグランジンE_1(PGE_1)とF_{1a}(PGF_{1a})が単離され，その後多くのプロスタグランジンとその性質が明らかにされた。炭素鎖20の脂肪酸から産生される生理活性物質は1979年にエイコサノイドとして分類され，その作用と疾患との関連とに関して多くの研究が行われている。

コレステロール

　コレステロール(cholesterol)は1769年に胆石から発見され，1815年にシュヴルールによって「コレステリン」と命名された。コレステロールと動脈硬化症との関連に関して，1913年にロシアのアニチコフ(N. N. Anitschkow)が，ウサギにコレステロールを投与することによって粥状動脈硬化症病変を起こすことを報告した。1939年にはノルウェーのミュラー(C. Muller)が家族性高コレステロール血症を報告し，高コレステロール血症と動脈硬化症との関連性を明らかにした。その後の多くの疫学調査により，血中コレステロール濃度と心血管疾患との関連性が実証されている。

　家族性高コレステロール血症は低密度リポタンパク質(LDL)受容体の異常が原因であるが，このLDL受容体は1973年にゴールドスタイン(J. L. Goldstein)とブラウン(M. S. Brown)によって明らかにされた。LDL受容体やコレステロールの合成に関わるいくつかの酵素は，細胞内のコレステロール量が過剰になると減少するが，1993年にはこれらの遺伝子の発現を制御しているステロール調節領域結合タンパク質(sterol regulatory element-binding protein: SREBP)が同定された。その後の研究の進展により，SREBPによる脂質代謝調節機構の詳細が明らかにされている。また，LXR(liver X receptor)やFXR(farnesoid X receptor)，PPAR(peroxisome proliferator-activated receptor)などの核内受容体も，脂質と結合することにより脂質代謝に関わる遺伝子群の発現を調節していることが明らかにされている。

A 脂質の体内代謝

1 食後・食間期の脂質代謝

（1） 食後の脂質代謝

　食後，腸管から吸収された脂肪酸は腸管壁の細胞内でトリアシルグリセロールに再合成された後，リン脂質やコレステロール，脂溶性ビタミン，アポリポタンパク質（apolipoprotein）などとともにリポタンパク質（lipoprotein）であるキロミクロンを形成して，リンパ管から血液循環に入る。従って，食事後は血中のトリアシルグリセロールが増加するが，毛細血管上のリポタンパク質リパーゼ（lipoprotein lipase: LPL）によってキロミクロン中のトリアシルグリセロールが加水分解され，生じた遊離脂肪酸が組織によって取り込まれることによって次第に減少する。残ったトリアシルグリセロールはキロミクロンレムナントとして肝臓に取り込まれる。骨格筋などの組織に取り込まれた脂肪酸はエネルギーとして利用され，脂肪組織に取り込まれた脂肪酸は細胞内でトリアシルグリセロールの形となって貯蔵される（図6-2）。食後分泌されるインスリンは脂肪酸の取り込みとトリアシルグリセロールの合成を促進する。

　糖質やアミノ酸由来のエネルギーが過剰にある状態では，ほとんどの組織で余剰のアセチルCoAから脂肪酸が合成されるため，食後は脂肪酸と脂肪の合成も増加し，肝臓からのVLDL（後述）の分泌も増加する。脂肪酸合成はミトコンドリア内で行われるβ酸化とは異なり，細胞質において行われる（図6-3）。ミトコンドリア内のアセチルCoAは，オキサロ酢酸と反応してクエン酸になった後で細胞質に輸送され，クエン酸リアーゼの作用によって再度アセチルCoAに戻される。細胞質のアセチルCoAは，最初にビオチン酵素であるアセチルCoAカルボキシラーゼによってマロニルCoAに変換される。このマロニルCoAをアセチル基（C_2）の供与体として利用することにより，ペントースリン酸経路などから供給されるNADPHを還元剤として用いながら，アシルキャリアタンパク質と脂肪酸合成酵素の作用によって炭素鎖が2個ずつ付加されていき，最終的にパルミチン酸（16：0）が生成する。なお，その後の鎖長延長は細胞質ではなくミトコンドリアや滑面小胞体でβ酸化の逆反応により行われ，また不飽和化も肝臓などの滑面小胞体で行われる。

（2） 食間期の脂質代謝

　食間期では，脂肪細胞に貯蔵されたトリアシルグリセロールがホルモン感受性リパーゼ（hormone sensitive lipase: HSL）の作用によって分解され，脂肪酸が血液中に放出される（脂肪動員）。放出された脂肪酸は血液中のアルブミンと結合して運搬され，他の組織のエネルギー源として用いられる（図6-2）。脂肪細胞のホルモン感受性リパーゼはリン酸化されると活性化され，脱リン酸化されると不活性化されるが，空腹時に上昇するグルカゴンやアドレナリンなどのホルモンはリン酸化を促進し，逆に食後上昇するインスリンは脱リン酸化を促進する。これらのホルモンを介した調節機構により，食後と食間期における脂肪酸の貯蔵，放出がコントロールされている。絶食時や糖尿病状態のときにはインスリンの作用が低下し，脂肪酸の放出が増加するため，血中の遊離脂肪酸濃度が高くなる。

　脂肪酸は脳や神経，赤血球を除く，ほとんどの組織でエネルギーとして利用される。脂肪酸はCoAと結合して活性化した状態のアシルCoAとなり，カルニチンパルミトイルトランスフェラー

ゼ-I（carnitine palmitoyltransferase-I：CPT-I）の作用によりアシルカルニチンに変換されてミトコンドリア内膜を通過した後，CPT-IIの作用によりミトコンドリア内で再びアシルCoAとなり，主にβ酸化により代謝されてアセチルCoAを産生する（図6-3）。アセチルCoAはクエン酸回路（TCA回路）に入り，ATP産生に用いられて最終的に二酸化炭素と水に分解される。

　肝臓などでは，糖質が不足した状態ではクエン酸回路のオキサロ酢酸が糖新生に利用されるため，食間期には過剰のアセチルCoAはクエン酸回路に利用されず，2分子のアセチルCoAが結合したアセトアセチルCoAからアセト酢酸，βヒドロキシ酪酸，アセトンのようなケトン体が産生される。肝臓にはケトン体を代謝する酵素がないため，ケトン体は血中に放出され，肝臓外組織でエネルギーとして利用される。健康な状態においてケトン体はグルコースの代替エネルギーとして重要であるが，飢餓状態や糖尿病などで長期的に糖質が利用できない状態では体内の脂肪が主なエネルギー源となるため，血中ケトン体の濃度が増加したケトーシス（ケトン症）の状態になり，血液が酸性化するともに，呼気や尿中に大量のケトン体が排泄される（ケトン尿症）。

（3）ホルモンによる調節
　細胞内における脂肪の合成と分解においては，ホルモンによる調節が重要な役割を果たしてい

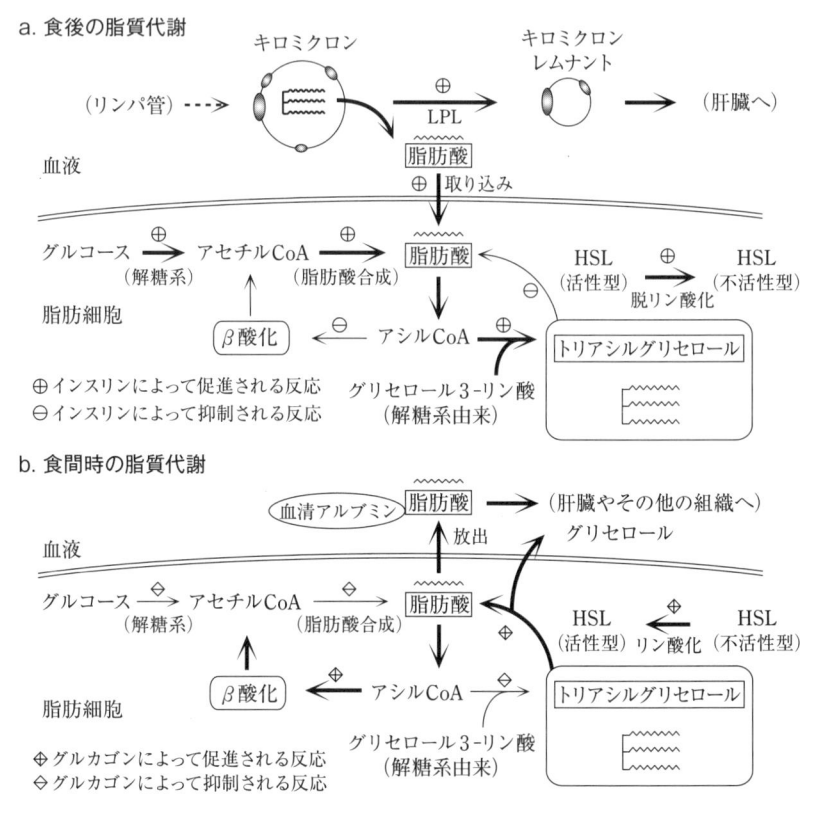

図6-2　食後と食間時の脂質代謝
HSL：ホルモン感受性リパーゼ，LPL：リポタンパク質リパーゼ
脂肪細胞では，トリアシルグリセロールの合成には解糖系由来のグリセロール3-リン酸のみが用いられる。トリアシルグリセロールの分解によって生じたグリセロールは血中に放出され，肝臓で糖新生などに利用される。

る。食後放出されるインスリンは脂肪酸の合成と取り込みを促進し，トリアシルグリセロールの合成を促進する。一方，空腹時に放出されるグルカゴンやアドレナリン，グルココルチコイドは逆にトリアシルグリセロールの分解を促進し，脂肪酸の放出とβ酸化を促進する（図6−2）。食後は糖質由来のアセチルCoAが脂肪酸の合成に利用されるとともに，解糖系由来のグリセロール3-リン酸がトリアシルグリセロールの合成に利用されるが，これらの経路はインスリンによって増強される。また，インスリンはケトン体の産生を抑制し，グルカゴンは逆にその産生を促進する。

　グルカゴンやアドレナリンなどのホルモンはサイクリックAMP（cyclic AMP: cAMP）をセカンドメッセンジャーとしており，脂質代謝に関わる酵素のリン酸化を促進することによってその活性化あるいは不活性化を調節している。インスリンとグルカゴンは競合的に働き，cAMPの生成はインスリンによって抑制されることから，脂肪酸代謝においてもインスリンとグルカゴンの比が重要な意味をもつ。これらのホルモンはまた，脂肪酸代謝に関わる遺伝子の発現状態も調節している。

　細胞内における脂肪酸の合成は，アセチルCoAからマロニルCoAを合成するアセチルCoAカルボキシラーゼの活性がその調節段階となっている。細胞内のマロニルCoAの濃度が増加すると，

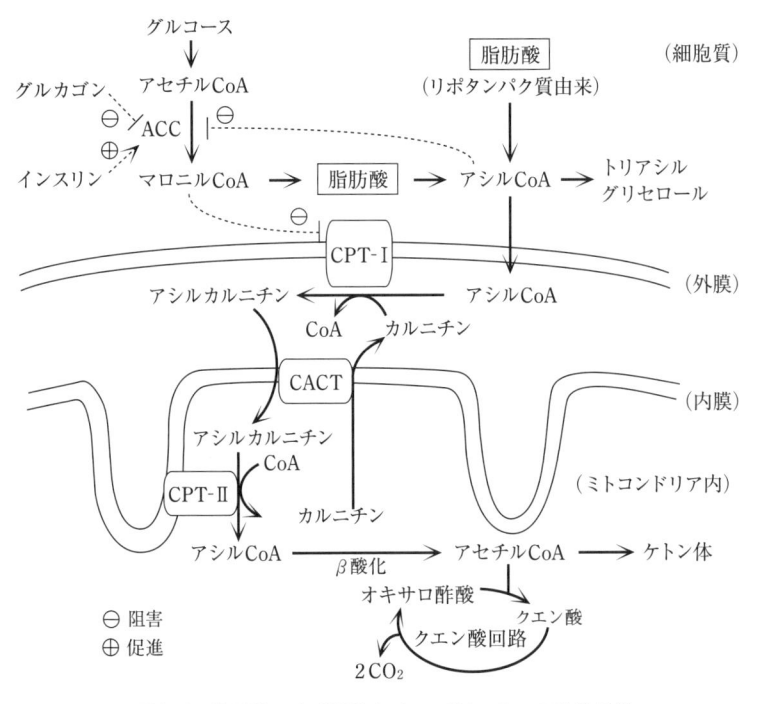

図6-3　脂肪酸の合成調節とミトコンドリア内への輸送機構

ACC：アセチルCoAカルボキシラーゼ，CACT：カルニチン・アシルカルニチントランスロカーゼ，
CPT：カルニチンパルミトイルトランスフェラーゼ

　脂肪酸の合成は細胞質で起こり，アセチルCoAからマロニルCoAを合成するアセチルCoAカルボキシラーゼによって調節されている。マロニルCoAの濃度が上昇すると，CPT-Iが阻害されることによってミトコンドリアへのアシルCoAの輸送が低下してβ酸化が抑制され，逆にマロニルCoAの濃度が低下すると，CPT-Iの阻害が外れてミトコンドリアへのアシルCoAの輸送とβ酸化が促進される。肝臓などでは食間時にクエン酸回路のオキサロ酢酸が糖新生に利用されて不足することから，ミトコンドリア内にアセチルCoAが蓄積してケトン体産生が増加するが，肝臓ではケトン体を利用できないため，血中に放出される。ケトン体の産生はインスリンによって抑制され，グルカゴンによって促進される。

脂肪酸合成が増加するとともに，脂肪酸がミトコンドリア膜を通過する際に機能している CPT-I が阻害され，ミトコンドリアにおけるβ酸化が減少してトリアシルグリセロールの合成が増加する（図6-3）。アセチル CoA カルボキシラーゼの活性は，細胞質のアシル CoA によって抑制されるとともに，インスリンによって増強され，またグルカゴンによって抑制されることから，これらの変化もインスリンとグルカゴンの比によって調節されている。

　肝臓は脂質の代謝と輸送において中心的な役割を果たしている。肝臓は腸管由来の脂質を受け取るとともに，コレステロールやトリアシルグリセロール，リン脂質を合成し，リポタンパク質の一種である超低密度リポタンパク質（very low density lipoprotein: VLDL）として血液中に分泌する。脂質の受け渡しの終わったリポタンパク質は最終的に肝臓によって取り込まれ，代謝される。また，コレステロールから胆汁酸を合成し，十二指腸に分泌することにより，脂質の消化・吸収を助ける。脂肪酸のβ酸化の過程で生じたケトン体は肝臓では代謝されず，血中に放出されて他の組織によって利用される。

　腸管は脂質の消化吸収の場である。吸収された脂肪酸は消化によって生じたモノアシルグリセロールとともにトリアシルグリセロールに再合成され，リン脂質やコレステロールなどとともにキロミクロンに組み込まれてリンパ管内に分泌される。

　脂肪組織は脂肪細胞によって構成されており，エネルギーの貯蔵庫としてトリアシルグリセロールを大量に蓄積している。脂肪細胞は摂食時には脂肪酸を取り込んで細胞内に蓄積し，絶食時には放出してその他の組織に供給する役割を果たしている。脂肪細胞は肝臓などの組織と異なり，グリセロールからグリセロール3-リン酸を合成するグリセロールキナーゼがないため，トリアシルグリセロールの分解によって生成したグリセロールはトリアシルグリセロールの再合成に使用されず，血中に放出され，肝臓で糖新生などに利用される。トリアシルグリセロールの合成には，グルコースから新たに合成したグリセロール3-リン酸が利用される。

　脳，神経系，赤血球を除く末梢組織では，脂肪組織や肝臓から供給された脂肪酸がβ酸化によって酸化分解されることにより，エネルギー源として利用される。肝臓から放出されたケトン体は，肝臓を除くほとんどの組織でエネルギー源として利用される。脳や神経系は脂肪酸を利用することはできないが，ケトン体を利用することは出来るため，絶食や糖尿病などで糖の利用が低下した状態ではケトン体がエネルギー源として代謝される。

　副腎皮質および精巣，卵巣などの生殖腺は，コレステロール由来のステロイドホルモンの産生器官として機能している。また，皮膚ではコレステロール由来の7-デヒドロコレステロール（プロビタミン D_3）からビタミン D_3 が産生される。

B　脂質の臓器間輸送

　脂質は水に不溶であるため，タンパク質との複合体であるリポタンパク質の形で運搬される。血

漿リポタンパク質は基本的に，非極性脂質であるトリアシルグリセロールとコレステロールエステルを極性脂質であるリン脂質とコレステロールで覆った球状構造になっており，表層にアポリポタンパク質が結合あるいは埋め込まれている（図6−4）。血漿リポタンパク質は大きさと密度の違いにより，キロミクロン（chylomicron），超低密度リポタンパク質（very low density lipoprotein: VLDL），低密度リポタンパク質（low density lipoprotein: LDL），高密度リポタンパク質（high density lipoprotein: HDL）に大別される（表6−1）。キロミクロンとVLDLはトリアシルグリセロールに富むリポタンパク質であり，一方，LDLとHDLはコレステロールに富むリポタンパク質である。リポタンパク質上のアポタンパク質はリポタンパク質がその受容体と結合するのに必要であり，またLPLのようなリポタンパク質上で働く酵素の活性化などにも機能している。

表6-1 リポタンパク質の特性

リポタンパク質	密度 （比重）	直径	トリアシル グリセロール	リン脂質	コレステ ロール	タンパク質	主なアポリポタン パク質
	（g/mL）	nm	粒子あたりの重量%				
キロミクロン	＜0.95	＞70	83	7	8	2	A-I, A-IV, B-48, C
VLDL	0.95〜1.006	30〜90	50	20	22	7	B-100, E, C
LDL*	1.006〜1.063*	22〜28	10	22	48	20	B-100
HDL	1.063〜1.210	5〜12	8	22	20	50	A-I, A-II, C

* LDLのうち，密度1.006〜1.019をIDL（中間密度リポタンパク質）として独立した区分にする場合がある。その場合，狭義のLDLの密度は1.019〜1.063（g/mL）の範囲になる。

出典：奥恒行，柴田克己編：健康・栄養科学シリーズ，「基礎栄養学」，南光堂（2012）

アポリポタンパク質
（アポB）

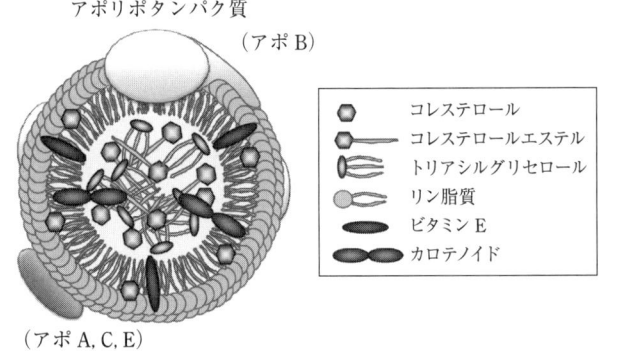

	コレステロール
	コレステロールエステル
	トリアシルグリセロール
	リン脂質
	ビタミンE
	カロテノイド

（アポA, C, E）

脂質は水に溶けないため，両親媒性のリン脂質（ホスファチジルコリン）で外側が覆われたリポタンパク質として輸送される。表面には，アポリポタンパク質が結合あるいは埋め込まれており，受容体との結合部位として働くほか，リポタンパク質上で働く酵素の活性化にも機能している。アポA，C，Eがリポタンパク質間で受け渡しされることがあるのに対し，アポBは受け渡しをされることがない。

図6-4 リポタンパク質の構造

リポタンパク質による脂質の輸送経路には，キロミクロンによる腸管由来の脂質の輸送に関わる経路（外因性経路）と，VLDLとLDLによる肝臓で合成された脂質の輸送に関わる経路（内因性経路），HDLによる末梢組織から肝臓に余剰のコレステロールを送り返す経路（コレステロール逆転送系，reverse cholesterol transport）が存在している（図6−5）。

（1） 外因性経路

腸管から吸収された食事由来の脂質（外因性脂質）は，アポリポタンパク質とともにキロミクロンを形成してリンパ管に分泌され，胸管を経て鎖骨下静脈から血液に入る。全身を循環するうちにキロミクロン中のトリアシルグリセロールは毛細血管上のLPLによって加水分解され，生じた遊

離脂肪酸が脂肪組織や筋肉などの組織に供給される。脂肪酸を放出した後のキロミクロンの残骸（キロミクロンレムナント）は最終的に肝臓に取り込まれる。キロミクロン上のアポ C-Ⅱ は，LPL を活性化する作用をもつ。

（2）内因性経路

一方，肝臓で合成された脂質（内因性脂質）は，VLDL として血液中に分泌され，他の組織へと運ばれる。VLDL は，キロミクロンと同様に LPL によってトリアシルグリセロールが分解されることによって，脂肪酸を組織に供給する。トリアシルグリセロールの減少した残骸の VLDL は中間密度リポタンパク質（intermediate density lipoprotein: IDL）となり，肝臓に戻るか，あるいは肝臓から分泌される肝性リパーゼ（hepatic triacylglycerol lipase: HTGL）によってさらにトリアシルグリセロールを失って，コレステロールエステルに富む LDL となる。LDL はアポ B-100 を介して細胞表面の LDL 受容体（LDL receptor）に結合することによって細胞に取り込まれ，種々の組織にコレステロールを供給する役割を果たしている。

（3）コレステロール逆転送系

LDL が肝臓からコレステロールを末梢組織に供給しているのに対し，末梢組織の余剰なコレステロールを肝臓に戻すコレステロール逆転送系に働いているのが HDL である。肝臓や小腸で合成されたアポリポタンパク質とわずかなリン脂質から生じた円盤形の原始 HDL（nascent HDL，preβ

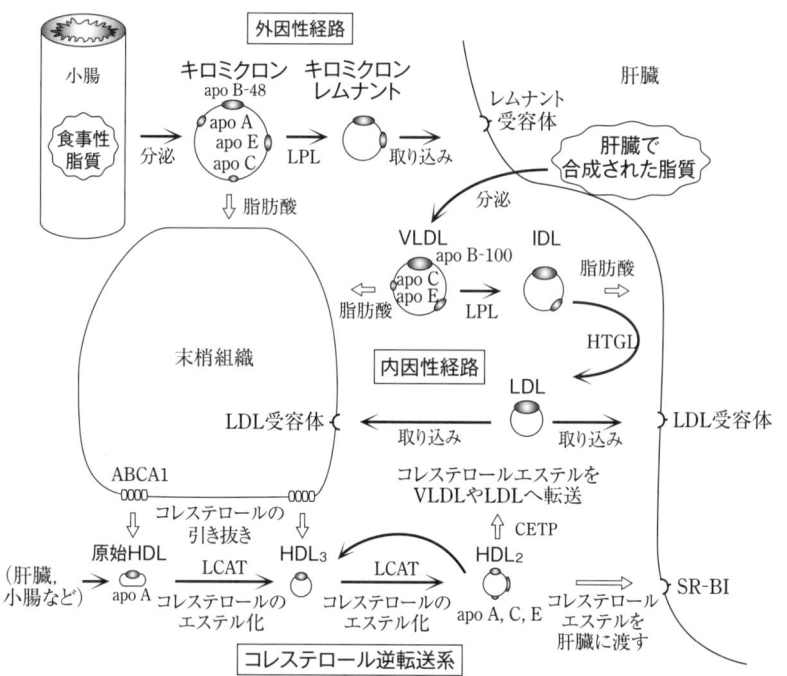

図6-5　リポタンパク質による脂質の輸送

ABCAl：ATP 結合カセット輸送体 AI，HTGL：肝性リパーゼ，LCAT：レシチンコレステロールアシルトランスフェラーゼ，LPL：リポタンパク質リパーゼ，SR-BI：スカベンジャー受容体 BI

　主要な経路と成分のみを記載している。HDL は CETP を介してコレステロールエステルを VLDL や LDL に転送するとともに，これらのリポタンパク質からトリアシルグリセロールを受け取る。コレステロールエステルを失った HDL₂ は小型の HDL₃ に戻る。HDL はアポリポタンパク質の受け渡しにも機能している。

HDLともよばれる）は，末梢の細胞表面からコレステロールを受けとり，このコレステロールがレシチン・コレステロールアシルトランスフェラーゼ（lecithin - cholesterol acyltransferase: LCAT）の作用によってコレステロールエステルに変換されることによってHDLの内部に送りこまれ，内部にコレステロールエステルを含む小型のHDL₃となる。HDL₃はこの過程を通してさらにコレステロールエステルを蓄積し，やや大型のHDL₂となる。HDL₂はコレステロールエステル転送タンパク質（cholesteryl ester transfer protein: CETP）の作用を介して他のリポタンパク質と脂質の受け渡し（再配分）を行った後，最終的には肝臓にコレステロールエステルを渡す。HDLの主要なアポリポタンパク質であるアポA-Iは，LCATの活性化作用をもつ。

したがって，同じコレステロールの輸送に働くリポタンパク質でもLDLとHDLとで性質が異なっており，LDLが動脈硬化症の危険因子となるのに対し，HDLは動脈硬化症の抑制因子である。しばしば，LDLは「悪玉コレステロール」，HDLは「善玉コレステロール」とよばれる。

2　遊離脂肪酸の輸送

前述のように，リポタンパク質や脂肪細胞から放出された遊離脂肪酸（free fatty acid あるいは nonesterified fatty acid）は血漿タンパク質であるアルブミンと複合体を形成して血液中にとけ込み，種々の組織に運搬される。脂肪酸－アルブミン複合体の脂肪酸は細胞表面の脂肪酸輸送タンパク質に受け渡され，細胞内に取り込まれて利用される。

また，消化管から吸収された中鎖脂肪酸は，トリアシルグリセロールに再構成されることなくそのまま門脈血から循環血液に入り，アルブミンと結合した形で輸送される。短鎖および中鎖脂肪酸はキロミクロンに組み込まれずに循環系に入るため消化・吸収されやすく，またカルニチンと結合せずにミトコンドリア内膜を通過できるため，β酸化を受けやすく代謝がはやい。これらのことから，中鎖脂肪酸を含む脂肪（medium - chain triacylglycerol: MCT）は脂肪吸収不全症の治療食や乳児用ミルクにも用いられる。

C　貯蔵エネルギーとしての作用

脂質は1gあたり約9kcalのエネルギーを産生し，これは糖質やたんぱく質のエネルギー効率の2倍以上である。さらに，糖質の貯蔵体であるグリコーゲンが1gあたり2g程度の水に水和されて貯蔵されるのに対し，脂質はほとんど水和しないため，糖質に比べて重量あたり約6倍のエネルギーを貯蔵できる。したがって，体内のエネルギー貯蔵源として糖質よりも効率的であるため，体内のエネルギーは主に脂質として蓄えられる。

1　トリアシルグリセロール

生体におけるエネルギーの貯蔵源として最も重要なものがトリアシルグリセロールである。肝臓や脂肪組織において，リポタンパク質によって細胞外から供給された脂肪酸と，細胞内でアセチルCoAから合成された脂肪酸は，再びトリアシルグリセロールに変換されて油滴として細胞内に貯蔵される。トリアシルグリセロールの合成において，脂肪酸はCoAと結合した形のアシルCoAと

なり，アシルトランスフェラーゼの作用によってアシル基が段階的にグリセロール3-リン酸の水酸基に移される（図6-6）。1, 2位がアシル化された1, 2-ジアシルグリセロール3リン酸（ホスファチジン酸）は，脱リン酸化酵素であるホスファチジン酸ホスホヒドロラーゼの作用を受けて1, 2-ジアシルグリセロールになった後，さらにジアシルグリセロールアシルトランスフェラーゼの作用によって3位にアシル基が移されてトリアシルグリセロールとなる。1, 2-ジアシルグリセロールはグリセロリン脂質の合成にも用いられ，リン脂質の合成が十分であるときにトリアシルグリセロールが合成される。トリアシルグリセロールがエネルギーの供給源として機能しているのに対し，リン脂質は生体を構成する構成脂質であり，空腹時でもほとんどエネルギーとして利用されない。

2　脂肪細胞の役割

（1）　白色脂肪組織（white adipose tissue）

　貯蔵脂肪の大部分は脂肪細胞に蓄えられたトリアシルグリセロールであり，白色脂肪組織として皮下や腹腔などに大量に蓄積されている。細胞膜の脂質など，生体組織を構成している構成脂質は絶食状態でもほとんどエネルギーとして利用されないが，貯蔵脂肪の脂肪酸はエネルギー不足時にホルモン感受性リパーゼの作用によって切り出されて利用される。貯蔵脂肪の脂肪酸の大部分は食事由来であるため，その脂肪酸組成を調べることによって脂肪摂取の状態を知ることができる。

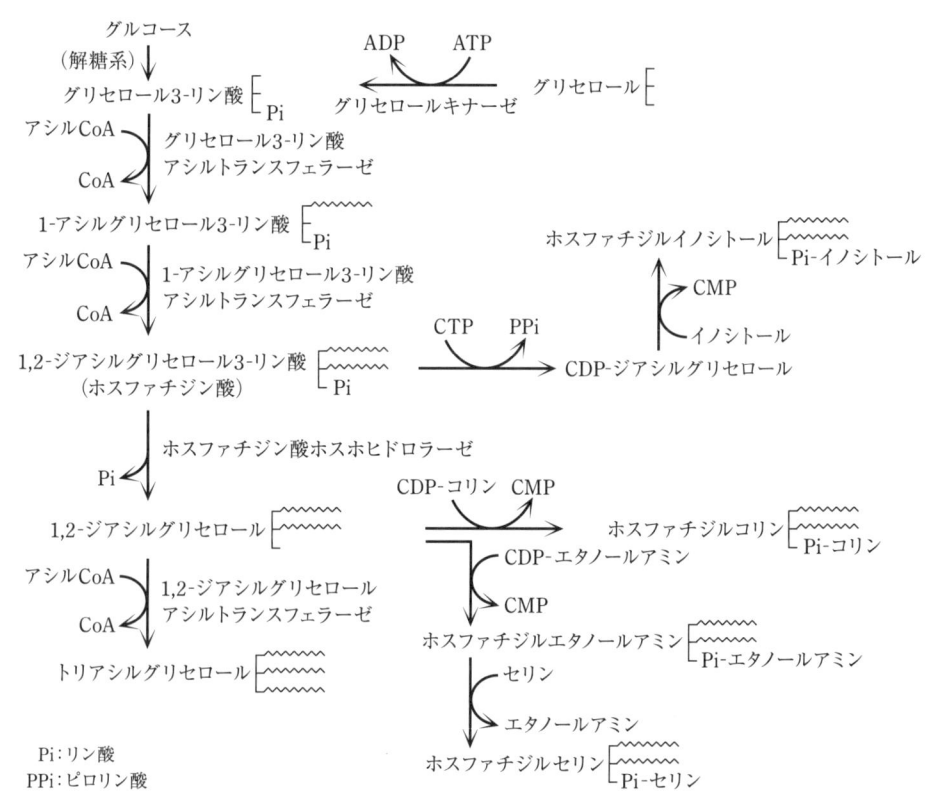

図6-6　トリアシルグリセロールとグリセロリン脂質の合成経路
脂肪細胞ではグリセロールキナーゼがないため，解糖系由来のグリセロール3-リン酸のみが用いられる。

脂肪細胞は脂肪を蓄積するだけではなく，アディポサイトカイン（adipocytokine）とよばれる多くの生理活性物質を分泌することにより，内分泌器官としても機能している。食欲調節ホルモンであるレプチンや，抗動脈硬化症因子であるアディポネクチン，またインスリン抵抗性を高める腫瘍壊死因子α（TNFα）やレジスチンなど，さまざまな生理作用をもつアディポサイトカインが分泌される。これらのホルモンの分泌量は脂肪の量と相関しており，例えば，体内の脂肪の量が増加するとレプチンの分泌量が増加するために食欲が抑制される。また，内臓脂肪量の増加により，アディポネクチンのような善玉アディポサイトカインが減少し，TNFαなどの悪玉アディポサイトカインが増加することも知られている。脂肪組織にはまた，身体内外の温度差を和らげたり，臓器などを衝撃から守る役割もある。

（2） 褐色脂肪組織（brown adipose tissue）

白色脂肪組織がエネルギーを貯蔵するのに対し，脂肪分解と熱産生を活発に行っている脂肪組織が褐色脂肪組織である。褐色脂肪組織はβ酸化の場であるミトコンドリアを多くもち，また脱共役タンパク質であるUCP（uncoupling protein）を高く発現しているため，エネルギーがATPとして蓄積されず熱として放出される。褐色脂肪組織にはβ3アドレナリン受容体（β3-adrenergic receptor）も高く発現しており，寒冷刺激などによって交感神経が刺激されるとノルアドレナリンが分泌され，これがβ3アドレナリン受容体に結合することによってホルモン感受性リパーゼが活性化されて，脂肪動員が増加する。褐色脂肪組織は新生児で多く，成長するに従い減少する。

D コレステロール代謝の調節

ステロール類の中で生体にとって最も重要なものはコレステロールである。コレステロールはリン脂質とともに生体膜を構成しており，胆汁酸やステロイドホルモン，ビタミンDなどの前駆物質としても重要であるが，エネルギー源としては利用されない。コレステロールは脂肪酸と結合したコレステロールエステルとして運搬および貯蔵される。摂取されるコレステロールのほとんどは動物性食品由来であるが，食品中には植物ステロール（フィトステロール）やエルゴステロールなどのステロール類も含まれている。

1 コレステロールの合成，輸送，蓄積

生体内においてコレステロールは重要な脂質成分であり，細胞膜の構成成分として機能するとともに，肝臓における胆汁酸合成や，副腎皮質などにおけるステロイドホルモン合成の材料としても用いられる。コレステロールは生体にとって重要である一方で，過剰のコレステロールは細胞毒性を示すため，その体内レベルはフィードバック阻害によって厳密に調節されている。コレステロールは体内で合成できる脂質であり，1日に体重1kgあたり12〜13mgが肝臓や小腸，皮膚などで合成される。日本人では1日あたり200〜500mgのコレステロールが摂取されるが，その吸収率はおよそ40〜60％であり，経口摂取によって吸収されるコレステロールは体内合成量の半分以下である。

体内で合成されるコレステロールは，炭素原子のすべてがアセチルCoAに由来しており，メバ

ロン酸やスクアレンを経る20段階以上の反応により合成される。この中で，3-ヒドロキシメチル
3-グルタリル CoA（HMG-CoA）をメバロン酸に変換する HMG-CoA 還元酵素（HMG-CoA reductase）
がコレステロール合成の律速酵素となっており，HMG-CoA 還元酵素の阻害剤であるスタチンが
高コレステロール血症の治療薬として用いられる。細胞の余剰のコレステロールはアシル CoA：
コレステロールアシルトランスフェラーゼ（acyl-CoA:cholesterol acyltransferase: ACAT）の作用に
よって3位の水酸基に脂肪酸が転移され，コレステロールエステルの形で細胞内に蓄積される。

　コレステロールの輸送は前述のようにリポタンパク質を介して行われる。食事から吸収されたコ
レステロールはキロミクロンとして運ばれる。肝臓で合成されたコレステロールは VLDL として
分泌されたあと LDL となって末梢細胞に輸送され，一方，末梢細胞の余剰のコレステロールは
HDL によって引き抜かれたあと，最終的に肝臓に運ばれ，胆汁酸として排泄される（図6-5）。

　過剰のコレステロールの長期摂取などによりコレステロール代謝の恒常性が保たれなくなると，
血中の LDL コレステロールが高くなり，動脈硬化症のリスクが増加する。高濃度の LDL は血管内
皮下でフリーラジカルによって酸化変性を受け，酸化 LDL（oxidized LDL）が生成する。酸化 LDL
はスカベンジャー受容体（scavenger receptor）に結合することによって内皮下のマクロファージに
貪食され，過剰のコレステロールを蓄積したマクロファージが泡沫細胞となって動脈壁へ沈着する
ことによりプラークが形成され，粥状動脈硬化症（atherosclerosis）の原因となる（図6-7）。

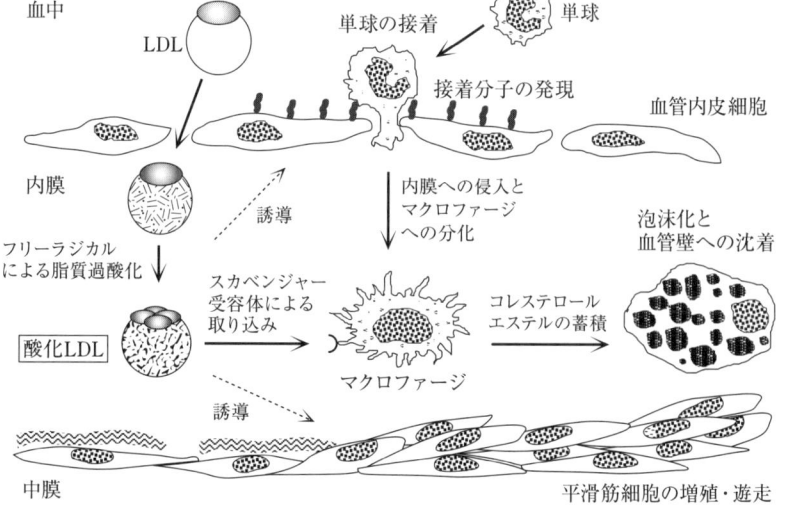

図6-7　酸化 LDL の生成と動脈硬化症

　　酸化 LDL はマクロファージに取り込まれて泡沫細胞化させるのみならず，血管内皮細胞の接
　　着分子の発現や平滑筋細胞の増殖・遊走なども誘導する。

2　コレステロール合成の調節

　生体内のコレステロール量は体内の合成量を調節することにより恒常性が維持されている。細胞
内のコレステロールが増加すると，コレステロール合成の律速酵素である HMG-CoA 還元酵素が
フィードバック抑制されることにより，コレステロールの合成量が調節される（図6-8）。この抑
制では，転写因子であるステロール調節領域結合タンパク質（SREBP）が細胞内のコレステロール

濃度のセンサーとして働くことによって行われている。細胞のコレステロール濃度が低い状態では，小胞体の膜タンパク質であるSREBPがゴルジ装置に運ばれて切り出され，この活性型のSREBPが核に移行してHMG-CoA還元酵素やLDL受容体などの遺伝子の発現を増加させる。逆に，細胞内のコレステロール濃度が高くなるとSREBPの切り出しが抑制され，これらの遺伝子の発現が低下することにより，細胞におけるコレステロール合成とLDLの取り込みが抑制される（長期的制御）。

HMG-CoA還元酵素の活性はリン酸化によっても調節されており，リン酸化されると不活性型となり，脱リン酸化を受けると活性型となる（短期的制御）。インスリンによって活性化，グルカゴンによって不活性化が促進される。

■3 ステロイドホルモンの合成

副腎皮質や，精巣，卵巣などの生殖腺では，コレステロールから種々のステロイドホルモン（steroid hormone）が産生される。コレステロールは細胞のミトコンドリア内でプレグネノロンに

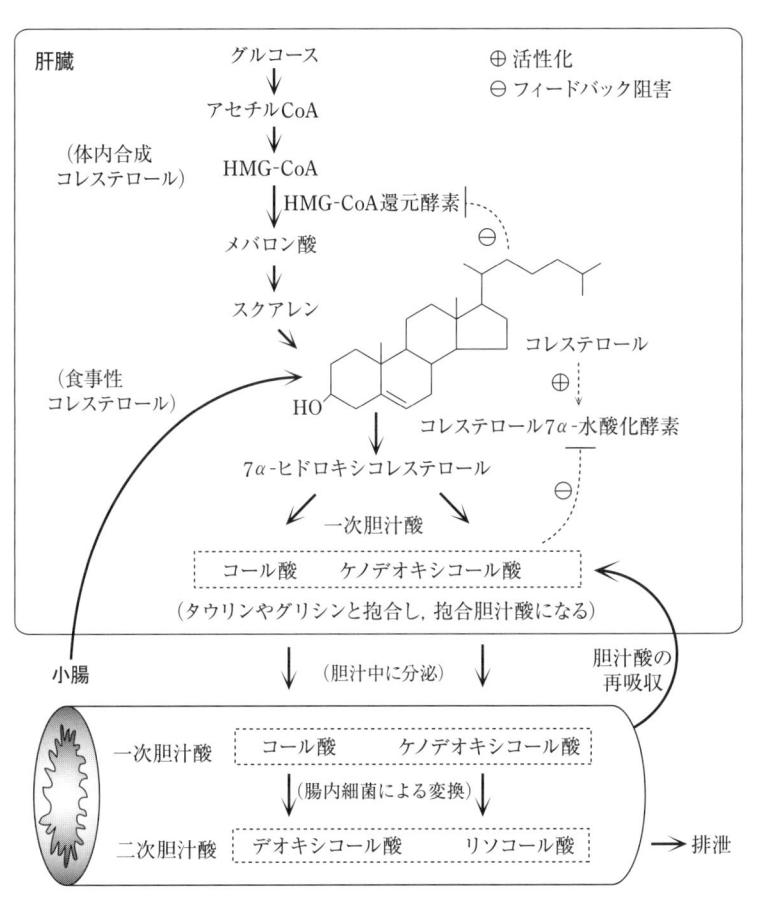

図6-8 コレステロールの代謝経路と腸肝循環

コレステロールはアセチルCoAから20段階以上の反応を経由して合成される。
一次胆汁酸はコレステロールから数段階の反応によって合成された後，タウリンやグリシンと抱合してタウロコール酸，グリココール酸，タウロケノデオキシコール酸，グリコケノデオキシコール酸などの抱合胆汁酸の形で存在している。二次胆汁酸は一次胆汁酸が腸内細菌によって7α-脱水酸化されることによって生成する。

変換され，これを材料として副腎皮質ホルモンや性ホルモンなどのステロイドホルモンが合成される。ステロイドホルモンはグルココルチコイド，ミネラルコルチコイド，アンドロゲン，エストロゲン，黄体ホルモンなどに分類され，多くの種類があるが，いずれも出発物質はコレステロールである。ステロイドホルモンの合成量は，脳下垂体から分泌される副腎皮質刺激ホルモンや性腺刺激ホルモンによって調節されている。

■4 胆汁酸の合成と腸肝循環

　消化管で脂質の吸収に関わる胆汁酸（bile acid）は，コレステロールを原料として肝臓で合成される。コレステロールは，コレステロール7α-水酸化酵素によって7α-ヒドロキシコレステロールに変換され，一次胆汁酸であるコール酸とケノデオキシコール酸が合成される。その後，タウリンやグリシンなどが抱合（conjugation）して水溶性の抱合胆汁酸となり，胆汁中に分泌される（図6-8）。
　胆汁は胆嚢に蓄積された後，消化吸収時に胆管を経由して十二指腸に分泌される。胆汁酸は回腸内で再吸収され，門脈を経由して再び肝臓に戻る。これは腸肝循環（enterohepatic circulation）とよばれており，ほとんどの一次胆汁酸が再吸収される。一次胆汁酸の一部は腸内細菌によって代謝され，デオキシコール酸やリトコール酸などの二次胆汁酸に変換される。再吸収されなかった胆汁酸は糞便として排泄され，これが唯一のコレステロールの体外排泄経路となる。胆汁酸は1日に20〜30gが分泌されるが，糞中に排泄される量は0.5〜1g/日程度であり，95％以上の胆汁酸が腸肝循環によって再利用されている。食物繊維やコレスチラミンのような胆汁酸を吸着する物質を摂取すると，胆汁酸の腸肝循環が阻害されることにより，コレステロールの体外への排泄が増加する。
　胆汁酸の合成は，コレステロール7α-水酸化酵素が律速酵素となっている。コレステロール7α-水酸化酵素の活性は胆汁酸によってフィードバック阻害され，細胞内のコレステロール濃度が高くなると活性化される。胆汁酸の体内濃度はこれらの機構により厳密に調整されている。また，抗生物質の服用などによって腸内細菌が減少すると，一次胆汁酸から二次胆汁酸への変換が低下する。

E　摂取する脂質の量と質の評価

■1 脂肪エネルギー比率

　2005年版の「日本人の食事摂取基準」から，脂質の食事摂取基準について脂質それぞれの具体的な目安量が設定されるようになった。その一方で，総脂質と飽和脂肪酸に関しては特に生活習慣病の予防を目的とした目標量が設定されている。
　脂質は糖質やたんぱく質の代謝と関連しているため，脂質の食事摂取基準はこれらの栄養素の摂取量を考慮に入れて算定する必要がある。したがって，脂質の摂取基準は摂取される脂質エネルギーが総エネルギーに対してどの程度の割合を占めるかを示す，エネルギー比率（％エネルギー：％E）で表されることが多い。「日本人の食事摂取基準（2020年版）」では，必須脂肪酸であるn-6系（ω6）およびn-3系（ω3）脂肪酸について日本人摂取量の中央値から設定された具体的な目安量（g/日）が示されているが，1歳以上における総脂質と飽和脂肪酸については目標量がエネル

ギー比率（％E）で示されている。なお，乳児に関しては，母乳脂質成分と平均哺乳量（0.78 L／日）をもとに総脂質，n-6系脂肪酸，n-3系脂肪酸の目安量が設定されている。

　1歳以上の小児および成人の脂肪エネルギー比率の目標量に関して，「日本人の食事摂取基準（2020年版）」では20 〜 30％Eとしている（表6－2）。脂肪摂取量が少ないとエネルギー摂取不足になりやすく，また脳出血が増加し短命になる。極端な低脂肪食は糖質の摂取量が増加するために，食後血糖値や血中中性脂肪値を増加させ，血中HDL-コレステロール値を減少させる。また，脂肪摂取量が少ない場合は動物性たんぱく質の摂取量も低下していることが多く，脂溶性ビタミン類の吸収も悪くなる。一方，脂肪エネルギー比率が高くなるとエネルギー摂取量が増大することから，肥満やメタボリックシンドローム，冠動脈疾患のリスクを増加させる。脂肪エネルギー比率が30％を越える欧米では，血中LDL-コレステロール値が高く冠動脈心疾患リスクが高いとされている。

表6-2　総脂質および飽和脂肪酸の食事摂取基準（%E）

年　齢	総脂質		年　齢	飽和脂肪酸
	目安量	目標量[1]		目標量
0 〜 5（月）	50	—	0 〜 11（月）	—
6 〜 11（月）	40		1 〜 2 （歳）	—
1歳以上	—	20 〜 30	3 〜 14（歳）	10以下
			15 〜 17（歳）	8以下
			18歳以上	7以下

男性，女性とで共通している。妊婦・授乳婦に関しても，妊婦・授乳婦でない女性と同じである。
1）範囲については，おおむねの値を示したものである。

2　必須脂肪酸

　多価不飽和脂肪酸のうち，n-6系であるリノール酸（linoleic acid, 18：2）とn-3系であるα-リノレン酸（α-linolenic acid, 18：3）は体内で合成することができないため，必須脂肪酸（essential fatty acid）とよばれる。これらの必須脂肪酸は生理活性物質であるエイコサノイドの原材料として重要である。広義的には，n-6系であるアラキドン酸（arachidonic acid, 20：4）や，n-3系であるエイコサペンタエン酸（eicosapentaenoic acid: EPA, 20：5）とドコサヘキサエン酸（docosahexaenoic acid: DHA, 22：6）なども必須脂肪酸として扱われることがあるが，これらの脂肪酸はリノール酸あるいはα-リノレン酸から体内で合成することができる。なお，摂取されるn-6系の98％がリノール酸であるため，食事摂取基準においてはリノール酸とn-6系は同一に扱われるが，α-リノレン酸は摂取されるn-3系のうちの60％程度にすぎない。

　n-6系の必須脂肪酸が欠乏すると皮膚炎や成長障害などが起こり，n-3系の必須脂肪酸が欠乏すると皮膚炎などの欠乏症が生じる。リノール酸（n-6系）の欠乏状態では，リノール酸由来のアラキドン酸（20：4）に比べてオレイン酸（n-9系）由来のエイコサトリエン酸（eicosatrienoic acid, 20：3）が相対的に増加するため，その比（トリエン／テトラエン）が0.4を超える場合は必須脂肪酸の欠乏が疑われる。

注〕　IUPACの命名法における20を表す接頭辞がeicosa-（エイコサ）からicosa-（イコサ）に変更されたために，EPAはIPA（icosapentaenoic acid, イコサペンタエン酸）ともよばれる。

3 　飽和脂肪酸，一価不飽和脂肪酸，多価不飽和脂肪酸

　食事摂取基準においては脂質摂取目標量に範囲が設定されているため，特定の脂質の摂取は他の種類の脂質の摂取量にも影響を及ぼす。脂質の一部を構成する脂肪酸は飽和脂肪酸（saturated fatty acid: SFA）と一価不飽和脂肪酸（monounsaturated fatty acid: MUFA），多価不飽和脂肪酸（polyunsaturated fatty acid: PUFA）に大別され，それぞれ異なる役割を果たしている。動物，植物，魚類には異なった種類の脂肪酸が含まれており，これらをバランスよく摂取する必要がある。

　飽和脂肪酸は体内で合成できるため，「日本人の食事摂取基準（2020年版）」において目安量は設定されていない。飽和脂肪酸は動物性脂肪などに多く含まれ，酸化変性を受けにくくエネルギー源として重要であるが，その摂取量が生活習慣病と関連しているため，3歳以上に関して目標量の上限値のみがエネルギー比率で設定されている。成人では，飽和脂肪酸の目標量は7% E 以下であり，その根拠として，飽和脂肪酸の摂取量が多くなると冠動脈疾患や肥満，糖尿病が増加することが挙げられている（表6－2）。

　一価不飽和脂肪酸はn-9系であるオレイン酸（oleic acid, 18：1）が代表的であり，動物性脂肪やオリーブ油などに多く含まれているが，体内でステアリン酸（stearic acid, 18：0）から合成することができるため，目安量は設定されていない。オレイン酸からはn-9系であるエイコサトリエン酸（20：3）が体内で合成される。動物性油脂にはn-5系であるミリストレイン酸（myristoleic acid, 14：1）やn-7系であるパルミトレイン酸（palmitoleic acid, 16：1）も含まれるがいずれも少量であり，体内で飽和脂肪酸であるミリスチン酸（myristic acid, 14：0）とパルミチン酸（palmitic acid, 16：0）からそれぞれ合成することができる。一価不飽和脂肪酸の摂取は飽和脂肪酸の摂取よりも好ましいものであると考えられているが，冠動脈疾患リスクとの相関が明確ではないため，目標量は設定されていない。一価不飽和脂肪酸においても多量の摂取は肥満や冠動脈疾患のリスクとなることが示唆されているが，総脂肪エネルギー比率と飽和脂肪酸および必須不飽和脂肪酸の上限値が設定してあれば，一価不飽和脂肪酸の過剰摂取も抑えることができるとされている。

　細胞膜を構成するリン脂質には食事由来の多価不飽和脂肪酸が多く含まれ，細胞膜の流動性を保っている。多価不飽和脂肪酸は植物性油脂や魚油に多く含まれ，二重結合を多くもつため脂質過酸化を受けやすい。したがって，多価不飽和脂肪酸を摂取するときは同時にビタミンEやC，カロテノイドのような抗酸化物質の摂取を考慮することが望ましいとされている。

4 　n-6系脂肪酸，n-3系脂肪酸

　多価不飽和脂肪酸のうち，n-6系脂肪酸であるリノール酸とn-3系脂肪酸であるα-リノレン酸は必須脂肪酸であるため，「日本人の食事摂取基準（2020年版）」では日本人摂取量の中央値を用いて各年齢における目安量（g/日）が設定されている（表6－3）。また，n-6系であるアラキドン酸やn-3系であるDHAは神経組織の重要な構成脂質であることから，妊婦では胎児の発育に問題ないと想定される値として，また授乳婦では大多数で必須脂肪酸としての欠乏症状が認められず，かつこれらの必須脂肪酸を十分に含む母乳を分泌できると考えられる値として，それぞれの目安量が設定されている。

　n-6系脂肪酸であるリノール酸は酸化されやすく，またプロスタグランジンやロイコトリエンな

表6-3 n-6系脂肪酸の食事摂取基準(g/日)

性 別	n-6系	
年齢等	男 性	女 性
	目安量	
0 ～ 5（月）	4	4
6 ～ 11（月）	4	4
1 ～ 2（歳）	4	4
3 ～ 5（歳）	6	6
6 ～ 7（歳）	8	7
8 ～ 9（歳）	8	7
10 ～ 11（歳）	10	8
12 ～ 14（歳）	11	9
15 ～ 17（歳）	13	9
18 ～ 29（歳）	11	8
30 ～ 49（歳）	10	8
50 ～ 64（歳）	10	8
65 ～ 74（歳）	9	8
75以上（歳）	8	7
妊 婦		9
授乳婦		10

表6-3 n-3系脂肪酸の食事摂取基準(g/日)

性 別	n-3系	
年齢等	男 性	女 性
	目安量	
0 ～ 5（月）	0.9	0.9
6 ～ 11（月）	0.8	0.8
1 ～ 2（歳）	0.7	0.8
3 ～ 5（歳）	1.1	1.0
6 ～ 7（歳）	1.5	1.3
8 ～ 9（歳）	1.5	1.3
10 ～ 11（歳）	1.6	1.6
12 ～ 14（歳）	1.9	1.6
15 ～ 17（歳）	2.1	1.6
18 ～ 29（歳）	2.0	1.6
30 ～ 49（歳）	2.0	1.6
50 ～ 64（歳）	2.2	1.9
65 ～ 74（歳）	2.2	2.0
75以上（歳）	2.1	1.8
妊 婦		1.6
授乳婦		1.8

どの炎症を惹起するエイコサノイドの原料となるため，過剰摂取のリスクが想定される。一方，n-3系脂肪酸であるα-リノレン酸や，EPA，DHAには冠動脈疾患などの生活習慣病の予防効果が期待されており，特に魚に多く含まれているEPAとDHAに関しては，その摂取が循環器疾患の予防に有効であることを示した観察疫学研究が多数存在している。これらのことから，2010年版までの「日本人の食事摂取基準」では成人に対して，n-6系脂肪酸では目標量の上限値，n-3系脂肪酸では目標量の下限値が設定されていたが，科学的根拠が十分ではないため，「日本人の食事摂取基準（2020年版）」ではこれらの目標量は設定されていない。

5 脂肪酸由来の生理活性物質

炭素数20のn-3系とn-6系の脂肪酸からは，エイコサノイドと総称される脂肪酸由来生理活性物質が産生される。代表的なものとしてプロスタグランジン（prostaglandin: PG），トロンボキサン（thromboxane: TX），ロイコトリエン（leukotriene: LT）があり，これらのエイコサノイドは局所ホルモンとして，血圧の調節，血小板凝集，子宮筋収縮，炎症反応などの多彩な生理作用を与える。それぞれのエイコサノイドは，出発物質である脂肪酸と二重結合の数を反映した系列（シリーズ）で分類されるが，n-3系の脂肪酸とn-6系の脂肪酸からは異なる系列のエイコサノイドが産生され，互いの作用や産生を抑制しあっている。これらの脂肪酸はホスホリパーゼA_2の作用でリン脂質のsn-2位から切り出された後，PGとTXはシクロオキシゲナーゼから始まる一連の反応（シクロオキシゲナーゼ経路）で，LTはリポキシゲナーゼから始まる一連の反応（リポキシゲナーゼ経路）により生成する（図6-9）。シクロオキシゲナーゼの活性はアスピリンのような非ステロイド性抗炎症剤によって阻害される。

n-3系から誘導されるエイコサノイドは，一般的にn-6系から誘導されるエイコサノイドよりも作用が弱く，競合的に作用する。例えば，n-3系のEPA（20：5）から生成するPGE₃やLTB₅は，n-6系のアラキドン酸（20：4）から生成するPGE₂やLTB₄よりも炎症反応が弱い上，アラキドン酸由来のエイコサノイドの産生を抑制する。また，エイコサノイドの原料となるリン脂質の脂肪酸組成は食事の脂肪酸組成を反映するため，摂取する脂肪酸の種類がエイコサノイドの産生に大きく影響する。グリーンランドエスキモー（イヌイット）は海獣由来のn-3系脂肪酸を多く摂取するため，EPA由来のTXA₃が増加するとともに，血小板凝集活性の強いアラキドン酸由来のTXA₂の産生が抑制され，血小板凝集が抑制されて血液凝固や血栓の形成が起こりにくくなることが知られている。

このように，n-3系脂肪酸から産生されるエイコサノイドとn-6系脂肪酸から産生されるエイコサノイドの作用が互いに影響し合うため，n-6/n-3の適切な摂取比率が重要である。n-6系とn-3系の比は，健康人で4：1程度が望ましいとされていたが，それぞれが異なる作用をもつことから，近年ではそれぞれ独自の摂取基準が設定されている。

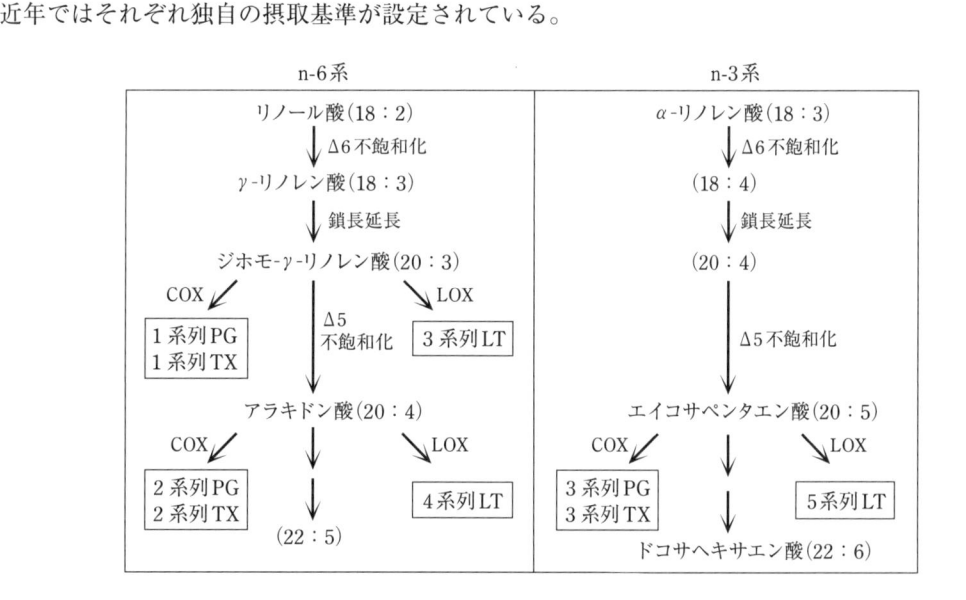

図6-9　脂肪酸からのエイコサノイドの合成経路

COX：シクロオキシゲナーゼ，LOX：リポキシゲナーゼ，LT：ロイコトリエン，
PG：プロスタグランジン，TX：トロンボキサン

鎖長20の多価不飽和脂肪酸はホスホリパーゼA₂によってリン脂質のsn-2位から切り出された後，エイコサノイドの合成に用いられる。それぞれのエイコサノイドの系列数は，二重結合の数を表している。

■ 6　その他の脂質

（1）コレステロール

体内のコレステロール量は，前述のフィードバック機構によって厳密に調節されており，コレステロールの摂取量が変化しても血中コレステロール濃度は大きく変動しない。しかし，血中のコレステロールのレベルは虚血性心疾患症と密接に関連しているため，2010年版までの「日本人の食事摂取基準」では摂取目標量の上限値が設定されていた。コレステロールは体内でも合成されることから，目標量を算定するのに十分な科学的根拠が得られていないため，「日本人の食事摂取基準

（2020年版）」では目標量は設定されていないが，コレステロール摂取量に上限が存在しないことを保証するものではなく，脂質異常症の重症化予防の目的からは，200 mg/日未満に留めることが望ましいとされている。ただし，コレステロールは動物性たんぱく質が多く含まれる食品に含まれるため，コレステロール摂取量を制限するとたんぱく質不足を生じ，特に高齢者において低栄養を生じる可能性があるので注意が必要である。

（2）　トランス脂肪酸

　不飽和脂肪酸の二重結合は通常シス型であるが，加工油脂等には水素添加によって生じたトランス型の二重結合をもつ脂肪酸（トランス脂肪酸）も含まれている。トランス脂肪酸は生体内では飽和脂肪酸と同じ挙動を示すが，トランス脂肪酸を多く摂取している人では LDL コレステロール値の上昇と HDL コレステロール値の低下がみられ，冠動脈疾患のリスクが増加することが報告されている。また慢性炎症との関連性も示唆されており，わが国では目標量の設定はされていないものの，世界保健機関を始め，アメリカなどでは，トランス脂肪酸摂取量を総エネルギー摂取量の1%未満に留めることを推奨している。あくまでも参考値ではあるものの，日本人においてもトランス脂肪酸の摂取量は1%エネルギー未満に留めることが望ましく，1%エネルギー未満でもできるだけ低く留めることが望ましいとされている。

（3）　共役リノール酸（conjugated linoleic acid: CLA）

　リノール酸の9位と12位の二重結合はともにシス型（9 c，12 c）であるが，共役リノール酸は主に9位と11位（9 c，11 t）あるいは10位と12位（10 t，12 c）に共役二重結合をもつ脂肪酸である。共役リノール酸もトランス形の二重結合をもつが，トランス脂肪酸としては扱われない。共役リノール酸は反芻動物の脂肪や乳脂肪に多く含まれており，抗変異原性や抗動脈硬化作用，体脂肪低下作用をもつことが示されている。

　生理活性が期待される脂質としては，共役リノール酸の他にも，血中トリアシルグリセロール値を低下させるジアシルグリセロールや，コレステロールの吸収を抑制する植物ステロールなどが注目されているが，その摂取量の推定が困難であるため，現時点ではこれらの脂質の目標量は設定されていない。

F　脂質と他の栄養素との関係

1　ビタミン B₁ 節約作用

　糖質代謝においてエネルギーを産生する場合，解糖系によって生じたピルビン酸からアセチル CoA が産生する過程でビタミン B₁ の誘導体であるチアミンピロリン酸（チアミン二リン酸）が必要となる。一方，エネルギー源として脂肪が利用される場合，脂肪酸は β 酸化を受けてアセチル CoA になる。この過程ではチアミンピロリン酸が必要でないため，糖質の代謝に比べ，脂質の代謝の方がビタミン B₁ の消費量が少ない。このことを脂質のビタミン B₁ 節約作用という。なお，脂質代謝においても，クエン酸回路によってアセチル CoA からエネルギーを産生する過程ではチアミンピロリン酸が必要となる。

2 　エネルギー源としての糖質の節約作用

　脂肪は三大栄養素の中で最もエネルギー効率が高く，1 g あたり約9 kcal のエネルギーを産生し，これは糖質のエネルギー効率の2倍以上である。同じ量のエネルギーが必要な場合，脂質の割合が増えると糖質の必要量は相対的に減少する。したがって，エネルギー源として脂質を効果的に摂取することによって糖質の摂取量を控えることができ，それによりインスリンの分泌量を抑制することができる。また，運動選手や重労働に従事する人などで多くのエネルギーが必要なときは，脂質の量を増やすことによって消化管に負担をかけずにエネルギーの摂取量を増やすことができる。

　体内において糖質はグリコーゲンとして貯蔵されるが，その貯蔵量には限界があり，絶食時は糖新生に利用されて容易に減少する。脂肪は脂肪組織に大量に貯蔵されているため，それがエネルギー源として利用されることにより，体内での糖質の枯渇を防いでいる。

　パルミチン酸1分子からは8分子のアセチル CoA が産生され，また7回のβ酸化の過程で7分子の NADH と $FADH_2$ が産生される。呼吸鎖により1分子の NADH と $FADH_2$ からそれぞれ3分子と2分子の ATP が産生されるとすると，1分子のアセチル CoA からはクエン酸回路によって12分子の ATP が産生されることから，パルミチン酸1分子からは合計131分子の ATP が産生されることとなる（ただし，最初の脂肪酸からアシル CoA が生成される過程で2分子の ATP が消費される）。グルコース1分子から生成する ATP は最大で38分子であるため，1分子あたりで産生されるエネルギーは脂肪酸の方がはるかに大きい。

3 　脂溶性ビタミンの運搬と吸収促進作用

　脂溶性ビタミンなどの脂溶性物質は，脂質とともに混合ミセルを形成して吸収されるため，これらの物質は脂質の存在によって吸収が促進される。また，脂溶性ビタミンなどが血液中を移動するときも，脂質とともにリポタンパク質に組み込まれた状態で運搬される。

　脂質代謝には，CoA の構成成分であるパントテン酸やアセチル CoA カルボキシラーゼの補酵素であるビオチンなど，多くのビタミン類が必要とされるが，それらの機能についてはビタミンの項を参照されたい。

参考文献

厚生労働省：「日本人の食事摂取基準（2020年版）」，第一出版（2020）
上代淑人，清水孝雄　監訳：「ハーパー生化学，原書28版」，丸善（2011）
奥恒行，柴田克己編：健康・栄養科学シリーズ，「基礎栄養学」，南光堂（2012）
木村修一，古野純典　監訳：「最新栄養学第10版」，建帛社（2014）

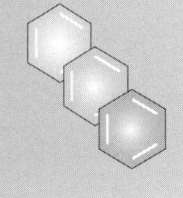

7章　ビタミンの栄養

はじめに

　ビタミン(vitamin)とは，栄養素のうちで，糖質，たんぱく質，脂質，微量元素以外に必要とされる微量の有機化合物である。およそ100年前に米ぬかから抗脚気因子が分離・同定され，ビタミンと名付けられた(現在のビタミン B₁)。その後，40年間に，水溶性ビタミン9種，脂溶性ビタミン4種の計13種の化合物がビタミンとして同定された。これらは，エネルギーやミネラル代謝の調節因子，補酵素などとして働き，ヒトの正常な成長や健康維持に関わっている。

栄養史：ビタミンの発見とノーベル賞

　東洋における脚気(ビタミン B₁ 欠乏症)や西洋におけるペラグラ(ナイアシン欠乏症)は，当初，病原菌の感染により発症すると考えられ，食事にそれらの疾病の予防因子が含まれているという考えはなかった。一方で，白米の多食が脚気を，とうもろこしの多食がペラグラを，塩蔵品の多食が壊血病(ビタミン C 欠乏症)を引き起こすことは経験的にわかっていた。また，糖質，たんぱく質，脂質，ミネラルだけでは動物の成長に不十分であることも明らかになり，これら以外の五番目の栄養成分(ビタミン)が必要であるとの認識に至った。まず，米ぬかからビタミン B₁ が抗脚気因子として同定された。当時，わが国おいて，脚気の蔓延は深刻な社会問題であり，その治療法や予防法の開発が急務であった。鈴木梅太郎は白米を与えた動物に起こる成長障害が，米ぬかの添加により回復することを見出し，その活性本体がオリザニン(現在のビタミン B₁)と命名した物質であることを1910年に発表した。これが，我が国におけるビタミン研究の始まりである。ビタミン B₁ の研究において，Eijkman(オランダ)と Hopkins(イギリス)は，ノーベル医学・生理学賞を受賞し，その後発見されたビタミンについても，ビタミンの同定，化学合成や機能解析の研究に対していくつものノーベル賞(医学・生理学賞，化学賞)が授与されている。このことはビタミンの役割の解明が多大に健康維持に貢献したことを示すものである。

A　ビタミンの構造と機能

1　脂溶性ビタミン

　脂溶性ビタミンは，A，D，E，K の4種類である(図7-1)。
　ビタミン A(レチノール，retinol)は，動物の組織中でレチニルエステル(retinyl ester)として存

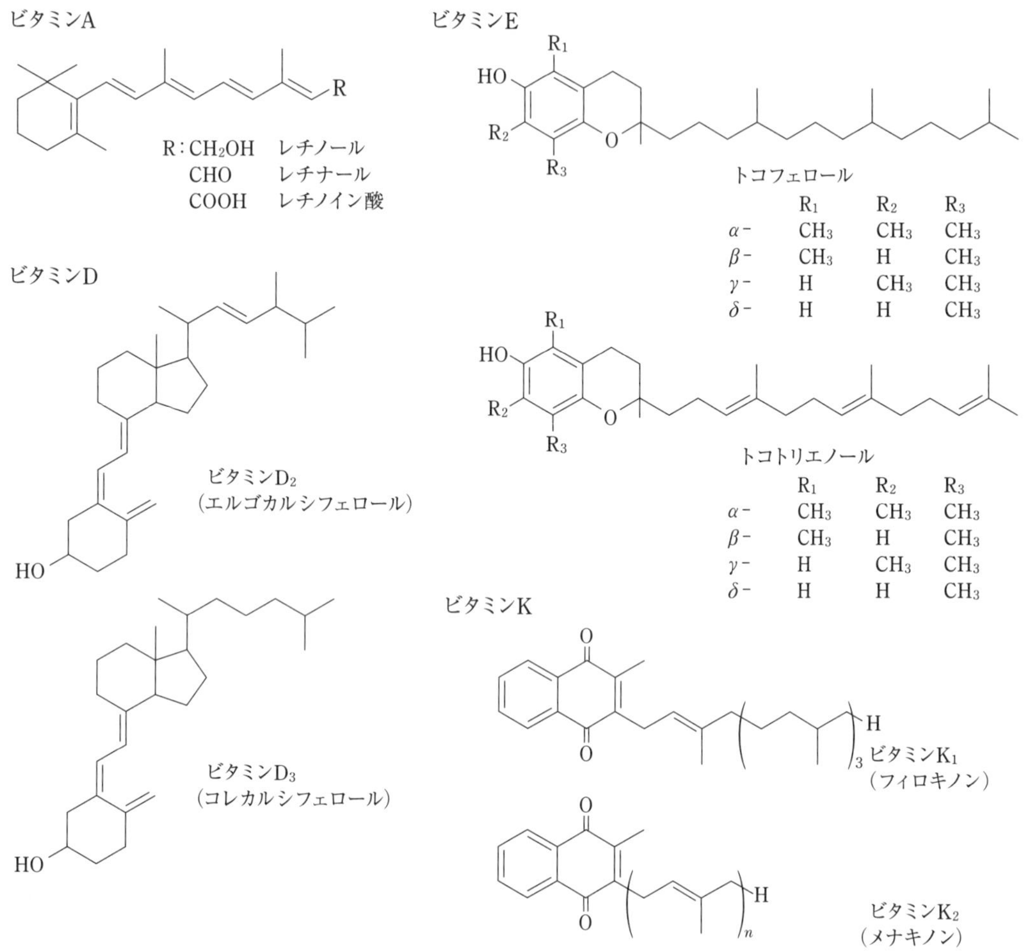

ビタミンA

R：CH₂OH　レチノール
　　CHO　　レチナール
　　COOH　　レチノイン酸

ビタミンD

ビタミンD₂
（エルゴカルシフェロール）

ビタミンD₃
（コレカルシフェロール）

ビタミンE

トコフェロール

	R_1	R_2	R_3
$\alpha-$	CH₃	CH₃	CH₃
$\beta-$	CH₃	H	CH₃
$\gamma-$	H	CH₃	CH₃
$\delta-$	H	H	CH₃

トコトリエノール

	R_1	R_2	R_3
$\alpha-$	CH₃	CH₃	CH₃
$\beta-$	CH₃	H	CH₃
$\gamma-$	H	CH₃	CH₃
$\delta-$	H	H	CH₃

ビタミンK

ビタミンK₁
（フィロキノン）

ビタミンK₂
（メナキノン）

図7-1　脂溶性ビタミンの構造

在する。活性型であるレチナール（retinal, アルデヒド型）は，視覚機能の維持，レチノイン酸（retinoic acid, カルボン酸型）は，細胞の分化と増殖に関与する。

　ビタミンDには，植物起源のビタミンD₂（エルゴカルシフェロール，ergocalciferol）と動物起源のビタミンD₃（コレカルシフェロール，cholecalciferol）があるが，ヒトにおける生物活性は同等である。体内で活性型ビタミンDとなり，遺伝子調節シグナルとして働き，骨代謝（骨形成，骨吸収）を調節する（7章D4参照）。また，免疫担当細胞の分化と増殖に関与し，免疫系も調節する。

　ビタミンEは，細胞膜の酸化を防ぎ，細胞膜の機能維持に関与している（7章B3参照）。

　ビタミンKは，ビタミンK依存性タンパク質（血液凝固因子，骨タンパク質）の活性化に関与している。欠乏した場合，血液凝固不全や骨の易折性が見られる（7章B4およびD4参照）。

▇2　水溶性ビタミン

　水溶性ビタミンは，B₁，B₂，B₆，B₁₂，ナイアシン，ビオチン，パントテン酸，葉酸，ビタミンCの9種類である（図7-2参照）。ビタミンC以外の水溶性ビタミンは，B群ビタミンとよばれ，

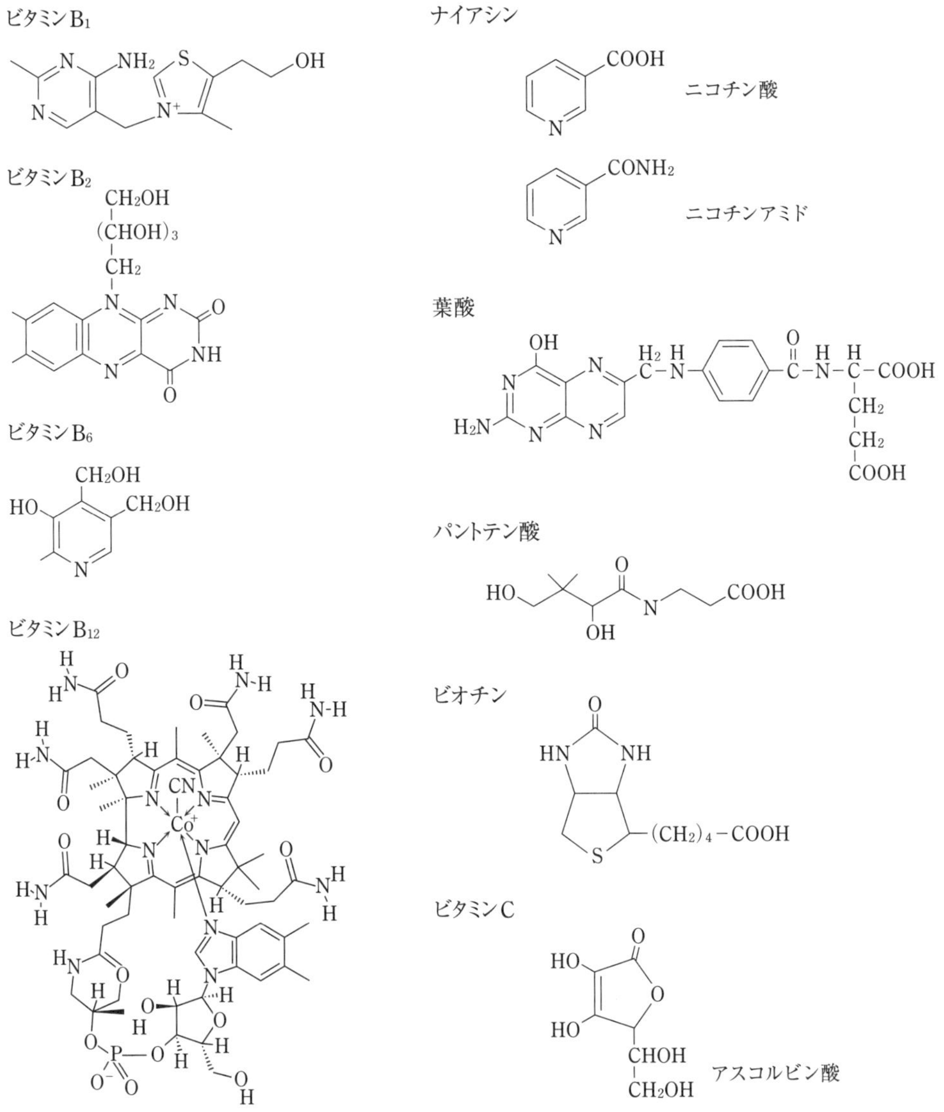

ビタミンB₁

ナイアシン

ビタミンB₂

ニコチン酸

ニコチンアミド

葉酸

ビタミンB₆

パントテン酸

ビオチン

ビタミンB₁₂

ビタミンC

アスコルビン酸

図7-2 水溶性ビタミンの構造

その誘導体はエネルギー代謝，アミノ酸代謝，核酸合成を行う酵素の補酵素として機能する（7章B2，D1，D2およびD3参照）。ビタミンCは，コラーゲン合成や活性酸素の消去に関わる（7章B3参照）。

B　ビタミンの栄養学的機能

1　レチノイド（ビタミンA）と活性型ビタミンDのホルモン様作用

　組織中に取り込まれたビタミンAとビタミンDは，血液中へ分泌され，活性化を経て，標的臓器に作用する。このように血液循環系を介して標的臓器の機能を調節することから，ホルモンの一

部と考えられてきている。

（1） レチノイド（retinoid, ビタミンA）

　動物起源の食品に含まれるレチニルエステルは，膵エステラーゼ，または小腸上皮細胞内のエステラーゼ（esterase）の作用によって加水分解され，レチノールとなる。植物起源のカロテノイド（carotenoid）の一部には，ビタミンA活性を有するものがあり，その代表がβ-カロテン（carotene）である。β-カロテンは小腸上皮細胞内の中央開裂酵素によって2分子のレチナールとなった後，還元されレチノールとなる（図7-3）。レチノールは，脂肪酸と結合し，再エステル化され，キロミクロン（chylomicron）内へ組み込まれ，リンパ系へ放出される。キロミクロンは，その後，血液循環系に入り，血管表面のリポタンパク質リパーゼによりキロミクロンレムナントとなり，最終的に肝臓に取り込まれる。キロミクロン中のレチニルエステルの一部は，各組織に移行するが，ほとんどはキロミクロンレムナント内に残り，肝臓に取り込まれ，貯蔵される。肝臓には，ビタミンA貯蔵細胞（星細胞）があり，生体のビタミンA総量の約50〜80％が貯蔵されている。肝臓から血中に放出される際は，レチノールがタンパク質（レチノール結合タンパク質）複合体として放出され，トランスサイレチン（transthyretin）と結合し，標的臓器へ運搬される。細胞内へ運ばれたレチノールは，レチナール，レチノイン酸へと代謝される。

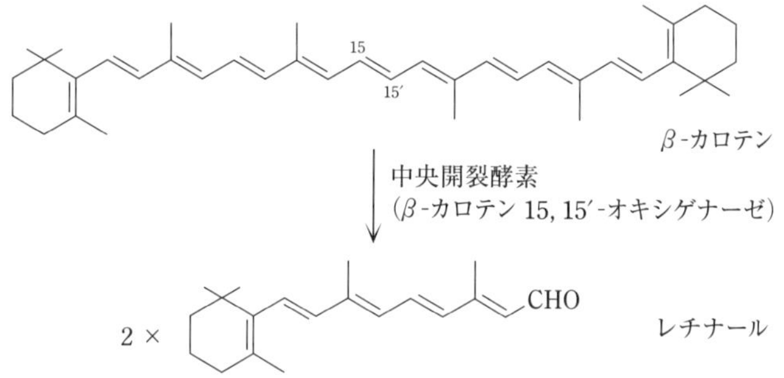

図7-3　β-カロテンから，レチナールの生成

　レチナールは，網膜上にあるタンパク質（オプシン）と結合し，視覚作用を発揮する。オプシンと結合した11-シス-レチナールは，光異性化によりオールトランス-レチナールとなり，オプシンから解離する。この異性化によって，オプシンタンパク質の立体構造が変化し，それが視神経へと伝達される。ビタミンAが不足すると，まず暗順応（暗闇にしばらくいると，次第に目が慣れ，わずかな光でも認識できる適応機能）が低下して，夜盲症となる。続いて明順応が低下して，失明する。

　レチノイン酸は，レチノイン酸受容体のリガンドとなり，発生，細胞増殖などに関与する遺伝子の発現を転写レベルで活性化させる。レチノイン酸受容体や，後述するビタミンD受容体は，核内受容体と呼ばれる一群の転写調節因子のメンバーであり，それぞれの受容体にリガンド（レチノイン酸やビタミンD）が結合することによって，転写反応が活性化し，標的遺伝子の発現が上昇する。

　ビタミンAの欠乏症は，さきに述べた夜盲症のほかに，眼球乾燥症，腸管免疫系の低下，成長阻害，骨および神経系の発達抑制などが知られている。一方，急性過剰症として，嘔吐症状があり，慢性中毒として体重減少，食欲不振が生じる。また，催奇形成も知られており，妊娠初期のサプリメント等の過剰摂取は避けるべきである。

（2）ビタミンＤ

　ビタミンＤは，肝臓で代謝を受け，25-ヒドロキシビタミンＤ(25-hydroxy vitamin D)となり，ビタミンＤ結合タンパク質と結合して，血中を循環する。必要に応じて，腎臓中でさらに水酸化され活性型(1α,25-ジヒドロキシビタミンＤ，1α,25-dihydoroxy vitamin D)となる(図7－4)。腎臓で水酸化を行う1α水酸化酵素の活性は，カルシウムの恒常性に機能する副甲状腺ホルモン(parathyroid hormon)によって制御されている(7章Ｄ4参照)。活性型ビタミンＤは，転写調節因子であるビタミンＤ受容体のリガンドとして機能して，骨，小腸，腎臓などにおいてカルシウム代謝を調節するタンパク質の発現を制御する。また，ビタミンＤ受容体は免疫担当細胞にも存在し，ビタミンＤはこれらの細胞の分化や機能発現に関与している。

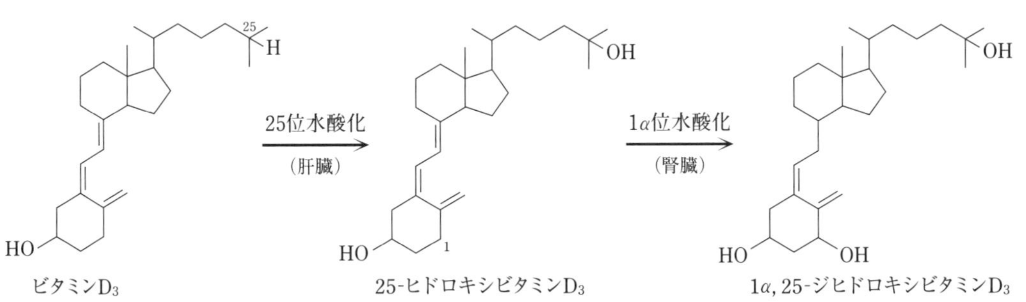

ビタミンＤ₃　　25位水酸化（肝臓）　　25-ヒドロキシビタミンＤ₃　　1α位水酸化（腎臓）　　1α,25-ジヒドロキシビタミンＤ₃

図7-4　ビタミンＤの活性化

　ビタミンＤは，食品から摂取されるだけでなく，体内(皮膚)でも合成される。コレステロール(cholesterol)は食事から摂取するほかに，体内においても合成されるが，合成の最終中間体である，7-デヒドロコレステロールは，紫外線照射と体温による熱異性化によってビタミンＤ₃となる(図7－5)。ビタミンＤが欠乏すると，小腸や腎臓でのカルシウム吸収量が減少し，体内でのカルシウム利用能が低下する。その結果，小児ではくる病(rickets)，成人では骨軟化症，骨粗鬆症(osteoporosis)を発症する。ビタミンＤの過剰摂取は，高カルシウム血症，腎障害，軟組織の石灰化障害などを引き起こす。

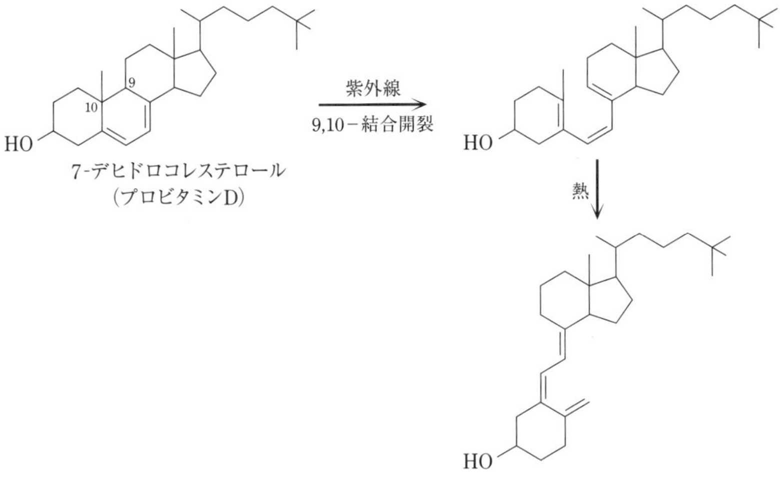

7-デヒドロコレステロール（プロビタミンＤ）　　紫外線 9,10－結合開裂　　熱

図7-5　皮膚におけるビタミンＤの合成

　細胞内において様々な代謝反応を触媒する酵素は，酵素タンパク質のみでは機能を発揮できない場合が多く，非タンパク性の物質（補因子）を要求する。補因子の中でも，低分子有機化合物を補酵素（coenzyme）とよぶ。ビタミンCを除いた水溶性ビタミンの誘導体は補酵素として機能し，食品中には補酵素型で存在している。

（1）ビタミン B₁

　チアミン（thiamine, ビタミン B₁）の補酵素型は，2分子のリン酸が結合したチアミン二リン酸（thiamine diphosphate: TDP）である（図7-6）。食品中に含まれるビタミン B₁ のほとんどは TDP で，タンパク質に結合している。摂取された後，胃酸でタンパク質が変性し，TDP が遊離する。小腸でホスファターゼによって遊離のチアミンが生成し，小腸上皮細胞へ能動輸送により吸収される。細胞内に入ったチアミンは，チアミンキナーゼによって，補酵素型の TDP となる。

　TDP は，解糖系とクエン酸回路の橋渡しをするピルビン酸脱水素酵素，クエン酸回路のα-ケトグルタル酸脱水素酵素，分岐アミノ酸代謝のα-ケト酸脱水素酵素，ペントースリン酸経路のトランスケトラーゼの補酵素として機能する。

　チアミンが欠乏すると，ピルビン酸からアセチル CoA への代謝が滞り，ピルビン酸，乳酸濃度が上昇し（チアミン欠乏による代謝性アシドーシス），脚気やウェルニッケ・コルサコフ症候群（ウェルニッケ脳症）などの神経障害を引き起こす。チアミンを過剰に摂取した場合，積極的に尿中に排泄されるが，成人において1日3g以上の服用で，頭痛，不眠，速脈などの毒性を示唆する症状を示すことが報告されている。

（2）ビタミン B₂

　リボフラビン（riboflavin, ビタミン B₂）の補酵素型は，フラビンモノヌクレオチド（flavin mononucleotide: FMN），フラビンアデニンジヌクレオチド（flavin adenine dinucleotide: FAD）である（図7-6）。FMN，FAD は酸化還元酵素（脱水素酵素，酸化酵素，酸素添加酵素，電子伝達系）の補酵素として機能する。

　食品中にはおもに FMN，FAD の形で存在する。摂取後，胃酸によって酵素に結合していた FAD, FMN が遊離する。続いて小腸内でホスファターゼによってリボフラビンとなり，エネルギー依存的，Na⁺依存的に，上皮細胞へ吸収される。細胞内へ取り込まれた後，リボフラビンはフラボキナーゼにより FMN となる。次いで FMN は FAD 合成酵素によって FAD となる。

　酸化酵素反応では，基質の酸化にともなって酵素に結合したフラビンが還元される。さらに，還元型フラビンが酸素分子と反応し，最終的に過酸化水素と酸化型フラビンを生じる。酸素添加酵素反応では NAD(P)H により還元されたフラビンと酸素分子とが反応してできる中間体が基質と反応して，酸素原子1つを基質に取り込ませ，基質を水酸化するとともに，水を放出してフラビンが酸化型へと戻される。

　リボフラビン欠乏により，成長阻害，口角炎，口唇炎，脂漏性皮膚炎などが発症する。一方，過剰量が吸収されても，余剰のリボフラビンは速やかに尿中に排泄されることから，多量摂取による過剰の影響を受けにくい。偏頭痛患者に3か月間毎日400mgを投与した試験においても副作用がみられなかったと報告されている。

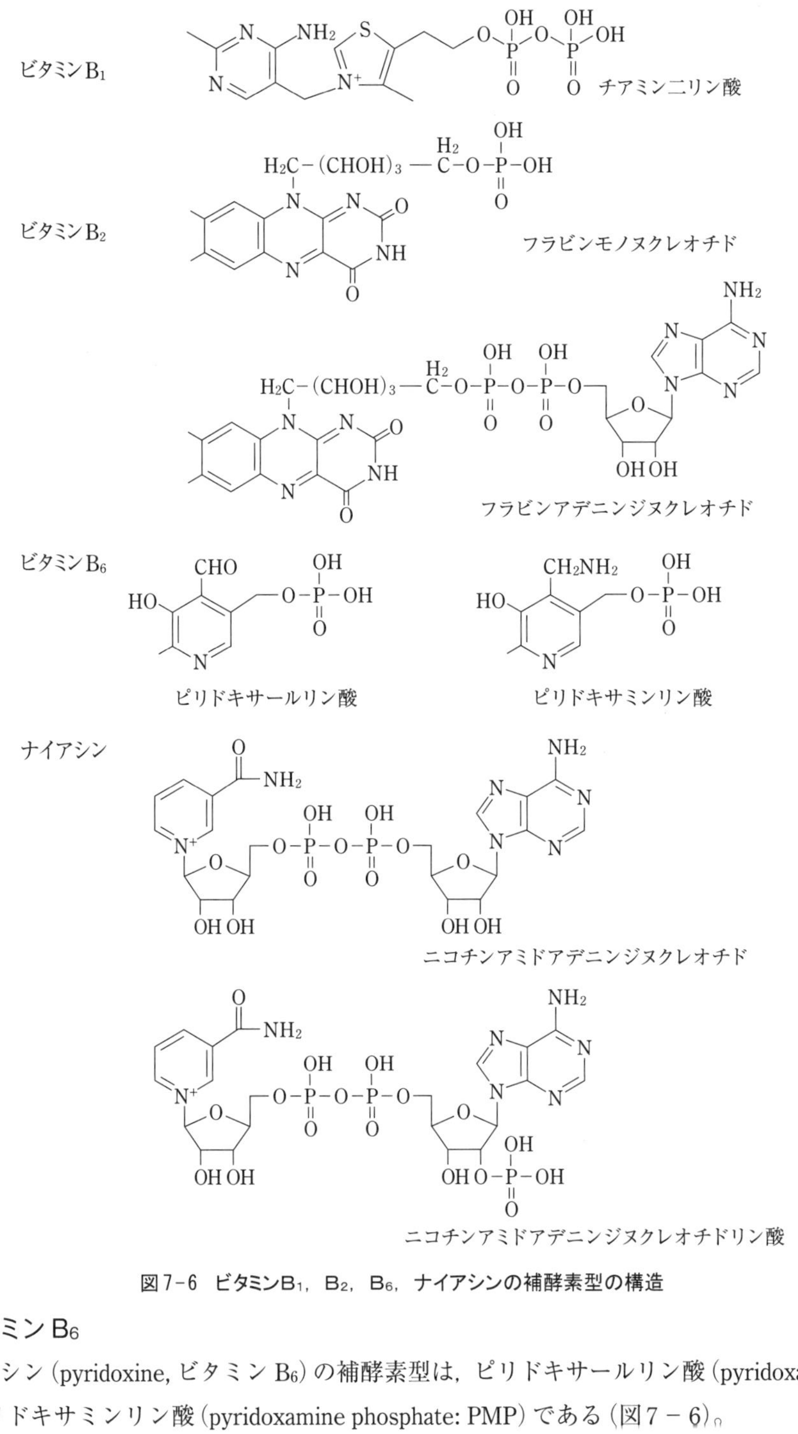

図7-6 ビタミンB₁, B₂, B₆, ナイアシンの補酵素型の構造

（3） ビタミンB₆

ピリドキシン（pyridoxine, ビタミン B₆）の補酵素型は，ピリドキサールリン酸（pyridoxal phosphate: PLP），ピリドキサミンリン酸（pyridoxamine phosphate: PMP）である（図7－6）。

食事から得られるビタミン B₆ の形態は，補酵素型のリン酸化型，遊離型（ピリドキシン，ピリドキサミン，ピリドキサール）と，植物由来の配糖体型（ピリドキシン 5′-O-β-D-グリコシド: PNG）がある。消化管内で，リン酸化型は膜結合型アルカリホスファターゼにより脱リン酸化され遊離型となる。配糖体型は，PNG のまま，または一部加水分解され，吸収される。遊離型は，細

胞内でピリドキサールキナーゼにより，補酵素型（リン酸化型）となる。植物由来のPNGは細胞内において，一部加水分解を受け，遊離型となった後，補酵素型となる。

ビタミンB₆はアミノ酸代謝に関わる酵素（アミノ基転移酵素，ラセミ化酵素，脱炭酸酵素など）の補酵素として機能する。代表的なアミノ基転移酵素として，アスパラギン酸アミノトランスフェラーゼ（AST）があり，アスパラギン酸（aspartic acid）のアミノ基をα-ケトグルタル酸に渡し，オキサロ酢酸とグルタミン酸（glutamic acid）を生成する。ASTは，アラニンアミノトランスフェラーゼ（ALT）とともに，アミノ酸の生合成と異化に重要な酵素である。脱炭酸酵素は，アミノ酸から生理活性をもつアミンの生成に関わっている。チロシン（tyrosine）からドーパミン（dopamine），ヒスチジンからヒスタミン（histamine），トリプトファン（tryptophane）からセロトニン（serotonin）の合成に関わる脱炭酸酵素は，PLPを補酵素として要求する。

一般に食品中にはピリドキシンが比較的多量に含まれていることから，通常の食事をしている限り，欠乏症にならない。実験的に欠乏症を引き起こさせた場合，頭痛，放屁，口角炎，口唇炎などの症状が出ることが報告されている。

ピリドキシンの過剰摂取時には，感覚性ニューロパシーという明確な悪影響が観察される（1日数グラムを数か月間摂取）。一方，手指にしびれや痛みを引き起こす手根管症候群の患者にピリドキシン100〜300mg/日を4か月間投与したが，感覚神経障害は認められなかったという報告がある。この値をもとに，耐容上限量が決められている（体重1kgあたり0.86g）。

（4）ビタミンB₁₂

シアノコバラミン（cyanocobalamin，ビタミンB₁₂）の補酵素型は，アデノシルコバラミン（adenosylcobalmin），メチルコバラミン（methylcobalamin）である。（消化・吸収については，7章C4を参照）

バリン，イソロイシンなどのアミノ酸や奇数脂肪酸は，プロピオニルCoA，メチルマロニルCoAを経て，スクシニルCoAへと代謝されるが，プロピオン酸代謝に重要な酵素であるメチルマロニルCoAムターゼは，アデノシルコバラミンを補酵素として要求する。メチオニンシンターゼは，メチオニンと補酵素型の葉酸の合成に関与するが，メチルコバラミンが補酵素となっている。

極端な菜食中心の食事を長期間に渡って続けると，ビタミンB₁₂の欠乏症が発症すると報告されている。欠乏すると，血漿中のホモシステイン濃度が上昇する。また，巨赤芽球性の悪性貧血が引き起こされることが知られている。ビタミンB₁₂の消化管からの吸収は，胃から分泌される内因子（intrinsic factor）を介した吸収機構によることから過剰に摂取してもほとんど吸収されず，過剰症の報告がない。

（5）ナイアシン

ナイアシン（ニコチン酸（nicotinic acid），ニコチンアミド（nicotinamide））の補酵素型は，ニコチンアミドアデニンジヌクレオチド（nicotinamide adenine dinucleotide: NAD），ニコチンアミドアデニンジヌクレオチドリン酸（nicotin amide adenine dinucleotide phosphate: NADP）である（図7-6）。

細胞内では，遊離型のナイアシンと補酵素型の両方で存在するが，補酵素型は，食品の貯蔵・加工において，遊離型へと分解される。吸収されたニコチンアミドは，ニコチンアミドホスホリボシルトランスフェラーゼ，ニコチン酸アデニルトランスフェラーゼによって，NADとなる。

NAD と NADH は脱水素酵素などの酸化還元酵素や酸素付加酵素などの補酵素として，電子の授受に機能している。また，細胞核内の DNA が損傷したときに，ヒストンやその他の核タンパク質が ADP-リボシル化修飾を受けるが，この修飾で使用される ADP-リボースは NAD から生成，供給される。さらに，細胞内のアセチル化修飾タンパク質の脱アセチル化を行う一部の脱アセチル化酵素は，NAD により活性化され，遺伝子発現を含めて，様々な代謝経路に関与するタンパク質の活性調節を行う。

ナイアシンの欠乏症は，ペラグラ（pellagra）である。ペラグラ（イタリア語で荒れた皮膚の意味）は，18世紀からヨーロッパでみられた疾病であり，皮膚炎，下痢，痴呆，さらに死に至る病気である。NAD は，トリプトファンからも合成されるが，この転換経路に必要な栄養素が欠乏した場合でも，ペラグラが発症する可能性がある。過剰摂取によって消化器障害（消化不良，下痢，便秘），肝障害（肝機能低下，劇症肝炎）が報告されている。これらのデータを元に，ニコチン酸，ニコチンアミドの耐容上限量が決定されている。

（6）ビオチン

食品中のビオチン（biotin）のほとんどは，タンパク質のリジン（lysine）残基と共有結合して存在する（結合型ビオチン）。消化管で消化された後，ビオチンが結合したリジン（ビオシチン：biocytin）はビオチニダーゼにより加水分解を受け，遊離のビオチンとなる。小腸上皮細胞からは，ナトリウム依存性マルチビタミン輸送体（SMVT）により吸収される。吸収されたビオチンは，血中においてビオチニダーゼと複合体を形成し，細胞内へ取り込まれる。

ビオチンを補欠分子族として要求する酵素は，哺乳動物において4つのカルボキシラーゼであり，炭酸固定反応や炭酸転移反応を行う。4種のカルボキシラーゼは，アセチル CoA カルボキシラーゼ（脂肪酸合成，β酸化），ピルビン酸カルボキシラーゼ（糖新生），プロピオニル CoA カルボキシラーゼ（イソロイシン，バリン，メチオニン代謝など），β-メチルクロトニル CoA カルボキシラーゼ（ロイシン代謝）であり，糖質，脂質，アミノ酸代謝に関わる。ビオチンのもつカルボキシル基とこれらのカルボキシラーゼの特定のリジン残基の ε-アミノ基が共有結合する。この結合は，ホロカルボキシラーゼ合成酵素によって行われる。

卵白食の長期投与やビオチンを含まない非経口栄養輸液を受けた場合においてビオチン欠乏がしばしば観察される。皮膚炎のほかに，不眠，幻覚，手足の知覚異常などの神経症状もみられる。また，妊娠動物において，ビオチン欠乏は着床の阻害，胎児の奇形の発症を引き起こす。なお，ビオチン関連代謝異常症の患者では大量のビオチンが経口投与されているが，副作用などの報告はない。

（7）パントテン酸

パントテン酸（pantothenic acid）の補酵素型は，補酵素 A（CoA），4′-ホスホパンテテインである（図7-7）。4′-ホスホパンテテインは，脂肪酸合成酵素のアシル輸送タンパク質（ACP）ドメインのセリン（serine）残基に結合し，活性型の ACP となる。CoA が関与する反応は，生体内で多岐にわたり，糖代謝（クエン酸回路での転移反応），脂質合成（脂肪酸，リン脂質，ステロイド合成），タンパク質修飾（アセチル化，アシル化，プレニル化）などに関わる。4′-ホスホパンテテインや CoA の SH 基がチオエステル結合することでアセチル基やアシル基の担体として機能する。

食品中には補酵素型で存在するが，小腸において，ホスファターゼによってパンテテインまで分

パントテン酸

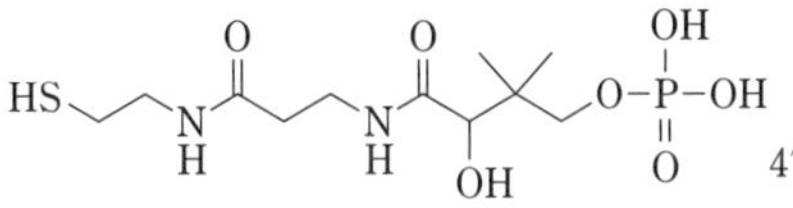

4′-ホスホパンテテイン

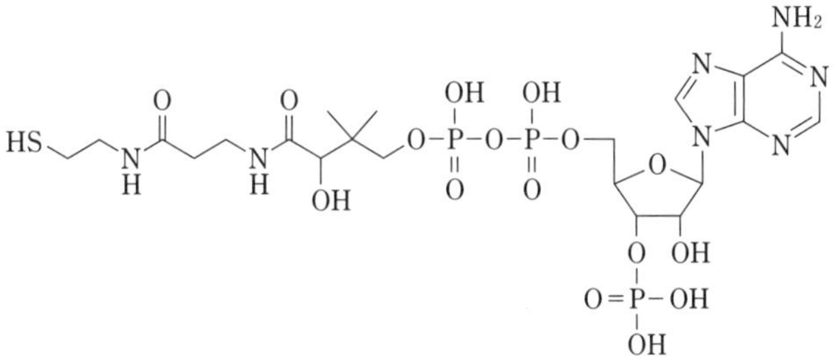

補酵素A

葉酸

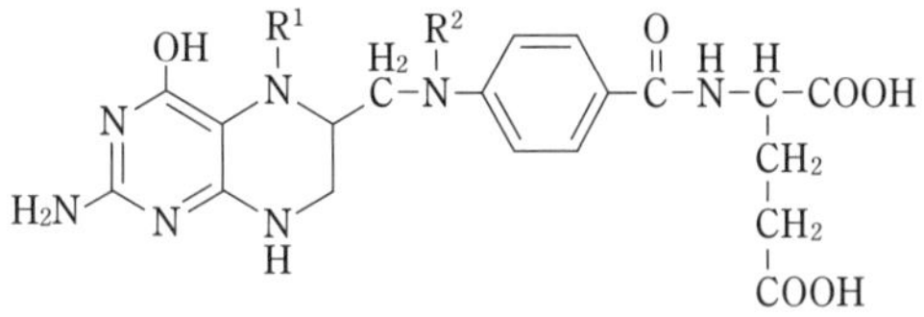

図7-7　パントテン酸・葉酸の補酵素型の構造

補酵素	R¹	R²	R¹R²間
テトラヒドロ葉酸	H	H	—
5-ホルミルテトラヒドロ葉酸	−CHO	H	—
5-ホルムイミノテトラヒドロ葉酸	−CH＝NH	H	—
10-ホルミルテトラヒドロ葉酸	H	−CHO	—
5,10-メテニルテトラヒドロ葉酸	—	—	＝CH−
5,10-メチレンテトラヒドロ葉酸	—	—	−CH₂−
5-メチルテトラヒドロ葉酸	CH₃	H	—

解される。さらに，パンテテイナーゼによってパントテン酸となる。小腸上皮細胞では，ナトリウム依存性マルチビタミン輸送体（SMVT）により吸収される。高濃度では単純拡散によって吸収される。吸収されたパントテン酸は，遊離の形で血液を介して各組織に運ばれ，補酵素型となる。

　パントテン酸は，動物由来，植物由来の食品中に普遍的に含まれていることから，ヒトでの欠乏症はまれである。ヒトでのパントテン酸欠乏の報告では，手掌，足のしびれと灼熱感，頭痛，疲労，不眠，食欲不振などが見られた。パントテン酸の毒性については，10 〜 20 g/日の経口摂取において，時々緩やかな下痢症状が見られたほかは，主だった症状はみられなかった。

（8）葉　酸

　葉酸（folic acid）の補酵素型は，テトラヒドロ葉酸（tetrahydrofolic acid）である。テトラヒドロ葉酸は，ギ酸やホルムアルデヒドなどの1炭素化合物の輸送担体として機能する。図7−7の葉酸のR¹またはR²，およびR¹とR²の間に，ホルミル基（−CHO），ホルムイミノ基（−CH＝NH），メテニル基（＝CH−），メチレン基（−CH₂−），メチル基（−CH₃）が結合する。

　食品中に含まれる葉酸の多くは，グルタミン酸が数個結合したポリグルタミン酸型である。小腸において加水分解を受け，モノグルタミン酸型となり，葉酸受容体と結合して，吸収される。血液

中では，アルブミンやα2-マクログロブリンと結合して，循環している。細胞内に取り込まれた後，種々の補酵素型に変換される。

　メチオニン合成酵素（ビタミンB12酵素）は，5-メチルテトラヒドロ葉酸のメチル基をホモシステインに供与し，メチオニンとテトラヒドロ葉酸を生成する（図7-9）。メチオニンは，S-アデノシルメチオニンに変換され，メチル基供与体として働き，DNAやタンパク質のメチル化に関与している。また，5,10-メチレンテトラヒドロ葉酸は，チミジル酸合成酵素の補酵素として働き，核酸（チミジル酸）の合成に関与している。

　葉酸の欠乏症として，大赤血球性貧血，心悸亢進，息切れ，疲労，めまい，舌炎，口角炎，鬱病などがある。また，女性において妊娠中や妊娠前の葉酸欠乏が，胎児に神経管閉鎖障害を起こす場合がある。胎児の神経管閉鎖障害は，受胎後およそ28日で神経管が閉鎖する神経管の形成異常であるが，受胎前後の葉酸摂取が，神経管閉鎖障害のリスク低減に有効であることが多くの研究で明らかになっている。また，葉酸の摂取による口蓋裂や先天性心疾患のリスク低減も示されている。過剰症として，葉酸強化食を摂取している場合の有害事象が報告されている。これは，葉酸要求酵素（チミジル酸合成酵素）や葉酸代謝酵素（5,10-メチレンテトラヒドロ葉酸還元酵素）の阻害によると考えられている。耐用上限量は，貧血マスキング作用を指標に決定されたアメリカ/カナダの葉酸食事摂取基準と，妊娠可能な女性における神経管閉鎖障害の発症および再発を予防するため行われた，葉酸の投与試験を元に決定されている（27 mg/kg 体重/日）。

3　抗酸化作用とビタミンC，ビタミンE，カロテノイド

　細胞内では，好気的酸化に伴って，ミトコンドリアなどで活性酸素（reactive oxygen）が発生するが，その消去系として抗酸化システムが存在する。抗酸化システムのうち，ラジカルの連鎖反応の開始や進展を抑制することに抗酸化ビタミンが関与している。

　ビタミンEは，脂溶性であるため，細胞膜や細胞内小器官の膜に局在しており，脂質膜内外で生じるラジカルの消去に関わっている。すなわち，ビタミンEは，細胞膜などに存在する不飽和脂肪酸の酸化によって生じる脂質ペルオキシラジカルを捕捉し，ラジカルの連鎖反応を停止させる。この過程でビタミンE自身は酸化され，酸化ビタミンEとなるが，細胞膜表面でビタミンCによって還元され，再び抗酸化活性を示す。

　ビタミンCは水溶性の抗酸化物質であり，水溶液中で発生する活性酸素やフリーラジカルを捕捉する。食品に含まれるビタミンCは，還元型のアスコルビン酸（ascorbic acid）か，酸化型のデヒドロアスコルビン酸（dehydro ascorbic acid）である。消化管からは，ナトリウム依存性ビタミンC輸送体によって吸収される。還元型のアスコルビン酸は，電子供与性が強いが，酸化されてデヒドロアスコルビン酸となる。デヒドロアスコルビン酸は，グルタチオン（glutathione）依存性のデヒドロアスコルビン酸還元酵素によって還元型となり，再利用される。

　プロビタミンAであるカロテノイドは脂溶性の抗酸化物質である。カロテノイドの抗酸化活性は，イソプレン構造によることから，プロビタミンAとならないカロテノイドも，抗酸化能を有している。カロテノイドは比較的皮膚に蓄積しやすいことから，光酸化による活性酸素の発生を抑制し，日焼け，色素沈着を抑制する。

4 血液凝固とビタミン K

ビタミン K は，タンパク質中のグルタミン酸残基のγ位にカルボキシル基を導入し，γ-カルボキシグルタミン酸(Gla)を生成するγ-グルタミルカルボキシラーゼの補因子として働く。血液凝固因子のうち，Gla 残基を有するもの(プロトロンビン，Ⅶ因子，Ⅸ因子，Ⅹ因子，プロテイン C など)は，活性化のために，Gla 化修飾される必要がある。ビタミン K が不足した状態では，出血しても血液が固まりにくくなり，最悪出血死する。ビタミン K は，母親から胎児への移行性(胎盤通過性)や母乳への移行性が高くないことから，母乳で哺育した新生児にビタミン K 欠乏による出血症状がみられる場合がある。これを予防するために，新生児にビタミン K シロップが投与されている。γ-グルタミルカルボキシラーゼの補因子として働く際には，ビタミン K は還元型となる必要がある(図7-8)。抗血液凝固薬であるワルファリンはビタミン K の還元を行う，ビタミン K エポキシド還元酵素を阻害し，血液凝固を阻害する。

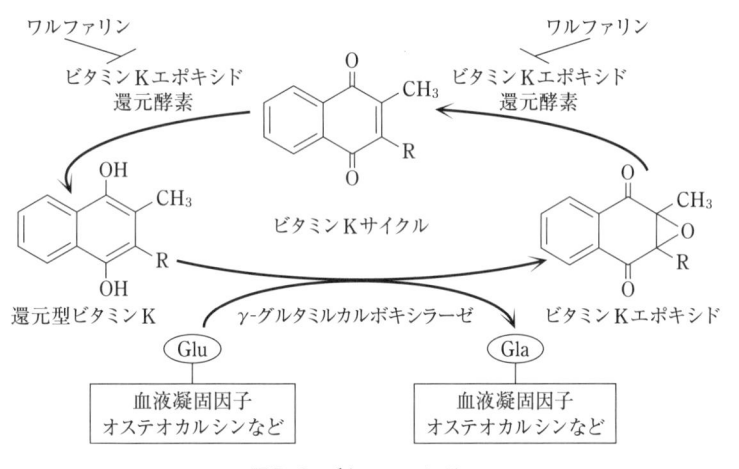

図7-8　ビタミン K サイクル

5 造血作用とビタミン B₁₂，葉酸

造血細胞は，盛んに細胞分裂を行い増殖しており，これに対応するために大量の DNA が必要とされる。葉酸は，核酸の合成(チミンとプリンの合成)に必須の因子である。プリン塩基の生合成において，10-ホルミルテトラヒドロ葉酸は，ホルミル基を供与し，テトラヒドロ葉酸となる。また，チミンの生合成において，デオキシウリジン1リン酸からチミン1リン酸を合成する際に，5,10-メチレンテトラヒドロ葉酸がメチル基を供与する。ビタミン B₁₂ が不足することで，正常な葉酸代謝が滞り，5,10-メチレンテトラヒドロ葉酸を生成するために必要なテトラヒドロ葉酸が再生されなくなる。葉酸，ビタミン B₁₂ の欠乏によって，正常な赤血球の形成が行われず，巨大で異常な核をもつ赤血球が骨髄に蓄積する。また，白血球や血小板数の減少もみられる。

6 ホモシステインとビタミン B₁₂，葉酸

必須アミノ酸のメチオニンは，タンパク質の合成に使用されるだけでなく，メチル基供与体である S アデノシルメチオニン(SAM)に代謝される(図7-9)。SAM はクレアチン合成に利用されるほか，リン脂質合成，神経刺激伝達物質合成のためのメチル基，さらに，DNA，RNA およびタン

パク質のメチル化のためのメチル基を供与する。メチル基を供与するとSAMは，S-アデノシルホモシステイン（SAH）に変わり，さらにSAH加水分解酵素によってホモシステインとアデノシンになる。生成したホモシステインは，メチオニン合成酵素によって再メチル化されて，メチオニンになるか，ビタミンB_6を補酵素とする酵素であるシスタチオニンβ合成酵素によって，セリンと縮合してシスタチオニンになる。シスタチオニンは，ビタミンB_6酵素であるγシスタチオナーゼによってさらに代謝され，システインとαケト酸（αオキソ酸）になる。ビタミンB_{12}，葉酸のどちらが不足しても，高ホモシステイン血症となる。血中ホモシステイン濃度が高い場合，アテローム性動脈硬化のリスクが上昇し，心筋梗塞や脳卒中を起こしやすくなる。

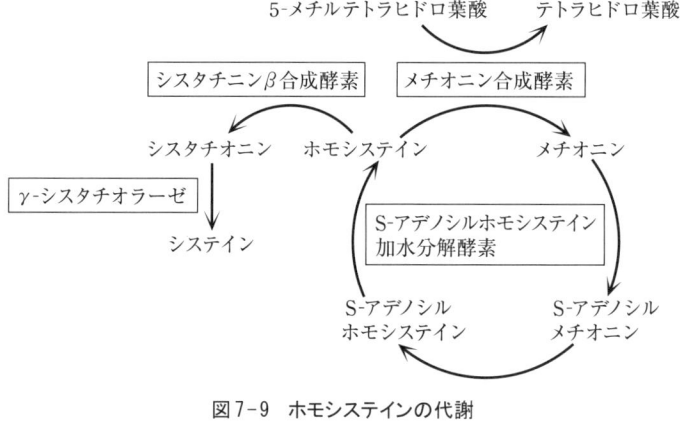

図7-9　ホモシステインの代謝

7　脂質・糖質代謝とビオチン，パントテン酸

　バリン，イソロイシン，メチオニン，トレオニン，奇数脂肪酸，チミン，コレステロールが代謝されると，プロピオニルCoAが生成する。生成したプロピオニルCoAは，最終的にTCAサイクルのスクシニルCoAへと変換され，TCAサイクルに入る。パントテン酸は，CoAの成分として，また，ビオチンは，この経路のプロピオニルCoAをカルボキシ化し，メチルマロニルCoAを生成する，プロピオニルCoAカルボキシラーゼの補酵素として働く。脂肪酸の合成に関して，ビオチンはアセチルCoAからマロニルCoAを合成するアセチルCoAカルボキシラーゼの補酵素として，パントテン酸は，アセチルCoAとマロニルCoAからパルミチン酸を合成する脂肪酸合成酵素のアシル輸送タンパク質の補酵素として働く。また，脂肪酸のβ酸化において，脂肪酸がアシルCoA合成酵素によって脂肪酸CoAとなり，最終的にアセチルCoAまで分解される。

C　ビタミンの生物学的利用度

1　脂溶性ビタミンと脂質の消化・吸収の共通性

　脂溶性ビタミンは，食品に含まれる脂質（中性脂肪，コレステロール，リン脂質）と同様の経路で，消化・吸収される。即ち，小腸上部で胆汁によりミセルとなり，小腸上皮細胞から吸収される。上皮細胞には，輸送体を介さない単純拡散で取り込まれると考えられているが，コレステロールの輸

送体である NPC1L1 はビタミン E や K の輸送体として働くことが示されている。上皮細胞に取り込まれた脂溶性ビタミンは，キロミクロンに組み込まれリンパ管を経由して各組織に輸送される。

　動物性食品中のビタミン A は，エステル型として存在しているが，小腸上皮細胞へ取り込まれる前に，加水分解酵素によってアルコール型へと変換される。植物性食品のプロビタミン A である β-カロテンの一部は，上皮細胞の中央開裂酵素によって2分子のレチナール（アルデヒド型）に変換される。

　食事由来のキロミクロン中のビタミン D は，血液中でビタミン D 結合タンパク質（DBP）と結合し，肝臓へ運ばれる。一方，皮膚で 7-デヒドロコレステロールから合成されたビタミン D は，DBP と結合して肝臓へ輸送される。

　キロミクロンにより肝臓へ輸送されたビタミン E 同族体のうち，α-トコフェロールは，α-トコフェロール輸送タンパク質（α-TTP）により，優先的に超低密度リポタンパク質（VLDL）に組み込まれ，血中へ放出される。

　ビタミン K は，上皮細胞へ吸収された後，キロミクロンに組み込まれ，リンパに放出される。その後，肝臓に取り込まれる。

2　水溶性ビタミンの組織飽和と尿中排出

　補酵素作用を有する水溶性ビタミンは，組織内において補酵素型として貯蔵されるが，過剰摂取時には遊離型または異化代謝物として尿中から排泄される（ビタミン B_{12} を除く）。

　ビタミン B_1 は肝臓では補酵素型であるチアミン二リン酸（TDP）としてタンパク質との複合体として存在する。過剰のビタミン B_1 摂取時では，必要以上のものは速やかにチアミンとして腎臓から排泄される。

　ビタミン B_2 は，フラビンモノヌクレオチド（FMN）やフラビンアデニンジヌクレオチド（FAD）がタンパク質との複合体として，肝臓，腎臓，心臓などに蓄積される。補酵素として用いられない遊離のリボフラビンは余剰分として尿中に排泄される。

　ビタミン B_6 は 4-ピリドキシン酸（4-PIC）として尿中に排泄されるが，ビタミン B_6 の摂取量に応じて尿中の 4-PIC 量は増大する。

　ナイアシンのうち，ニコチンアミドは，吸収された後，全身に供給され，余剰分は肝臓に貯蔵される。ニコチン酸は肝臓にのみに貯蔵される。組織内で補酵素型のニコチンアミドジヌクレオチド（NAD）に変換されるが，余剰分は N^1-メチルニコチンアミド（MNA），さらに MNA が酸化された異化代謝物となり，尿中から排泄される。

　ビオチンは異化代謝を受けて尿中に排泄されるが，健常者の尿中ビオチンおよび異化代謝物を見ると，約30％がビオチンで，残り70％が異化代謝物である（そのうち，70％以上がビスノルビオチン）。

　ビタミン C はナトリウム依存性ビタミン C 輸送体（SVCT）によって小腸から吸収される。また，腎糸球体において SVCT はビタミン C の再吸収を行う。ビタミン C の投与量が大きいほど小腸や腎糸球体での SVCT の発現量が減少し，消化管からの吸収低下と尿中への排泄が増加する。

3　マイクロバイオームとビタミン

　健康人の腸内には，約100兆個の腸内細菌が生息している。腸内細菌は，ビタミンK，ビタミンB_6，B_{12}，パントテン酸，ビオチン，葉酸を自ら合成し，合成されたビタミンは，宿主に吸収され，ヒトの要求量の一部を満たしていると考えられている。マイクロバイオームが未発達の新生児や抗生物質を投与されている患者，また健康状態，食生活によっても大きくマイクロバイオームが変化することから，十分に供給がなされず，食事からの要求量が増大する場合がある。

4　ビタミンB_{12}吸収機構の特殊性

　食品に含まれるタンパク質結合型のビタミンB_{12}は，胃内で胃酸やペプシンの作用により遊離型となる。その後，唾液中に分泌されるRタンパク質（ハプトコリン）と胃内で結合し，十二指腸へと運ばれる。膵液消化酵素によってRタンパク質が分解された後，遊離となったビタミンB_{12}は，胃の壁細胞から分泌される内因子と結合し，複合体を形成する。この複合体は，小腸上皮細胞にある内因子-ビタミンB_{12}複合体受容体によりエンドサイトーシス（endocytosis）で取り込まれる。この受容体にはキュビリンとよばれるタンパク質も含まれるが，先天的なビタミンB_{12}吸収不良患者の一部はキュビリン遺伝子に変異をもつ。中高年者で，萎縮性胃炎などで胃酸の分泌量が低下した場合，食品中に含まれるビタミンB_{12}の吸収率が減少する。小腸上皮細胞内に取り込まれた後，リソソームにおいて内因子が分解され，遊離したビタミンB_{12}は，トランスコバラミンⅡと結合し，血中に放出される。

D　他の栄養素との関係

1　エネルギー代謝とビタミン

　解糖系のグリセルアルデヒド3-リン酸からピルビン酸を生成する，グリセルアルデヒド3-リン酸脱水素酵素はナイアシンを補酵素として要求する。解糖系とクエン酸回路の橋渡しをするピルビン酸脱水素酵素複合体には，ビタミンB_1，B_2，パントテン酸，ナイアシンが関与する。TCA回路のイソクエン酸からα-ケトグルタル酸を生成するイソクエン酸脱水素酵素にはナイアシンが，α-ケトグルタル酸からスクシニルCoAを生成するα-ケトグルタル酸脱水素酵素複合体には，ビタミンB_1，B_2，パントテン酸，ナイアシンが補酵素として機能する。また，コハク酸からフマル酸を生成するコハク酸脱水素酵素にはビタミンB_2が，リンゴ酸からオキサロ酢酸を生成

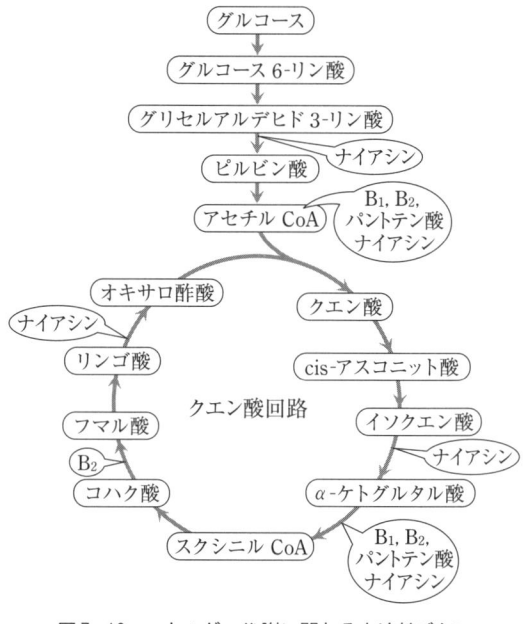

図7-10　エネルギー代謝に関わる水溶性ビタミン

するリンゴ酸脱水素酵素にはナイアシンが関与する（図7－10）。

アセチルCoAから脂肪酸を合成する経路において，ビオチンは，アセチルCoAからマロニルCoAを生成するアセチルCoAカルボキシラーゼの補酵素として機能する。さらに，アセチルCoAとマロニルCoAからパルミチン酸を合成する脂肪酸合成酵素複合体にはパントテン酸が関与する。

2　糖質代謝とビタミン

ビタミンB$_1$は，ペントースリン酸経路のトランスケトラーゼの補酵素として機能する。ビオチンは，糖新生においてピルビン酸からオキサロ酢酸を生成するピルビン酸カルボキシラーゼの補酵素として重要である。ビタミンB$_6$は，グリコーゲンを分解し，グルコース―リン酸を生成する，グリコーゲンホスホリラーゼに関与する。

3　タンパク質，核酸代謝とビタミン

ビタミンB$_6$は，アミノ酸のアミノ基転移反応やアミノ酸からカテコールアミンを生成する過程の脱炭酸反応に関わっている。ビタミンB$_{12}$は，ホモシステインからメチオニンを生成するメチオニンシンターゼの補酵素である。また，葉酸は，DNAやタンパク質のメチル化において，メチル基供与体として働く。さらに，葉酸は核酸の合成（チミジル酸やプリンの生合成）に関わる。

4　カルシウム代謝とビタミン

血中カルシウム濃度は一定濃度に厳密に制御されている（10mg/dL）。食事中のカルシウムが不足すると，血中カルシウム濃度が低下し，副甲状腺ホルモン（PTH）の分泌が亢進する。一方，食事中からビタミンD不足や皮膚におけるビタミンDの合成が低下した場合も，PTHの分泌が亢進する。PTHは腎臓に働き，活性化ビタミンDを生成する1α水酸化酵素を活性化し，活性型ビタミンD（1α,25ジヒドロキシビタミンD）濃度を上昇させる。活性型ビタミンDは，骨吸収を促進し，血中カルシウム濃度を上昇させ，骨量を低下させる。

ビタミンKは，骨タンパク質のオステオカルシンの活性化（Gla化）を行う。Gla化オステオカルシンは，骨石灰質に結合し，骨の健全性を維持している。一方，非活性型オステオカルシン（低カルボキシ化オステオカルシン，ucOC）は，骨に結合せず，血中に放出される。ucOCの血中濃度は，ビタミンK摂取量と逆相関し，骨粗鬆症の血液マーカーとして使用されている。

参考文献

柴田克己：「ビタミンの新栄養学」講談社（2012）
木村修一翻訳監修：最新栄養学（第9版），59-76，建帛社（2007）
谷吉樹：「ビタミン　研究のブレークスルー」学進出版（2002）
野口忠：「最新栄養化学」朝倉書店（2000）

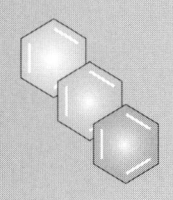

8章　ミネラル（無機質）の栄養

はじめに

　ミネラル（mineral）は，一般的な有機物（organic compounds）に含まれる元素（element）（炭素（carbon: C），水素（hydrogen: H），窒素（nitrogen: N），酸素（oxygen: O））以外に，生体にとって必要な元素であり，無機質ともいう。生体含有量から多量ミネラルと微量ミネラルに分類される。多量ミネラルにはカルシウム（calcium: Ca），リン（phosphorus: P），カリウム（potassium: K），硫黄（sulfur: S），塩素（chlorine: Cl），ナトリウム（sodium: Na），マグネシウム（magnesium: Mg）が分類され，生体内のミネラルの約90％を占める。

　生命活動に不可欠な元素のうち生物の体内に保持されている量が比較的少ない元素を微量ミネラルとよぶ。一般に，生体含有量が鉄（iron: Fe　鉄の含有量は4～6g）以下の元素をいう。さらに，微量ながら生命活動に欠かせない元素を「必須微量元素」とよび，ヒトにおいては鉄，亜鉛（zinc: Zn），銅（copper: Cu），マンガン（manganese: Mn），ヨウ素（iodine: I），モリブデン（molybdenum: Mo），セレン（selenium: Se），クロム（chromium: Cr）およびコバルト（cobalt: Co）の必須性が知られている。動物の種類や性別，ライフステージによって必要な元素や必要量が異なる。また，欠乏症だけでなく過剰症も生じる。なお，鉛（lead: Pb），カドミウム（cadmium: Cd），スズ（tin: Sn），水銀（mercury: Hg），ヒ素（arsenic: As）は毒性が大きいため，有害元素（toxic element）とよばれる。セシウム（cesium: Cs）およびストロンチウム（strontium: Sr）の必須性はヒトでは明らかとなっていない。ストロンチウムの食品中の含有量は銅やモリブデンなどの微量ミネラルより高い。

　なお，厚生労働省が策定した「日本人の食事摂取基準（2020年版）」では13成分（多量ミネラル5元素，微量ミネラル8元素）の食事摂取基準（推定平均必要量，推奨量，目安量，目標量，耐容上限量）が示されている。米国の食事摂取基準ではフッ素（fluorine: F）が策定されているが，日本では策定されていない。

　日本では従来，ミネラルはビタミンと同様に医薬品の範疇にあったが，平成10年に規制緩和され，錠剤，カプセル等の補給剤（supplement）の形態においても食品としての流通が認められた。認められたミネラルは，カルシウム，鉄，マグネシウム，リン，ナトリウム，カリウム，亜鉛，クロム，セレン，銅，マンガン，モリブデン，ヨウ素，フッ素の14種である。この内，食品衛生法で規定されている「栄養機能食品」において含有量の上限値，下限値および栄養機能表示が認められているミネラルは亜鉛，カルシウム，鉄，銅，マグネシウムの5種である。

表8-1 必須性が認

族 周期	1	2
1	1 **H** 水素 1.008	
2	3 **Li** リチウム 6.941	4 **Be** ベリリウム 9.012
3	11 **Na** ナトリウム 22.99	12 **Mg** マグネシウム 24.31
4	19 **K** カリウム 39.1	20 **Ca** カルシウム 40.08
5	37 **Rb** ルビジウム 85.47	38 **Sr** ストロンチウム 87.62
6	55 **Cs** セシウム 132.9	56 **Ba** バリウム 137.3
7	87 **Fr** フランシウム (223)	88 **Ra** ラジウム (226)

■ 典型非金属元素　□ 典型金属元素　▨ 遷移金属元素

■ 日本人の食事摂取基準において策定されている元素
〰 米国 RDA において策定されている元素

	3	4	5	6	7	8	9
	21 **Sc** スカンジウム 44.98	22 **Ti** チタン 47.88	23 **V** バナジウム 50.94	24 **Cr** クロム 92	25 **Mn** マンガン 54.94	26 **Fe** 鉄 55.85	27 **Co** コバル 58.93
	39 **Y** イットリウム 88.91	40 **Zr** ジルコニウム 91.22	41 **Nb** ニオブ 92.91	42 **Mo** モリブデン 95.94	43 **Tc** テクネチウム (99)	44 **Ru** ルテニウム 101.1	45 **Rh** ロジウ 102.9
	57〜71 ランタノイド	72 **Hf** ハフニウム 178.5	73 **Ta** タンタル 180.9	74 **W** タングステン 183.8	75 **Re** レニウム 186.2	76 **Os** オスミウム 190.2	77 **Ir** イリジウ 192.2
	89〜103 アクチノイド	104 **Rf** ラザホージウム (261)＊	105 **Db** ドブニウム (262)＊	106 **Sg** シーボギウム (263)＊	107 **Bh** ボーリウム (264)＊	108 **Hs** ハッシウム (265)＊	109 **M** マイトネリ (268)

栄養史：ナトリウムと高血圧

　1954年ダールらは疫学研究から，食塩の摂取量が低い集団では高血圧が存在しないという事実から，高ナトリウム食が高血圧の一要因である可能性を国際会議で初めて発表した。この研究の調査対象地域には日本の東北地方や九州地方が含まれていた。

　この疫学研究に引き続き，1962年，ダールらは食塩を給餌すると高血圧（hypertension）を発症する食塩感受性ラットの作出に成功したことを発表した。わが国では岡本が高血圧を発症する遺伝的研究を実験動物であるラットを用いて精力的に進め，高血圧自然発症ラット（spontaneous hypertension rat: SHR）の作出に成功した。さらに，SHR の中でも高い確率で脳卒中（apoplexy）を引き起こす SHR

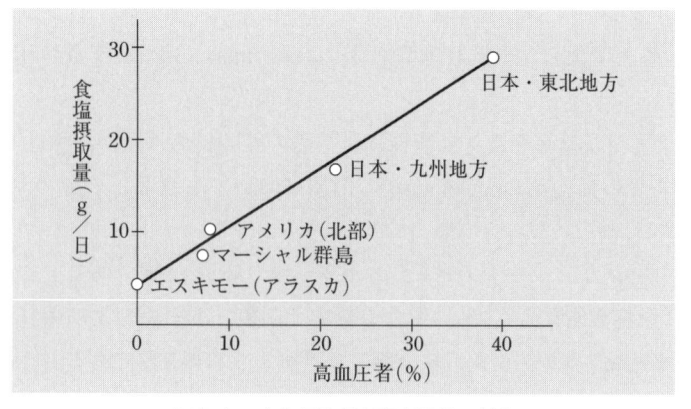

図8-1　食塩摂取量と高血圧者の割合

出典：International Journal of Epidemiology 2005;34:967-972

								18	族／周期
								2 **He** ヘリウム 4.003	1
原子番号—1**H**—元素記号 水素—元素名 原子量—1.008		13	14	15	16	17			
		5 **B** ホウ素 10.81	6 **C** 炭素 12.01	7 **N** 窒素 14.01	8 **O** 酸素 16.00	9 **F** フッ素 19.00		10 **Ne** ネオン 20.18	2
		13 **Al** アルミニウム 26.98	14 **Si** ケイ素 28.09	15 **P** リン 30.97	16 **S** 硫黄 32.07	17 **Cl** 塩素 35.45		18 **Ar** アルゴン 39.95	3

10	11	12	13	14	15	16	17	18	4
28 **Ni** ニッケル 58.69	29 **Cu** 銅 63.55	30 **Zn** 亜鉛 65.39	31 **Ga** ガリウム 69.72	32 **Ge** ゲルマニウム 72.61	33 **As** ヒ素 74.92	34 **Se** セレン 78.95	35 **Br** 臭素 79.9	36 **Kr** クリプトン 83.8	4
46 **Pd** ラジウム 106.4	47 **Ag** 銀 107.9	48 **Cd** カドミウム 112.4	49 **In** インジウム 114.8	50 **Sn** スズ 118.7	51 **Sb** アンチモン 121.8	52 **Te** テルル 127.8	53 **I** ヨウ素 126.9	54 **Xe** キセノン 131.3	5
78 **Pt** 白金 195.1	79 **Au** 金 197.0	80 **Hg** 水銀 200.6	81 **Tl** タリウム 204.4	82 **Pb** 鉛 207.2	83 **Bi** ビスマス 209.0	84 **Po** ポロニウム (210)	85 **At** アスタチン (210)	86 **Rn** ラドン (222)	6
110 **Unn** ウンニリ ウム (269)*	111 **Uuu** ウンウンウニ ウム (272)*	112 **Uub** ウンウンビウ ム (277)*		114 **Uuq** ウンウンンク アジウム (289)*		116 **Uuh** ウンウンヘキ シウム (289)*		118 **Uuo** ウンウンオク チウム (295)*	7

＊をつけた元素は人工的につくられたもので，天然には存在しない ＊原始番号110番以降は暫定的名称で性質は解明されていない。

-SPを1973年に発表し，高血圧と食事との関連を研究するうえでの貴重なモデル動物を提供することになった。これらのモデル動物を用いた研究により，ナトリウムと高血圧発症の機構について基礎的研究が積み重ねられ，大規模な疫学研究につながった。1988年世界各地の52集団が参加したIntersalt Studyではナトリウム排泄量と加齢に伴う血圧上昇との間に正の相関が認められた。

　これらの研究の蓄積により，各国で高血圧の予防と治療のための指針が策定され，日本においては食事摂取基準の中で食塩の目標量として1歳以上に定められている。18歳以上の男性では7.5g/日未満，18歳以上の女性では6.5g/日未満と定められている。。

A　ミネラルの分類と栄養学的機能

　広義には，ミネラルは炭素，水素，窒素，酸素を除き，また，常温では気体ではない元素である。その中でも，栄養学においては，体内に保有し，生命を維持するうえで必須な元素をさす。ミネラルの分類はその生体内存在量および摂取量などから，多量ミネラルと微量ミネラル（trace element）に大別される。必須ミネラルの栄養学的機能は①硬組織の構成成分，②浸透圧および酸-塩基平衡の調節，③神経や筋肉の興奮，④多種の酵素反応などに関与した生体機能調節である。

1　多量ミネラル

　ナトリウム，カリウム，カルシウム，マグネシウム，リンの5元素が多量ミネラルに分類される。

2　微量ミネラル

　鉄，亜鉛，銅，マンガン，ヨウ素，セレン，クロム，モリブデンの8元素が微量ミネラルに分類される。必須性がヒトで認められ，食事摂取基準が定められたミネラルを表8-1に示す。

　上記ミネラルのうち，特に日本人の栄養に関わるミネラルについては，「栄養機能食品」において，規格基準が定められている。栄養機能表示として認められる表示内容および注意喚起表示内容を表8-2に示す。

表8-2　栄養機能食品におけるミネラルの栄養機能表示

ミネラルの名称	含有量の基準		栄機機能表示	注意喚起表示
	下限	上限		
亜　鉛	2.1mg	15mg	亜鉛は，味覚を正常に保つのに必要な栄養素である。 亜鉛は，皮膚や粘膜の健康維持を助ける栄養素である。 亜鉛は，たんぱく質・核酸の代謝に関与して，健康の維持に役立つ栄養素である。	本品は，多量摂取により疾病が治癒したり，より健康が増進するものではない。 亜鉛の摂り過ぎは，銅の吸収を阻害するおそれがあるので，過剰摂取にならないよう注意 1日の摂取目安量を守る。乳幼児・小児は本品の摂取を避ける。
カルシウム	210mg	600mg	カルシウムは，骨や歯の形成に必要な栄養素である。	本品は，多量摂取により疾病が治癒したり，より健康が増進するものではない。1日の摂取目安量を守る。
鉄	2.25mg	10mg	鉄は，赤血球をつくるのに必要な栄養素である。	本品は，多量摂取により疾病が治癒したり，より健康が増進するものではない。1日の摂取目安量を守る。
銅	0.18mg	6mg	銅は，赤血球の形成を助ける栄養素である。	本品は，多量摂取により疾病が治癒したり，より健康が増進するものではない。1日の摂取目安量を守る。乳幼児・小児は本品の摂取を避ける。
マグネシウム	75mg	300mg	マグネシウムは，骨や歯の形成に必要な栄養素である。 マグネシウムは，多くの体内酵素の正常な働きとエネルギー産生を助けるとともに，血液循環を正常に保つのに必要な栄養素である。	本品は，多量摂取により疾病が治癒したり，より健康が増進するものではない。多量に摂取すると軟便（下痢）になることがある。1日の摂取目安量を守る。乳幼児・小児は本品の摂取を避ける。

B　硬組織とミネラル

1　カルシウム，リン，マグネシウム，ストロンチウム

　骨や歯などの硬組織（hard tissue）において含有量が高い。生体内のカルシウムは成人で約1kg存在し，その99%がリン酸塩，炭酸塩，ヒドロキシアパタイト（hydroxyapatite）として硬組織に含まれている。リンは，細胞内のエネルギー代謝に必須な成分である。生体内には700gのリンが存在し，その85%が骨組織，14%が軟組織，1%が細胞内，細胞外液および細胞膜に存在している。マグネシウムは成人で約100g存在し，その60%が骨に含まれている（筋肉には20%）。

　ストロンチウムはカルシウムと同様にアルカリ土類金属に属し，生体内において99%が骨に存在するが，栄養学的価値は明確ではない。

骨折（fracture）あるいは骨粗鬆症（osteoporosis）予防のためには，正常な骨量（bone mass）を維持することが必要である。骨は正常時において常に骨芽細胞（osteoblast）と破骨細胞（osteoclasts）によって骨形成・骨吸収がバランスよく行われ，古い骨を壊し，新しい骨をつくり，一定の骨量を保っている。この骨形成と骨吸収に栄養素，非栄養素，運動などのライフスタイル因子が関与している。WHO／FAO による報告書「食事，栄養と慢性疾患の予防」において，骨粗鬆症による骨折のリスクを確実に低下させるライフスタイル因子は，ビタミンD，カルシウムおよび身体活動（physical activity）であり，逆に，リスクを確実に高める因子として，過度の飲酒と低体重が取り上げられている（表8－3）。

表8-3　骨粗鬆症による骨折に対するリスク因子の科学的根拠の強さのまとめ

証拠の強さ	リスク低下	関係なし	リスク増加
確実 （高齢者）	ビタミンD カルシウム 身体活動		過度の飲酒 低体重
ほぼ確実 （高齢者）		フッ素	
可能性	果物と野菜 適度な飲酒 大豆たんぱく	リン	塩分過多 低たんぱく（高齢者） 高たんぱく

出典：Diet, Nutrition and the Prevention of Chronic Diseases 2003 WHO technical report series; 916

骨量の増加あるいは維持にカルシウム沈着が必要である。ビタミンDはカルシウムの腸管吸収および骨芽細胞機能の促進などに関与しており，さらに転倒予防とビタミンD摂取の効果については，介入研究が進行中である。一方，宇宙環境での研究等から，運動負荷の低下あるいは体重の低下で生じる廃用性骨萎縮（osteopenia）は古くから知られており，積極的な運動による骨量増加あるいは維持は確実であるが，その機構は明確とはなっていない。

健康な人の血液中のカルシウムイオン濃度は常に一定に保たれている。体内のカルシウムはすべて食事由来のものであるが，骨はカルシウムの貯蔵部位であり，体内では「骨形成」と「骨吸収」が常に行われている。血中カルシウムイオン濃度が低くなる状況では，骨吸収が盛んとなり，血中カルシウムイオン濃度が高くなる状況では，骨形成にバランスが傾く。また，食事から小腸を経由するカルシウムの吸収量も変動し，この機構を支えている。この機構には，主に副甲状腺ホルモン（parathyroid hormone）であるパラトルモン（parathormone）と甲状腺ホルモンであるカルシトニン（calcitonin）が働いている。また，ビタミンDもこの機構に関わっている。血中カルシウムイオン濃度を一定に保つために働くこれら物質のそれぞれの役割は以下の通りである。

① 　パラトルモン：骨からカルシウムを動員するように働き，血中カルシウムイオン濃度を引き上げる。また，腎臓からのカルシウムの再吸収を促進し，結果として尿へのカルシウム排泄量を少

注〕　WHO：世界保健機構 World Health Organization
　　　FAO：国際連合食糧農業機関 Food and Agriculture Organization

なくする。

② **カルシトニン**：血液中のカルシウムイオンを骨に取り込ませるように働き，血中カルシウムイオン濃度を低下させる。

③ **ビタミンD**：食物から取り入れたビタミンDは肝臓および腎臓で代謝を受け活性型となり，生理作用を発揮する。活性型ビタミンDは小腸粘膜でのカルシウム結合タンパク質の合成を盛んにして，カルシウムの小腸からの吸収を促進する。腎臓におけるビタミンDの活性化はパラトルモンによって調節される（図8−2）。

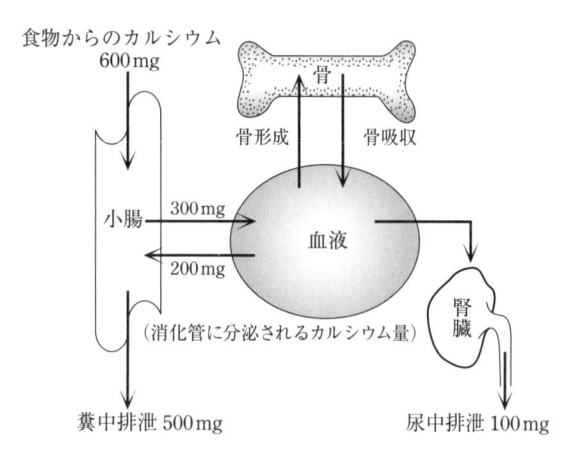

図8-2　カルシウムの代謝

カルシウムの主な吸収部位は小腸（small intestine）であるが，その吸収経路は特異タンパク質（カルビンディン calbindin: 腸および腎臓でのビタミンD依存型のカルシウム結合タンパク質として初めて発見されたカルシウム結合タンパク質）が関与する細胞経由の経路と細胞間を通過する経路の2経路が明らかとなっている。生体内カルシウム環境によりカルシウムの吸収量調節が行われる経路は前者である。

特定保健用食品制度（2005年）において，現在の科学的知見で，疾病リスクの低減が医学的・栄養学的に広く認められ確立されていると考えられるものとして，「若い女性のカルシウム摂取と将来の骨粗鬆症になるリスクの関係」と「女性の葉酸摂取と神経管閉鎖障害をもつ子どもが生まれるリスクの関係」の2項目が認められた。カルシウムにおいて認められた特定の保健の用途に係る表示は，「この食品はカルシウムを豊富に含みます。日頃の運動と，適切な量のカルシウムを含む健康的な食事は若い女性が健全な骨の健康を維持し，歳をとってからの骨粗鬆症になるリスクを低減するかもしれません。」，摂取をするうえでの注意事項は，「一般に疾病は様々な要因に起因するものであり，カルシウムを過剰に摂取しても骨粗鬆症になるリスクがなくなるわけではありません。」，1日摂取目安量の下限値は300 mg，上限値は700 mgとされている。

3　歯とフッ素

フッ素は最も原子番号の小さいハロゲン元素である。必須性は推定されているもののわが国において食事摂取基準は策定されていない。海産魚（5 〜 10 μg/g）に微量であるが含有される。茶（100

〜200 μg/g）にも含有されるが，土壌に影響を受け，採取場所によって異なる。体内のフッ素のほとんどが骨，歯などの硬組織に存在する。フッ化ナトリウム，フッ化水素，フルオロリン酸塩などのフッ素化合物（フッ化物，fluoride）中のフッ素は胃（stomach）および小腸で80〜90％吸収され，24時間以内にその90％が尿中に排泄される。米国では虫歯予防の目的で水道水にフッ化物が添加されており（0.7 - 1.2 mg/L），う蝕（dental caries）罹患率が低下している。WHO も水道水へのフッ化物添加を安全で効果的な虫歯予防法であるとしている。フッ化物の口腔内における抗菌作用などが考えられているが，作用機構は不明である。骨粗鬆症予防に対しても研究されているが，確証は得られていない。米国では成人の推奨量をフッ化物として男性4 mg，女性3 mg としている。

C　生体機能の調節作用

1　アンジオテンシン，アルドステロンとナトリウム

　ナトリウムは細胞外液の主要な陽イオン（Na⁺）であり，浸透圧（osmotic pressure），酸 - 塩基平衡（acid-base equilibrium）に関与する。食事から摂取されたナトリウムは小腸で吸収され，皮膚，糞，尿から排泄される。糞を通しての損失は摂取量に依存しない。ナトリウム排泄の90％以上は腎臓経由であり，ナトリウムイオンは糸球体（glomerulus）でろ過された後，尿細管（renal tubule）と集合管（collecting duct）で再吸収されるため，最終的には糸球体ろ過量の約1％ほどが尿中に排泄されるにとどまる。ナトリウムイオン再吸収の調節は，遠位部ネフロンに作用するアルドステロン（aldosterone）による。糸球体におけるろ過作用と尿細管での再吸収がバランスを保持しているため，ナトリウム摂取量が増加すれば，ナトリウムの排泄量も増加し，ナトリウムの摂取量が減少すればナトリウムの排泄量も減少する。体内のこのような調節には，多くの因子が関わっている。血漿レニン活性，血漿アンジオテンシンⅡ，アルドステロン産生，心房性ナトリウム利尿ペプチド，アドレナリン（adrenaline），ノルアドレナリン（noradrenaline），ドーパミン（dopamine）などのカテコールアミン（catecholamine），血管作動性腸管ポリペプチドなどをあげることができる。通常の食事による主なナトリウムの摂取源は食塩であり，食塩の主成分は塩化ナトリウム（NaCl）である。食塩相当量は次の式から求められる。

$$食塩相当量（g）＝ナトリウム（g）× 58.5/23 ＝ナトリウム（g）× 2.54$$

　日本の食事摂取基準においては，ナトリウムの過剰摂取による生活習慣病（高血圧と胃がん）のリスク上昇を予防する観点から目標量が設定されている。大規模な疫学研究からナトリウム排泄量と加齢に伴う血圧上昇との間に正相関が認められた。集団レベルでの観察では，血圧値を上昇させない食塩摂取量の平均値は3〜5 g/日であると考えられており，アメリカ高血圧合同委員会により，高血圧の予防と治療のための指針として，食塩摂取量と6 g/日未満が示されている。日本高血圧学会ガイドラインにおいても6 g/日未満を勧めている。この食塩摂取レベルは，介入研究によって降圧効果が認められている。日本人の現時点での食塩摂取量は10 g を超えており，食事摂取基準において目標量として18歳以上男性が7.5 g/日未満，18歳以上女性が6.5 g/日未満と定められ

た。なお，無理な減塩は他の栄養素摂取量に影響をおよぼす懸念があるため注意すべきであるとしている。

ナトリウムとがん（cancer）との関係については，塩漬けの食品（漬物や塩蔵魚）は胃がんのリスクを増加させる可能性が高いとされている。しかし食塩（ナトリウム）と胃がんの関連については結論がまだ出ていない。

■2■　神経・筋肉の機能維持とカリウム・マグネシウム

（1）　カリウム

カリウムはアルカリ金属に属する元素であり，細胞内液の主要な陽イオン（K^+）である。成人では約120g生体内に存在する。体液の浸透圧に関わる因子であり，酸−塩基平衡の維持，神経伝達（neural transmission）や筋肉（muscle）の興奮伝導に関与する。生体内カリウム濃度の低下あるいは上昇は，不整脈（arrhythmia）や心停止などをもたらす場合がある。健常人において，下痢（diarrhea），多量の発汗，利尿剤（diuretic）の服用の場合以外は，カリウム欠乏を起こすことはない。

日本人のナトリウム摂取量は諸外国に比べて多いため，ナトリウム摂取量の低下に加えて，ナトリウムの尿中排泄を促すカリウムの摂取が重要と考えられている。また，カリウム摂取量を増加することによって，血圧低下，脳卒中予防，骨粗鬆症予防につながることが動物実験や疫学研究によって示唆されており，目標量は3歳以上に設定されており，15歳以上の男性では3000mg/日以上，15歳以上の女性では2600mg/日以上とされている。WHOのガイドラインでは，成人の血圧と心血管疾患，脳卒中，冠動脈性心疾患のリスクを減らすために，食物からのカリウム摂取量を増やすことを強く推奨し，予防のために3,510mg/日のカリウム摂取を推奨している。

（2）　マグネシウム

マグネシウムは骨の維持と主にリン酸化酵素などが関わる酵素反応に寄与している。リボソームの構造維持，タンパク質合成，エネルギー代謝においても必須のミネラルである。生体内には約25g存在し，リン酸塩として約60％が骨組織に，残りは，筋肉，脳・神経，体液に存在する。血清中マグネシウムは約80％がイオンの形で，残りはタンパク結合型として存在し，濃度は1.8〜2.3mg/dLに維持されている。生体内マグネシウム量が低下状態となると，腎臓（kidney）からのマグネシウム再吸収が亢進し，骨からマグネシウムが動員される。マグネシウムの腸管からの吸収率は，平均摂取量が約300〜350mg/日の場合は約30〜50％であり，摂取量が少ないと消化管におけるマグネシウム吸収率は高まる。マグネシウム欠乏では吐き気，脱力感，筋肉の痙れん，食欲不振が生じる。また，長期にわたるマグネシウムの摂取不足は虚血性心疾患のリスクを高めると指摘されており，他に，骨粗鬆症，糖尿病（diabetes）のリスクも上昇させることが示唆されている。食事からの摂取で過剰症を引き起こすことはないが，サプリメント等からの過剰摂取により，下痢を起こすことがある。

■3■　糖代謝とクロム

食事中のクロムは3価クロムである。食事中のクロムは吸収後，血液中においてトランスフェリン（transferrin: 血漿中に含まれるミネラル輸送を担う糖タンパク質）に結合し，肝臓（liver）へ運搬

される。生体内において耐糖因子（glucose tolerance factor: GTF: インスリンが受容体と結合する際に作用する因子）の構成成分であり，また，クロムと結合したクロモデュリン（chromodulin）がインスリンの刺激伝達に関与することが明らかとなり，クロムの生体内不足と糖尿病の発症の関係が明確になりつつある。生体のクロム含量は加齢とともに低下するが，通常の食生活では欠乏症は認められていない。一方，クロムを含まない完全静脈栄養（total parenteral nutrition: TPN）や，高カロリー輸液を施行すると，耐糖能異常（abnormal glucose tolerance）を引き起こす症例が報告されているが，塩化クロムの補給によりこの症状は改善される。

D　酵素反応の賦活作用

1　活性酸素と銅，亜鉛，マンガン，セレン

（1）　銅

　成人の生体内には約80mg存在し，その約50％が筋肉や骨，約10％が肝臓中に分布している。銅は，銅依存性酵素の構成成分として，エネルギー生成や鉄の代謝，神経伝達物質の産生，活性酸素（reactive oxygen）の除去などに関与している。シトクロムcオキシダーゼ（cytochrome c oxidase: ミトコンドリアにおける呼吸鎖で働く膜貫通タンパク質複合体である酵素），カタラーゼ（catalase: 過酸化水素を酸素と水に変える反応を触媒する酵素），チロシンキナーゼ（tyrosine kinase: タンパク質のチロシン残基を特異的にリン酸化する酵素）等の酵素成分であり，ヘモグロビン合成にも関わっている。また，体内で発生する活性酸素の除去に関与するスーパーオキシドディスムターゼ（superoxide dismutase: SOD）の活性中心には銅イオンと亜鉛イオン，またはマンガンイオンや鉄イオンのような金属イオンがあり，フリーラジカル（free radical）による損傷から細胞を保護している。細胞内の銅のほとんどがタンパク質結合型として存在している。

　体内の銅含有量は銅の消化管吸収量と銅の排泄量により恒常性が保たれている。銅の消化管における吸収経路は2経路存在する。二価の銅イオンがDMT1（divalentmetal transporter 1）と結合して吸収される経路と，一価の銅イオンが，小腸粘膜上皮細胞の刷子縁膜のCtr1（copper transporter 1）と特異的に結合し，細胞内へ取り込まれる経路である。吸収された銅は，血液中でアルブミン（albumin）と結合し運搬され，肝臓に取り込まれる。次に，肝臓から抹消へセルロプラスミン（ceruloplasmin: 銅輸送タンパク質）として体内輸送される。過剰の銅は，胆汁から排出される。このような調節機構が存在するため，過剰症は通常起こらないが，銅輸送に関わる遺伝子（gene）が欠損している場合は肝硬変（cirrhosis）や銅の蓄積を伴うウィルソン病（Wilson disease: 先天性代謝異常によって無機銅が代謝されずに蓄積し，大脳のレンズ核の変性と共に肝硬変・角膜輪等を生じる疾患）が生じる場合がある。

　銅の欠乏症として遺伝性銅代謝異常症であるメンケス病（Menkes disease: 細胞内銅輸送膜タンパク質の欠損により細胞内銅輸送が障害され，腸管における銅の吸収障害，腎臓での銅排泄障害が起こる）や後天的な銅欠乏症がある。銅の摂取不足，下痢，銅非添加の高カロリー輸液などにより欠乏症例が報告されている。銅欠乏症状は，疲労感，皮下出血，血管の損傷，心肥大，貧血，白血

球数の減少などがある。銅欠乏症の診断は，症状および血中銅濃度とセルロプラスミン濃度の検査に基づいている。銅欠乏症は銅補給剤で治療される。

（2）亜　鉛

全身に分布しており，成人では2～3g含まれている。骨格筋，骨，脾臓，皮膚，肝臓，脳，腎臓などに分布している。100種以上の酵素（DNA ポリメラーゼ（DNA polymerase），RNA ポリメラーゼ（RNA polymerase），アルコール脱水素酵素（alcohol dehydrogenase），カルボニックアンヒドラーゼ（carbonic anhydrase），アルカリフォスファターゼ（alkaline phosphatase）など）の構造成分として，免疫機構，創傷治癒（wound healing），精子形成（spermatogenesis），味覚感知，胎発生など多くの生理機能に役割を果たしている。

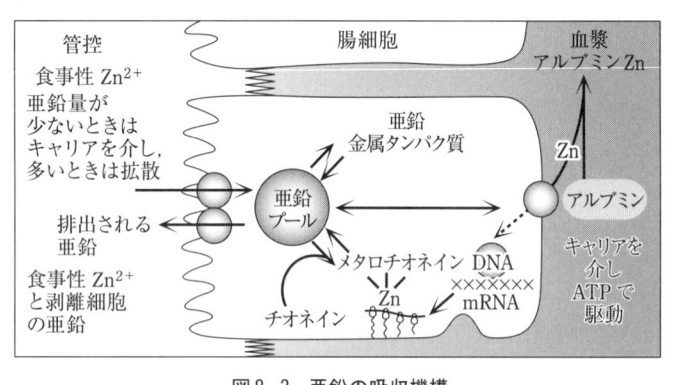

図8-3　亜鉛の吸収機構
出典：木村修一監修：「食品栄養療法事典」，産業調査会（2006）

亜鉛欠乏症は，亜鉛非添加の高カロリー輸液施行時，吸収障害，亜鉛含有量の少ないミルクや経腸栄養管理時，未熟児において報告されている。また，フィチン酸（phytic acid），高カルシウム，高鉄食では亜鉛の吸収低下が認められる。亜鉛と錯体（complex）を形成する薬剤の服用によって，体内の亜鉛利用が阻害され，結果として味覚障害を起こす事例も報告されている。欠乏症状は，皮膚炎（dermatitis）と味覚・嗅覚障害，精子形成能低下や免疫低下も認められている。過剰症は通常起こらない。

20種類以上の亜鉛輸送タンパク質が消化管において機能しており，食事由来の亜鉛吸収に関与している。腸管からの吸収率は摂取量によって変わる。吸収の過程で鉄や銅と拮抗することが報告されている。吸収細胞内ではメタロチオネイン（metallothionein: 必須微量元素の恒常性維持あるいは重金属元素の解毒の役割を果たしていると考えられている金属結合性のタンパク質）と結合し，基底膜側へ移動し，血液中ではアルブミンと結合し輸送される。亜鉛の排泄は，未吸収の亜鉛や腸管粘膜の脱落，膵液の分泌などに伴う体内亜鉛の糞便中への排泄によって行われている。尿中への亜鉛排泄量は少なく，亜鉛摂取量にかかわらず，ほぼ一定である。

（3）マンガン

成人の体内には12～20mgある。肝臓や脾臓（spleen）に多く存在する。食事中のマンガンの消化管における吸収率は約3～5％とされている。また，鉄と同様の機構で輸送されるため，マンガンの吸収量は食事中の鉄含有量と反比例の関係がある。吸収されたマンガンは肝臓に運ばれ，排泄は胆汁（bile）から行われる。アルギニン分解酵素，乳酸脱炭酸酵素，マンガンスーパーオキシドジ

スムターゼ (MnSOD) の構成成分である。マンガン不足では，骨代謝，糖脂質代謝，運動機能，皮膚代謝などに影響が及ぶと考えられている。通常の食生活ではマンガン欠乏は起こらない。

（4）　セレン

自然界に広く存在し，必須元素であり，抗酸化作用 (antioxidative effect: 抗酸化酵素の合成に必要) がある。ヒトには25種類の含セレンタンパク質が存在し，グルタチオンペルオキシダーゼ，ヨードチロニン脱ヨウ素酵素，チオレドキシンレダクターゼ (thioredoxin‐disulfide reductase: ピリミジン代謝酵素) など，抗酸化作用を担う酵素の構成成分である。ビタミンEやビタミンCと協調し，抗酸化作用を発揮するとも考えられている。

魚介類に多く含まれるが植物性食品と畜産物の含有量は，土壌中含量や飼料中含量に依存する。中国東北部の風土病として克山病 (Keshan disease) は当初，一酸化炭素中毒とみられていたが，発生地域における食品中のセレン含有量が極めて低く，発症が亜セレン酸塩の投与で予防されたことから，セレン欠乏症と考えられている。

食品中セレンの多くは含セレンアミノ酸の形態で存在している。血中セレン濃度は食事からのセレン摂取量と相関する。日本人のセレンの摂取量は約 $100\,\mu g/$ 日とされ，最低健康障害発現量は $800\,\mu g/$ 日とされており，摂取安全域が狭い。慢性中毒症状は毛髪と爪の脆弱化・脱落，胃腸障害 (gastrointestinal injury)，疲労 (fatigue) などがあり，急性中毒症として胃腸障害，神経障害，呼吸障害，心筋の硬塞，腎不全 (renal insufficiency) が生じる。

2　呼吸酵素と鉄，銅，モリブデン，ヨウ素

細胞における酸化還元反応に関わる酵素を総称して呼吸酵素 (respiratory enzyme) という。狭義にはチトクロム酸化酵素 (cytochrome oxydase) をさす。ミトコンドリア内膜にはATP合成に関与する酵素複合体が多数存在し，鉄イオン，銅イオンが電子伝達体 (electron carrier) として働く。

モリブデンは，人体には約7mg含まれており，骨，皮膚，肝臓，腎臓に分布している。キサンチンオキシダーゼ (xanthine oxidase)，アルデヒドオキシダーゼ (aldehyde oxidase)，亜硫酸オキシダーゼ (sulfite oxidase) の補酵素 (coenzyme) として働いている。モリブデンの欠乏症はまれであるが，欠乏すると亜硫酸毒性がみられ，頻脈 (tachycardia)，頻呼吸，頭痛 (headache)，悪心 (nausea)，嘔吐 (vomit)，昏睡 (coma) の症状がみられる。

ヨウ素の70〜80％は甲状腺 (thyroid gland) に存在しており，甲状腺ホルモンの構成成分である。全身の細胞に作用し，細胞の代謝を上昇させる働きをもつ。トリヨードサイロニン (triiodothyronin, T3) とチロキシン (thyroxin, T4) の2種類あり，ホルモン1分子中のヨウ素数が異なる。慢性的なヨウ素欠乏では，甲状腺刺激ホルモン (TSH) の分泌が亢進し，甲状腺が異常肥大または過形成を起こし，甲状腺腫となり，甲状腺機能が低下する。土壌中のヨウ素含有量は地域により大きく異なり，ヨウ素欠乏の地域は世界各地に存在している。アメリカ，スイス，カナダ，中国などではヨウ素欠乏予防の目的で，食塩にヨウ素の添加を義務づけている。チェルノブイリ原子力発電所事故により，^{131}I (放射性同位体) が多量に放出され，甲状腺に蓄積し，甲状腺ガンが多発した。放射能汚染事故が生じた場合，非放射性ヨウ素の大量摂取により，甲状腺をヨウ素で飽和させる防護策がとられることになっている。

E　鉄代謝と栄養

　赤血球に含まれるヘモグロビン（hemoglobin）はヘム（Haem：2価の鉄原子とポルフィリンから成る錯体）を含んでおり，このヘム中の鉄に酸素が結合し，血液を介し，各組織に酸素を運搬している。ヘモグロビン1分子中には4個の鉄イオンが存在する。また，ミオグロビン（myoglobin），カタラーゼ（catalase），シトクロム，トランスフェリン（transferrin），フェリチン等のタンパク質にも含まれる。フェリチンは肝臓，脾臓，骨髄（bone marrow）に分布し，鉄を貯蔵する機能をもつ。トランスフェリンは血液中の鉄イオンの輸送を担う。鉄欠乏では酸素の運搬量が十分でなくなり鉄欠乏性貧血（iron-deficiency anemia）を起こし，運動機能，認知機能（cognitive function）などの低下を招く。女性では月経血（menstrual blood）による損失と妊娠（pregnancy）中の需要増大があるため男性より必要量が高い。WHOによる一般成人女性の貧血基準（ヘモグロビン濃度12 g/dL未満）を適用すると，日本成人女性の4人に1人は貧血状態にあるといえる。一方，過剰な鉄摂取は生体にとって有害である。鉄原子は過酸化物（peroxide）と反応しフリーラジカルを生成しDNA損傷等を引き起こす。

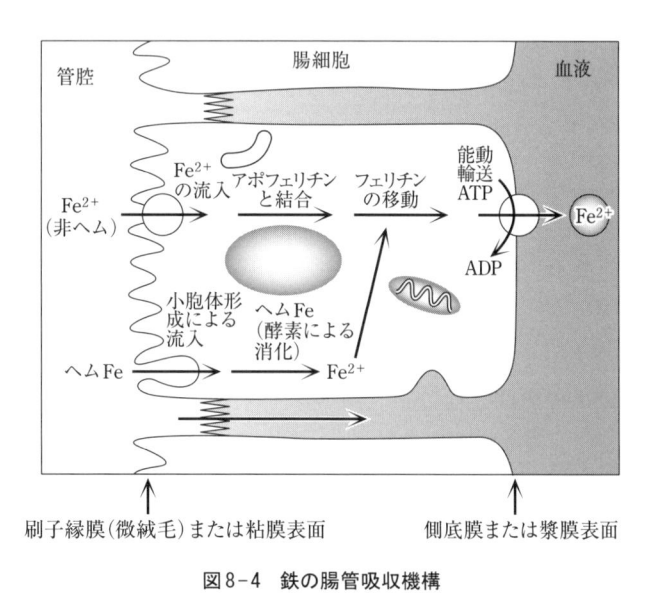

図8-4　鉄の腸管吸収機構

出典：木村修一監修：「食品栄養食事療法事典」，産業調査会（2006）

1 ヘム鉄と非ヘム鉄

　食物に含まれる鉄にはヘム鉄と非ヘム鉄の2種類がある。ヘム鉄は肉や魚などの動物性食品に含まれている。ヘム鉄は鉄原子と有機化合物が結びついた有機鉄（Fe^{2+}，二価鉄）である。イオン化しやすく小腸細胞から吸収されやすい。非ヘム鉄は野菜や海藻などの植物性食品に含まれている。非ヘム鉄は三価鉄（Fe^{3+}）であり，吸収されにくい。食事中の鉄は小腸上部の粘膜から吸収されるが，ヘム鉄の吸収率は10～20％であるのに対し，非ヘム鉄は1～6％にとどまる。ヘム鉄を含むタンパク質には，赤血球に含まれるヘモグロビンと，筋肉色素タンパク質のミオグロビンがある。ミオグロビンは筋肉組織で酸素を蓄える働きをしている。赤身の肉や魚に鉄分が多いのは，ヘム鉄を含むミオグロビンが豊富なためである。非ヘム鉄は消化酵素やビタミンC，胃酸（stomach acids）などの還元物質により二価鉄になることで初めて吸収される。日本人は肉類よりも野菜や穀物，海藻などから鉄を摂る割合が高いため，非ヘム鉄として摂取する割合が高いと指摘されている。

2 鉄の体内運搬と蓄積

　消化管で吸収された鉄は三価鉄としてトランスフェリンに結合し，体内輸送され，各組織に運搬される。血液中ではタンパク質に結合していない遊離鉄イオンの形では，ほとんど存在していない。組織ではフェリチンとヘモデシリンに鉄は含まれており，貯蔵鉄とよばれている。この貯蔵鉄は肝臓（30％），骨髄（30％），脾臓，筋肉に分布する。この貯蔵鉄はヘモグロビン合成などに利用される。

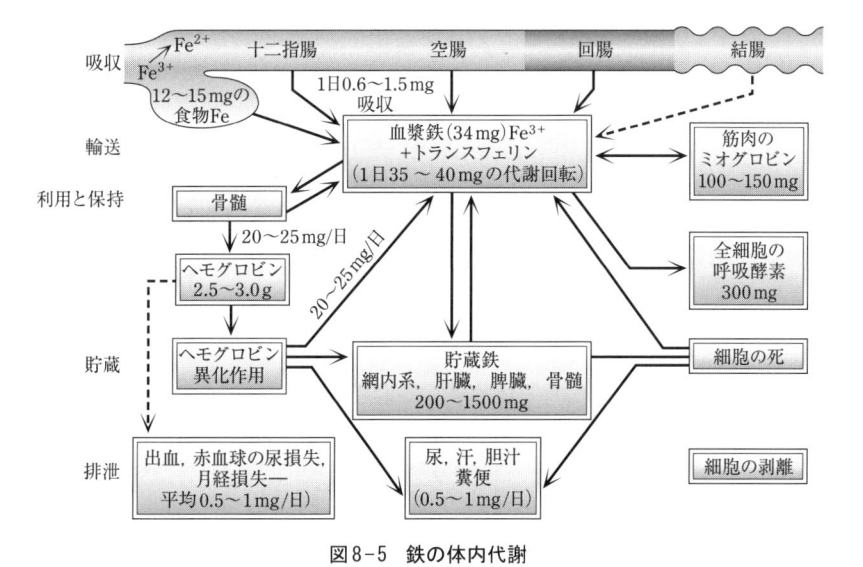

図8-5　鉄の体内代謝

出典：木村修一監修：「食品栄養食事療法事典」，産業調査会（2006）

F　ミネラルの生物学的利用度

　ナトリウムおよびカリウムの吸収率はほぼ100％とされるが，他のミネラルの吸収には多くの食事因子等の影響をうける。食品中に存在するミネラルは通常「不溶性の塩」の形態で存在するが，吸収を受けるためには消化液中でイオン化（可溶化）の必要がある。塩を不溶化する食事因子は吸収阻害に働き，可溶化する食事因子は吸収促進に働く。また，カルシウム，鉄，亜鉛などで明らかになっているが，生体の各ミネラルの充足度が低い場合に，吸収率が高まる。また，発育時，妊娠・授乳などの需要に応じ，吸収率は変動する。食事因子の中で乳糖，難消化性オリゴ糖，有機酸，ビタミンC，ビタミンDなどは吸収促進因子であり，フィチン酸，シュウ酸，ポリフェノール（polyphenol：分子内に複数のフェノール性ヒドロキシ基をもつ植物成分の総称），食物繊維（dietary fiber），拮抗するミネラル，制酸剤（antacid）などは吸収阻害因子である。

カルシウム・鉄の吸収率と変動要因
（1）　カルシウム

　カルシウムの吸収率に影響する因子は消化管の環境，カルシウム摂取量，生体の要求度，食事因子などがある。カルシウムは酸性環境下で吸収を受けるため，高齢者や萎縮性胃炎（atrophic gastritis）など胃酸分泌が低下したケースでは吸収率が低下する。逆に発育時，妊娠・授乳期（lactation）などカルシウム需要が高まっているライフステージでは吸収率が高まることが報告されている。妊娠中は腸管からのカルシウム吸収率は著しく増加する。日本人を対象とした出納試験では，見かけのカルシウム吸収率は非妊娠時23±8％に対し，妊娠後期には42±19％に上昇していた。新生児（neonate）には約30gのカルシウムが含まれており，母体から供給され，蓄積されたものである。授乳中は，腸管でのカルシウム吸収率が非妊娠時に比べて増加し，取り込まれたカルシウムは母乳に供給される。高齢者においては，胃酸分泌低下に加え，ビタミンD栄養状態の低下や活性化ビタミンD作用の低下により吸収率が低下する。カルシウム摂取量はカルシウム吸収率と反比例する。日本人はカルシウム摂取量が欧米人より少ないため，カルシウム吸収率は欧米人より高いことが推測される。乳児用調製粉乳は母乳に近い組成になっているが，その吸収率は母乳の吸収率約60％に対して，約27〜47％と低値である。ラクトースや難消化性オリゴ糖はカルシウムの吸収率を高める食事因子である。ホウレン草に含まれるシュウ酸（oxalic acid）は消化管内で不溶性塩であるシュウ酸カルシウムを形成するためカルシウム吸収の阻害因子である。また玄米の胚芽や表皮に含まれるフィチン酸も不溶性塩であるフィチン酸カルシウムを形成するため阻害因子である。また，リンの過剰摂取，アルコール，カフェイン，喫煙は，カルシウム吸収を抑制する。

（2）　鉄

　鉄の吸収率は，食事中のヘム鉄と非ヘム鉄の構成比，鉄の吸収促進ならびに阻害要因となる栄養素や食品の摂取量，鉄の必要状態によって異なる。鉄の吸収率は，アメリカの通常食で16.6％，フランス，スウェーデンの通常食でそれぞれ16％，14％である。母乳中の鉄吸収率は約20％程度である。母乳には，ラクトフェリン，ラクトアルブミンなどの鉄吸収を促進する成分が含まれるのに対して，人工乳には，原料に牛乳を利用することによる高カルシウム濃度など，鉄吸収を抑制する

要因がいくつか存在する。人工乳栄養児の鉄吸収率は母乳栄養児よりも低いと考えられている。牛乳を主原料とする調製粉乳を与えられた人工乳栄養児と母乳栄養児の無機鉄の吸収率は，それぞれ6.9％と21.4％だった。妊娠時には鉄の必要状態が高まり，鉄の吸収率が高まる（40％）ことが報告されている。ビタミンCは鉄吸収率を高める。また牛肉，豚肉，魚，鶏肉などの動物性タンパク質は鉄吸収を高めることが確認されているが，関与成分は解明されていない。フィチン酸含量の高い食品，茶に含まれるタンニン（tannin: 植物に由来し，タンパク質，アルカロイド，金属イオンと反応し強く結合して難溶性の塩を形成する水溶性化合物の総称）は鉄吸収を抑制する。

G　他の栄養素との関係

ビタミンCと鉄吸収

　鉄は主として十二指腸から吸収されるが，十二指腸は腸液の影響で弱アルカリ性となっている。一方，鉄には電荷の状態から二価鉄と三価鉄があるが，二価鉄は三価鉄よりもアルカリ側で溶解しやすい形態である。したがって，食品や鉄剤として存在している三価鉄をビタミンCで還元して二価鉄に変換することで鉄の吸収がよくなる。ビタミンCは二価鉄とキレート（chelate: 複数の配位座を持つ配位子（多座配位子）による金属イオンへの結合）を形成し，吸収を受ける。含硫アミノ酸なども鉄イオンとキレート化合物を形成するため吸収促進に働く。ビタミンC以外にも，梅干し等に多く含まれるクエン酸（citric acid）も同様に鉄の吸収を高める。

参考文献

厚生労働省：「日本人の食事摂取基準（2020年版）」，第一出版（2020）
糸川嘉則：「ミネラルの事典」，138-34，朝倉書店（2003）
木村修一監修：「食品栄養食事療法事典」 産業調査会（2006）
石崎泰樹監訳：「イラストレイテッド生化学」，丸善（2008）
橋詰直孝監訳：「ビタミン・ミネラルの安全性」，第一出版（2007）

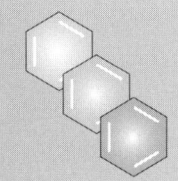

9章　水・電解質の栄養的意義

はじめに

　生体にとって体重の約60％を占める主要な構成成分は水で，生命を維持するために必要なすべての化学反応は細胞内外の水溶液中で行われる。この生体を構成する液体成分を体液（body fluid）という。体液には種々の物質が溶け込んでおり，電解質（electrolyte）と非電解質がある。電解質はイオン化合物でナトリウムイオン，カリウムイオン，カルシウムイオンなどプラスに荷電するものと塩素イオン，重炭酸イオン，リン酸イオンなどマイナスに荷電するものがある。非電解質はイオン化しない化合物でリン脂質，コレステロール，中性脂肪などの脂質とグルコースが大部分を占める。体液のうち体重の約40％は細胞内に存在し（細胞内液，intracellular fluid），約20％は細胞の外側に存在する（細胞外液，extracellular fluid）。さらに，細胞外液は細胞間液，血漿，関節液などに分けられ，細胞間液（intercellular fluid）15％，血漿（blood plasma）5％で構成される（図9－1）。生体では細胞間液から細胞が必要な物質を吸収し，細胞が不必要とした物質を細胞間液に放出する。

　電解質の調節は電解質のバランスの維持のみならず同時に体液量，浸透圧，pHなどを常に一定の範囲に保つホメオスタシス（恒常性，homeostasis）の維持に関与し，生命維持に重要な役割を演じている。

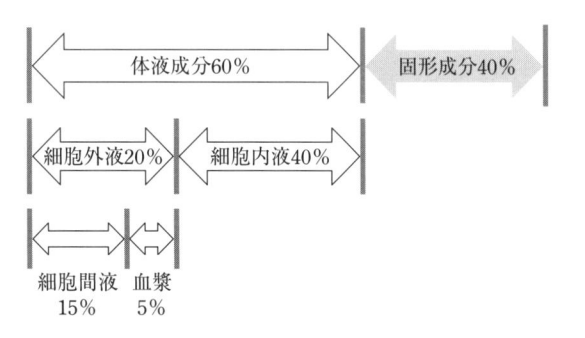

図9-1　体液区分

成人男子，数値は体重あたりの％，関節液などは除く。

栄養史：必須栄養素としてのナトリウムおよびカルシウム

　ナトリウムの生体における重要性を最初に指摘したのは，1805年ミッチェル（Mitchell）である。彼は，草食獣が北米内陸部の塩分に欠けている土地において，塩水の塩沼に群がることの観察から食塩が必須成分であることを主張した。その後，1873年フォルスター（Forster）は，イヌを無塩の飼料で飼育すると，筋肉や神経機能に支障をきたすことを見出し，動物組織中の無機物としての元

素は食物成分として必須であると報告した。電解質輸液は，1832年英国のラッタ（Latta）が，塩化ナトリウム0.5％と重炭酸ナトリウム0.2％を含む製剤をコレラの治療に投与したのが始まりで，その後，1885年英国のリンゲル（Ringer）は，種々の器官の生理機能が塩化ナトリウム，塩化カリウム，塩化カルシウムを含む溶液中で保たれることを認め，これら3種の最適な混合割合で調製されたリンゲル液を開発した。

1748年スウェーデンのガーン（Gahn）は，骨成分は大部分がカルシウムとリンからなることを見出した。1843年ショッサ（Shossat）は，トリを小麦のみで飼育すると体内の鉱物質が低下するが，炭酸カルシウムで補うことで防ぐことができることを実験的に証明した。1878年バートラム（Bertram）は，カルシウム出納実験を最初に行い，毎日摂取すべきカルシウム量は，酸化カルシウム量として0.4gと報告した。その後，1920年シャーマン（Sherman）は，それまでの報告と自身の実験データから，体重70kgの成人のカルシウム必要量は，1日0.45gであるとした。さらに，彼は1944年シュウ酸の多い食品はカルシウム吸収率を低下させることを示した。

A　水の出納

水や電解質は一般には代謝され異なる物質に変換されることはない。そして，からだ全体でみればその出入りは，ほぼ一定で平衡を保っている。水分摂取量は，環境要因によって変動するが，成人で1日あたりおおよそ2,000〜2,500mLである。もちろん，ジュースあるいはお茶の多飲では多くなるが水分摂取量は一定である。

水分摂取の大部分は飲料水と食物中の水分によるもので，その量は1日それぞれ約1,000mLである。また，それとは別に体内で栄養素が酸化されて生じる水があり，これを代謝水（metabolic water）（p.140参照）という。1日約300mLの代謝水が生じ，合計すると2,000〜2,500mLの水分が摂取されることになる。

排泄される水は，尿および糞便中の水，不感蒸泄である。尿として1,000〜1,500mL，糞便として約100mLの水分が失われる。尿へ排泄される水分のうち約400〜500mLは，体内で不要となった代謝産物を溶解して排泄するために必要な不可避尿（obligatory urine）（p.140参照）である。また，皮膚表面からの水分の蒸発（汗以外）や，呼吸に伴う呼吸器からの水分の蒸発は不感蒸泄（insensible perspiration）（p.140参照）とよばれ，1日約900mLの水分が失われる（表9−1）。

表9-1　水分出納

1日の摂取量（mL）		1日の排泄量（mL）	
飲料水	1,100	尿	1,400
食物	1,100	不感蒸泄	1,000
代謝水	300	糞便	100
計	2,500	計	2,500

出典：「基礎栄養学」，朝倉書店（2010）

水分の摂取不足や過剰排泄によって体内の水分バランスが崩れると，渇きという感覚が発生し，これが飲水行動を引き起こし，水分を補給して体内の水分バランスを取り戻す。間脳の視床下部に飲水中枢があると考えられている。体内の水分が不足すると，血液の浸透圧が高くなり，視床下部が刺激され，脳下垂体を介して，腎尿細管での水分の再吸収を促進し，血液の浸透圧が一定に保たれる。水を多量に飲むと，尿の密度は低下し，排泄量が増加する。一方，大量の汗をかくと，尿の

密度は高まり，排泄量は減少する。塩辛い食物を摂った後では，のどが渇き，飲水行動が起きる。また，腎機能の低下は，体内の水分バランスが崩し，損失した水分を補わないと脱水症状を引き起こす。

1 代謝水

ヒトは，体内で糖質，脂質，たんぱく質などの栄養素からエネルギーを産生している。栄養素が代謝する過程において生成する水は代謝水（metabolic water）という。栄養素1gが代謝されるとき，糖質では0.56mL，脂質では1.07mL，たんぱく質では0.41mLの代謝水が生じる。一般に，100kcalのエネルギー生成につき10〜15mLの代謝水が生じ，1日あたりのエネルギー代謝によって，約300mLの代謝水が生じる（図9−1）。

2 不可避尿

生体内で産生される代謝産物のうち，不要となった老廃物を水に溶解して排泄するために最低限必要な尿量を不可避尿（obligatatory urine）といい，1日あたり約400〜500mLである。水の摂取の如何に関わらず生命活動において一定量は排泄される。しかし，腎臓疾患等で尿量がそれ以下になった場合を乏尿という。また，尿の生成が停止したり，極端に低下したりする場合は排泄すべき老廃物を十分体外に排泄できなくなり蓄積し，尿毒症を引き起こす。

3 不感蒸泄

生体の水分排泄のうち発汗以外の皮膚および呼気からの水分喪失をいう。皮膚からの蒸散のみを示すという意見もある。不感蒸泄（insensible perspiration）の量は，条件により大きく変動するが，常温安静時には健常成人で1日に約900mL（皮膚から約600mL，呼気による喪失分が約300mL）程度で，体温調節に重要である。外界温度が30℃から1℃上昇すると15％亢進し，また，発熱，熱傷，過換気状態などでも増加する。

4 水分必要量

人体の水分は体重の約60％，血液の約80％を占める。すなわち，体重60kgの人の約60％，36Lが水分である。水は溶媒として多くの物質を溶かして化学反応や酵素反応を行い，浸透圧（osmotic pressure），pH，各種イオンや代謝物の濃度などを一定に保ちホメオスタシスの基本となっている。血液による栄養素や代謝物の輸送，尿による排泄，発汗作用による体温調節も水の働きである。水の摂取量は，生活活動の度合いや気温，湿度などによって変動するが成人で1日約2〜3L必要である。また，気温の上昇につれて水分摂取量は増加する。

それでは，どのくらいの量の水分や電解質を摂取しても内部環境の異常なしにいられるであろうか。水の摂取許容量は1日0〜25L，ナトリウムは0〜1,000mEq，カリウムは0〜500mEq，といった大きな許容量がある。これらの水分や電解質の摂取量は，それぞれが個別に変わっても大丈夫である。このように大きな許容範囲があるので，通常の食生活では，どんな暴飲暴食をしても，水分や電解質の摂取量はこれらの許容範囲のうちに収まっていて内部環境のホメオスタシスが乱れるこ

とはない。「日本人の食事摂取基準（2020年版）」では「参考」として水について記された。ドイツでは目安量として年齢に関わらず，成人男性で2,910 ml／日，成人女性で2,265 ml／日と定められているものの，日本において策定するにあたっての根拠となる研究が少なく，目安量の策定は見送られた。

5 　脱水，浮腫

　生命維持に重要な体液量，特に循環血液量が減少している状態を脱水（dehydration）という。その主な原因は，水分の摂取不足，発熱や高温下に長時間さらされることによる発汗および不感蒸泄の増加，大量の嘔吐や下痢などによる消化液中の電解質の喪失，腎疾患などが挙げられる。脱水は，水分が多く失われる水欠乏性脱水（高張性脱水），ナトリウムの喪失によって血液量が減少することによるナトリウム欠乏性脱水（低張性脱水）および水分とナトリウムとがほぼ同じ割合で欠乏する混合性の脱水（等張性脱水）の3つに分類される。体重の2％に相当する水分（体重60 kgの人で1.2 L）が失われると強いのどの渇き，食欲減退などの症状が現れる。さらに脱水が進むと，危険な状態となる。

　脱水症状としては口の渇き，口唇の乾燥，尿量の減少，頭痛，前身倦怠感，食欲不振，めまい，嘔気，嘔吐などが挙げられるが，程度によっても異なる。体重の4％程度までの軽度の脱水では，のどの渇きを感じたり，食欲が減退する程度で，飲水することで回復できる。脱力感や眠気，頭痛などを引き起こすほど（体重の4〜6％程度）の重度の脱水の場合には，医療機関で点滴による水分補給を受けた方が，早く回復する。それ以上の脱水の場合には，医療機関で緊急の処置を受ける必要がある。

　血管を流れている血液の，液体の部分の一部が血管の壁を通って血管の外に漏出する液を細胞間液（間質液）という。細胞間液と血液の浸透圧バランスが崩れ，細胞組織に水分が溜まって腫れるのが浮腫（むくみ，edema）で，いくつかの原因がある。炎症反応によるものの場合には，サイトカインやケモカイン，神経伝達物質により血管の透過性亢進により血管から間室へ水分が移動する。心疾患では，静脈圧の上昇が主因となり，間質へ水分が移動する。肝疾患，腎疾患などによるものの場合には，アルブミンなどのタンパク質を喪失することにより，血液の浸透圧が低下し，浸透圧バランスを保つように間質へ水分が移動する。

B　電解質代謝と栄養

　体内の水分は，成人男性で約60％で，水分の役割は物質の溶解と体温の維持である。各体液区分のイオン組成では，細胞間液と血漿のイオン組成が非常に似ている一方で，細胞外液，細胞内液のイオン組成はきわだって異なっており，このような違いは細胞の機能が正常に維持されるために重要である。

　細胞内液は体重の40％，約24 L（60 kgの成人）を有し，全体液の60％を占める。陽イオンはカリウムイオン（K^+）が大部分で約100〜140 mEq/Lを占める。その他にマグネシウムイオン（Mg^{2+}）などがある。ナトリウムイオン（Na^+）は約10〜20 mEq/Lである。陰イオンはリン酸イオン

（HPO₄²⁻）が約100 mEq/Lを占め，次いで多いの
がたんぱく質である。塩化物イオン（Cl⁻）および
重炭酸イオン（HCO₃⁻）は，それぞれ約20 mEq/L
および約10～15 mEq/Lである。

　細胞外液は，体重の15％の量である細胞間液
と体重の5％の量である血漿からなる。どちらも
ほぼ同じイオン組成で，陽イオンはNa⁺，陰イオ
ンはCl⁻とHCO₃⁻あるいはタンパク質がほとん
どを占める。血漿にはタンパク質が含まれるが，
細胞間液のタンパク質量は少ない（図9-2）。
経口摂取された水や電解質は消化管からの吸収に

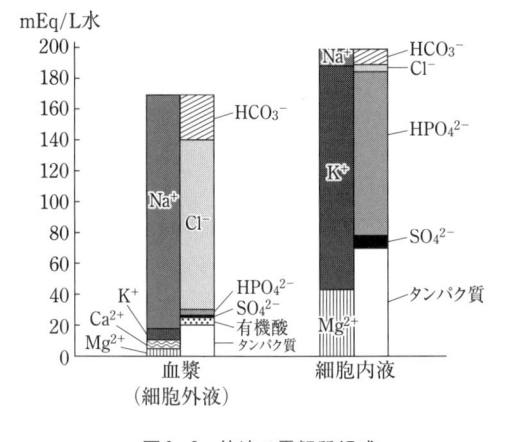

図9-2　体液の電解質組成

出典：「基礎栄養学」，アイ・ケイコーポレーション（2010）

よってまず細胞外液に入る。水や電解質のそれぞれのinputの変化に対して，それぞれの細胞外液での変化が起こり，その変化がシグナルになって
それぞれに特異的なセンサーによって感知され，メッセージが送られる。これらのメッセージが腎
臓に水や電解質それぞれの尿中排泄量を維持するシグナルになっている。体液中の水や電解質など
の濃度は，主に腎臓の働きによって一定に保たれている。腎動脈から腎臓に送り込まれた血液は，
糸球体でろ過されボーマンのうへ送られる。ろ過された成分は尿細管へ送られ，ここで水・電解質
などは再吸収され，血液の中にもどる。再吸収されなかった成分は，尿となって体外へ排泄される。

1　水・電解質・酸塩基平衡の調節

（1）　体液中の主な電解質

ナトリウム：生体内のナトリウムの50％は細胞外液中に，残りの40％は骨中に，10％が細胞内液
中に存在する。Na⁺は細胞外液中の主要な成分で，浸透圧の維持，体液pHおよび細胞外液量の調
節等の生理作用を有する。血漿ナトリウム濃度は136～142 mEq/Lである。ナトリウムは腎臓の
糸球状でろ過された後，尿細管と集合管で再吸収される。ナトリウム再吸収は，副腎皮質から分泌
されるアルドステロンによって促進される。

カリウム：生体内のカリウムの98％は細胞内に，2％が細胞外に存在している。浸透圧の維持のほ
か，神経刺激の伝達や筋肉の収縮等，生命維持にとって重要な役割を持っている。血漿カリウム濃
度は3.8～5.0 mEq/Lであり，その濃度はナトリウム同様，食事からの摂取と尿中への排泄によっ
て調節されている。カリウムを高摂取すると血圧の上昇や他の心血管系リスクを軽減する。

カルシウム：生体内のカルシウムの約99％は骨に存在し，残りの1％のうち，ほとんどが細胞内に
存在する。血液中に存在するカルシウムは全体の約0.1％にすぎない。カルシウムは骨格の構成成
分としての役割のほかに，生体膜における物質の選択的透過性の維持と関連する神経や筋の興奮に
重要な働きをしている。さらには，血液凝固，酵素の活性化，ホルモン分泌などにも重要な役割を
果たしている。

塩素：生体内の塩素の70％は細胞外液中に，残りの30％が細胞内液中に存在している。主に，食
事中の食塩（NaCl）として，ナトリウムとともに摂取される。Cl⁻は浸透圧の調節，酸・塩基平衡，

胃液中の胃酸としてペプシノーゲンの活性化，膵液分泌刺激などに関与している。

リン：リンはカルシウムとともに骨格の主要な構成成分である。核酸，高エネルギーリン酸化合物（ATP，GTP など），補酵素（NAD，FAD など），リンたんぱく質，リン脂質の構成成分でもあり，エネルギー代謝，酸・塩基平衡，ホルモンの分泌などに関与している。

（2） プロトン（H^+）濃度の調節

　生体内で行われる化学反応のほとんどに酵素が関与しており，酵素の機能は H^+ 濃度で左右される。そのため血液の H^+ 濃度を一定に保つことが重要である。血液の二酸化炭素分圧は 40 mmHg と，大気がほとんど 0 mmHg であるのに対して非常に高い。二酸化炭素は水に溶けると HCO_3^- と H^+ に解離する。この反応は可逆的であり，赤血球が持つ炭酸脱水酵素（カーボニックアンヒドラーゼ，carbonic anhydrase）がこの反応を触媒する。この HCO_3^- は弱塩基として働き，緩衝作用をもつ。血漿に溶けているたんぱく質も緩衝作用がある。つまり血液に溶けている弱酸や弱塩基は過剰な酸あるいは塩基の作用を和らげることにより血液の H^+ 濃度の急激な変動を防いでいる。

（3） 浸透圧の調節

　血液中の Na^+ や Cl^- 濃度が高まり，浸透圧が上昇すると間脳が刺激され，脳下垂体後葉から抗利尿ホルモン（anti-diuretic hormone: ADH），バソプレッシン（vasopressin）の分泌を促す。抗利尿ホルモンは，腎臓の細尿管での水の再吸収を促進し，尿量を減少させる。ADH は血漿浸透圧の上昇に伴って速やかに分泌が促進され，水の喪失を防ぎ浸透圧を元に戻すために働く。一方，大量の水負荷などで浸透圧が低下するとバソプレッシンの分泌は抑制され，水の再吸収は減少し，尿量は増加する。血液中の Na^+ や Cl^- 濃度が低下すると，アルドステロン（aldosterone）が分泌され，細尿管での水の再吸収が抑制され，薄い尿を排泄する。

　浸透圧の調節には水の調節のほかに，さらに Na^+ の調節が重要となる。

（4） 酸・塩基平衡の調節

　血液の pH は 7.35 ～ 7.45 の範囲で一定に維持されており，一定に保つ調節を酸・塩基平衡という。血液の酸・塩基平衡は，主に血漿の緩衝作用と腎臓の働きにより調節されている。腎臓は炭酸水素イオン，不揮発性の有機酸などを尿中に排泄して，血液の pH 低下を防いでいる。血液に酸性物質（つまり H^+）が増えると，$CO_2 + H_2O \rightleftarrows HCO_3^- + H^+$ の反応は左辺に進み二酸化炭素ガスとなり，呼吸器から排出される。つまり，代謝により乳酸，ピルビン酸，ケトン体などの不揮発性の有機酸が血中に増え（代謝性アシドーシス，mtabolic acidosis），血液が酸性に傾くと呼吸運動が高まり二酸化炭素を排出することにより血液の H^+ 濃度を元に戻す。一方，呼吸器疾患などで呼吸交換が遅いと二酸化炭素の排出が抑制され，血中二酸化炭素分圧が高くなり，血液 pH は酸性になる（呼吸性アシドーシス，respiratory acidosis）。このときは塩基性の成分を高める（HCO_3^- の腎臓からの排泄を抑制する）か H^+ の腎臓からの排泄を高めることで血液の H^+ 濃度を元に戻す。

　呼吸が活発になると，二酸化炭素が過度に消失し pH が上昇する（呼吸性アルカローシス，respiratory alkalosis）。また，激しい嘔吐で血中の Cl^- が大量に失われるなど呼吸以外の要因によるものは代謝性アルカローシスとよばれる。一般にアシドーシスに比べて起きにくく，代謝性アルカローシス（mtabolic alkalosis）は，薬物などの塩基性物質の過剰摂取や酸性物質の過剰排泄の場合に起きる。

2　高血圧とナトリウム，カリウム

（1）　血圧調節機構

　血圧が高いほど脳卒中，心筋梗塞，他の心疾患，慢性腎臓病のリスクが増加することが知られている。それでは，高血圧はなぜ起こるのであろうか，また血圧はどのように調節されているのであろうか。高血圧は様々な因子が絡み合って発症するが，なかでも腎臓と高血圧は密接に関連している。高血圧の原因は主として腎臓のNa調節機構の異常にあると考えられ，また高血圧は腎障害を悪化させるという悪循環に陥る。内分泌系を介した循環調節では，心臓や血管の変化だけでなく，体液量を変化させることによる血圧調節も可能である。血圧調節機構の一つとして，レニン-アンジオテンシン-アルドステロン（renin-angiotensin-aldosterone: RAA）系がある（図9-3）。この系のしくみは，次のように調節されている。腎臓の血流量が減少し傍糸球体装置が血圧低下を感知すると，タンパク質分解酵素のレニン（renin）が放出される。レニンの分泌は体液中のNa^+濃度の低下，体液量の減少によって促進される。レニンの作用によって血中の酵素の一種であるアンジオテンシノーゲン（肝臓から分泌されるタンパク質）はアンジオテンシンI（angiotensin I）に変換され，アンジオテンシンIはアンジオテンシンI変換酵素（ACE）によってアンジオテンシンIIに変換される。アンジオテンシンIIは副腎皮質に作用して，電解質コルチコイドの一種であるアルドステロンの分泌を促進し，アルドステロンの作用により尿細管でのNa^+およびCl^-の再吸収，K^+の排泄が高まり，水の再吸収も増加するため，体液量の増加が起こる。それとともにアンジオテンシンIIには末梢血管収縮作用もあるため，この両作用によって血圧が上昇する。

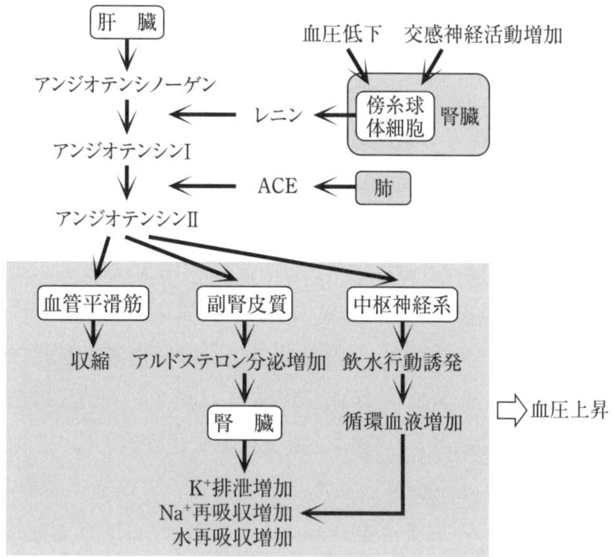

図9-3　レニン-アンジオテンシン-アルドステロン（RAA）系による血圧調節

（2）　ナトリウム・カリウムの摂取と血圧

　塩化ナトリウムを過剰に摂取すると，体液中のNa^+の増加によって浸透圧が上昇するので，それを元に戻すためには体液中の水分を増加させることが必要で，腎臓での水の再吸収量や飲水量が増

加する。このため，浸透圧は維持されるが，体液量が増加するので血圧は上昇する。血圧を低下させるには，Na^+の排泄を促進するか，水の排泄を促進するかによって体液量を減少させる。血圧の上昇は圧受容器によって感知され，抗利尿ホルモンのバゾプレッシンやアルドステロンの分泌抑制や心房性ナトリウム利尿ペプチドの分泌促進が起こる。これらのホルモンの作用により，尿細管でのNa^+再吸収の抑制や分泌が促進し，水の再吸収が抑制されて尿量は増加し，その結果，体液量は減少して血圧は低下する。ナトリウムは食塩として摂取することが多く，1日約1g前後が最小必要量といわれる。しかし，激しい労働や発汗の場合，また，下痢が長く続く場合などには食塩の必要量は増加する。日本人は1日あたり平均13g程度の食塩を摂取しているが，食塩の過剰摂取は高血圧を起こしやすいので，「日本人の食事摂取基準（2020年版）」では，ナトリウムの推定平均必要量として，成人は600 mg/日（食塩として1.5 g/日）とした。食生活での達成目標として，食塩目標量を成人男性が7.5 g/日未満，成人女性では6.5 g/日未満と定めている。

　日本人はナトリウムの摂取量が諸外国に比べて多いため，ナトリウムの摂取量低下とともに，ナトリウムの尿への排泄を促すカリウムの摂取が重要と考えられている。カリウムを高摂取すると血圧の上昇や他の心血管系リスクを軽減する。特に，食塩感受性のある人において良好な血圧低下効果が示されている。「日本人の食事摂取基準（2020年版）」では，体内のカリウム平衡を維持するために適正と考えられる値と現在の日本人の摂取量を考慮して目安量を設定した。また，カリウム摂取量を高めることによって，血圧低下，脳卒中予防，骨粗鬆症予防が期待できるため，生活習慣病の一次予防を目的として目標量が設定され，成人の男性の目安量は2,500 mg/日，成人女性の目安量は2,000 mg/日とし，目標量は，成人男性で3000 mg/日以上，成人女性では2600 mg/日以上と示されている。

参考文献

厚生労働省：「日本人の食事摂取基準（2020年版）」，第一出版（2020）
五十嵐脩，江指隆年編著：「ビタミン・ミネラルの科学」，朝倉書店（2011）
黒川清著：「水・電解質と酸塩基平衡　改訂第2版」，南江堂（2004）
日本栄養・食糧学会編：「栄養・食糧学用語辞典」，建帛社（2007）

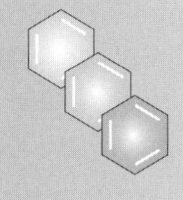

10章　エネルギー代謝

はじめに

　生体は，外界から食物を摂取し，糖質，脂質，たんぱく質を酸化して生命の維持や身体活動に必要なエネルギーを獲得している。外界から取り込んだ食物を生体が利用できるような形に変換したり，生体が必要とする物質の合成に利用したりすることを代謝とよぶ。代謝は，同化と異化に大別される。エネルギー代謝を中心にして考えると，同化とはエネルギーを利用して体の構成成分や生理活性物質を合成することをいう。異化とは，エネルギー基質となる食物からのエネルギーを取り出し，アデノシン三リン酸（adenosine triphosphate: ATP）として蓄えることをいう。ATP は，生体内で利用可能な高エネルギー中間体で最も大切な化合物であり，生体内エネルギーのいわゆる“通貨”としての役割がある。植物は光合成によってエネルギー基質である糖質を獲得できるが，動物であるヒトは，外界より食物を摂取して，ATP を合成する必要がある。

　成人では，生体で消費されるエネルギー量と食事からの摂取エネルギー量のバランス（エネルギー出納）がつり合っていることが大切である。しかし，日々のエネルギー消費量を正確に測定することは難しい。エネルギー出納の結果は，成人の場合，体重の変化として表れる。エネルギー消費量よりも過剰に食物からエネルギーを摂取すると，消費されないエネルギーは，中性脂肪として脂肪組織に蓄積される。脂肪組織の増大は，体重および体脂肪率の増加をもたらし，肥満を引き起こすことになる。肥満は多くの生活習慣病の危険因子となり，重篤な疾患を引き起こし，総死亡率を高める。

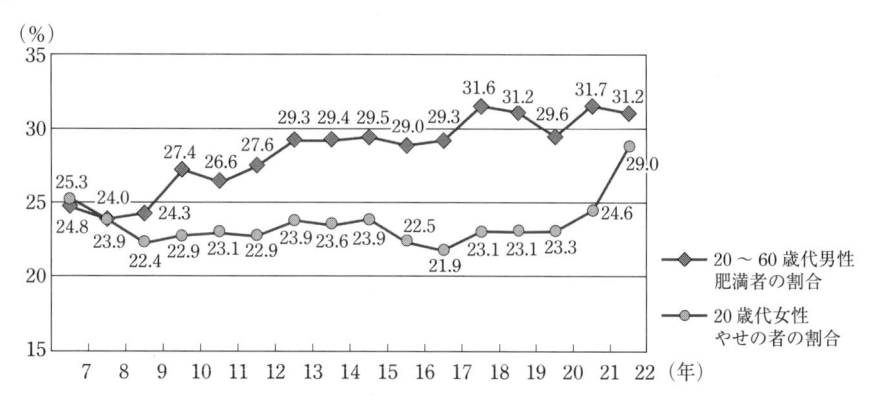

図10-1　肥満及びやせの者の割合の年次推移（20歳以上）（国民健康・栄養調査 平成7年～22年）

注）20歳代女性やせの者の割合は，移動平均により平滑化した結果から作成
　移動平均：グラフ上の結果のばらつきを少なくするため，各年次結果の前後の年次結果を足し合わせ，計3年分を平均化したもの。ただし，平成22年については単年の結果である。

一方，エネルギー消費量よりもエネルギー摂取量が少なくなると，蓄積脂肪や骨格筋の体タンパク量が低下し，低体重，やせを招き，生活の質（quality of life: QOL）を低下させるとともに，感染症や一部のがんなどへの罹患のリスクを高め，総死亡率を高める。特に，若い女性のやせは，将来の骨粗鬆症発症リスクを高めることや，低出生体重児の出産率の増加との関連が指摘される研究も発表されている。国民健康・栄養調査の結果から，わが国では男性では肥満の者が，女性ではやせの者の割合が増加していることが示されている（図10-1）。これらのことをふまえて，栄養学を学ぶわれわれは，食育などを通じて適正体重の維持，つまりエネルギーバランスを保つことの重要性について啓発していく必要がある。

栄養史：エネルギー代謝に関する栄養学研究の歩み

　栄養学のエネルギー代謝の研究は，18世紀後半にラボアジェ（Lavoisier）によって，呼吸が燃焼と同じ現象であることが明らかにされたことが基礎となり，始まった。その後，19世紀半ばには，基礎代謝に関する研究が発表された。1852年にビッダー（Bidder）らは，動物の呼吸量は2つの因子，つまり，食べ物の摂取量によって変化するものと，身体から失う一定量の熱量を補うためのものによって決まることを示した。1891年には，ルブナー（Rubner）によって体表面積と身体から失う体謝熱量が比例することが示された。

　三大栄養素の生理的燃焼値は，19世紀後半にルブナーが糖質，脂質，たんぱく質の生理的燃焼値を1gあたりそれぞれ4.1kcal，9.3kcal，4.1kcalとした。その後，アトウォーター（Atwater）が，消化吸収率を考慮した研究により，糖質，脂質，たんぱく質の生理的燃焼値を1gあたり4kcal，9kcal，4kcalとして発表した。この数値はアトウォーター係数として現在でも使用されている。

　20世紀に入り，身体から失う一定量の熱量について，マグレス・レビ（Magnus-Levy）は基礎代謝（basal metabolism）とよぶことを提案した。また，1916年にはデュボア（Dubois）によって，身長体重から体表面積を算出する式が考案された。また，古沢一夫は動作の活動強度エネルギー代謝の関係からエネルギー代謝率（relative metabolic rate: RMR）の概念を1936年に発表した。

　その後，21世紀の現在に至るまで，エネルギー代謝に関する多くの研究成果が発表されている。特に，21世紀の栄養学の発展と変化はめざましい。

A　エネルギーの概念

　エネルギーは，生体内で生命活動の源として常に産生し，消費されている。エネルギーの生体内での利用は，体成分の合成や分解のための化学エネルギー，体温の維持のための熱エネルギー，神経伝達の電気エネルギー，筋肉運動に使う機械エネルギーである。一方，エネルギーの産生は，基本的には食事として摂取した糖質，脂質，たんぱく質を基質として，酸化分解して得られる。

　栄養学ではエネルギーは熱量の単位であるcal（カロリー，calorie）で表される。1calは1気圧下で1gの水を14.5℃から15.5℃に1℃上げるのに要する熱量と定義されている。なお国際単位系（SI）では，仕事・エネルギーの単位はJ（ジュール，joule）が使われている。1cal = 4.184Jである。

（1） 物理的燃焼値

　ボンブカロリーメーターによって，栄養素を完全燃焼させた際に発生した熱による装置内の水の温度上昇を測定した値を物理的燃焼値という。1gあたりのエネルギー量は，糖質は4.10kcal，たんぱく質は5.65kcal，脂質は9.45kcalである。

（2） 生理的燃焼値（生体利用エネルギー量）

　ヒトは，食べたものをすべて消化・吸収できるのではない。そのため，生体内での栄養素の燃焼は，実験的に燃焼した場合とは異なる。消化・吸収量は，ヒトによっても，また同じヒトであってもタイミングや体内の要求量などによって異なる。そのため，実際の生体内での栄養素の燃焼値を求めることは容易ではない。そこで体内でのおよそのエネルギー産生量を求めるためには，損失要因を加味したアトウォーター係数を利用する。アトウォーター係数は，1gあたり糖質4kcal，脂質9kcal，たんぱく質4kcalとして，食品からのエネルギー量を計算する際に用いられている。

B　エネルギー消費量

　1日の総エネルギー消費量は，基礎代謝量，活動に伴うエネルギー（活動時代謝量），食事による産熱（食事誘発性熱産生）で構成されている。

　なお，成長期である乳児・幼児や妊婦では，組織増加分のエネルギー（エネルギー蓄積量，energy deposition）と，組織を合成するためのエネルギーも必要である。

（1）　基礎代謝量（basal metabolic rate: BMR）

　ヒトが生きていくために最低限必要なエネルギー代謝のことである。基礎代謝量は，食後12〜15時間経過した早朝空腹時に，快適な温度条件のもとで，安静に仰臥し，覚醒している状態で測定する。

　基礎代謝量は，総エネルギー消費量の最も大きな構成要素であり，標準的な日本人ではその約60％を占めていると考えられている。

1）　基礎代謝に影響を与える因子

　基礎代謝は，次の因子によって影響を受けることが知られている。

①　体表面積　　体温は，体表面から放散される。よって，同じ体重であれは身長が高いなど体表面積が大きいほど，体温の放散が大きくなり，基礎代謝量が高くなる。

②　除脂肪体重　　安静時おいて，エネルギーは骨格筋や内臓，脳などで消費される割合が非常に高い。そのため，基礎代謝は，体重，特に脂肪組織を除いた除脂肪体重（lean body mass: LBM）に比例する。よって，LBMを適切に評価することができれば，より正確に基礎代謝量を推定することができる。

③　加齢の影響　　体重あたりの基礎代謝量は，1〜2歳が最も高く，その後，成長とともに低下する。小児は，体重に対するLBMの割合が成人に比べて高く，また，組織合成のためにエネルギーを要するため，基礎代謝が高い。成人では，加齢とともに徐々に低下していく。これは，加齢に伴いLBMが減少するためと考えられる。

④ 性差　基礎代謝量は，同年齢で比較すると，女性は男性より低い（表10－1）。これは，一般に女性は男性より筋肉などのLBMが少なく，脂肪組織の割合が高いためである。ちなみに，LBMあたりの基礎代謝には性差はみられないとの報告もある。また，女性では，排卵後2週間ほどは黄体ホルモンの影響で基礎体温が上昇し，この時期は基礎代謝も高くなる。

⑤ 身体活動レベル　身体活動量が多い人は，基礎代謝が高い。これは，スポーツ選手など身体活動量が多い人は骨格筋などのLBMの割合が高く，脂肪組織の割合が低いためである。ちなみに，LBMあたりの基礎代謝は，スポーツ選手でも一般の人と同じレベルである。

⑥ ホルモン　甲状腺ホルモンは，エネルギー代謝と関係の深いホルモンである。甲状腺機能が亢進すると，甲状腺ホルモンの分泌も増加するため，基礎代謝が亢進する。その他，アドレナリン，成長ホルモンの分泌の増加も基礎代謝を高める。

2）基礎代謝量の推定

基礎代謝量は，性別，年齢，体重などを用いた推定式で推定することができる。

Harris-Benedictの式は，表10-1のとおりである。Harris-Benedictの式は，欧米人のデータを基にしている。高齢者男性では，実測値と比較的一致しているが，多くの年代，特に若年者で過大評価される傾向がある。

表10-1　Harris-Benedict の推定式

男性：BEE (kcal/day) = $66.5 + 13.8 \times$ 体重 (kg) $+ 5.0 \times$ 身長 (cm) $- 6.8 \times$ 年齢 (歳)

女性：BEE (kcal/day) = $655.1 + 9.6 \times$ 体重 (kg) $+ 1.8 \times$ 身長 (cm) $- 4.7 \times$ 年齢 (歳)

BEE：basal energy expenditure

国立健康・栄養研究所の式は，表10-2のとおりである。この式は，日本人を対象とした研究データをもとにつくられているので，いずれの性・年齢においても，他の推定式に比べると比較的誤差が小さい。

表10-2　国立健康・栄養研究所の推定式 (Ganpuleet al. EJCN 2007)

男性：BMR (kcal/日) = $(0.0481 \times$ 体重 (kg) $+ 0.0234 \times$ 身長 (cm) $- 0.0138 \times$ 年齢 (歳) $- 0.4235) \times 1000 / 4.186$

女性：BMR (kcal/日) = $(0.0481 \times$ 体重 (kg) $+ 0.0234 \times$ 身長 (cm) $- 0.0138 \times$ 年齢 (歳) $- 0.9708) \times 1000 / 4.186$

BMR：basal metabolic rate

「日本人の食事摂取基準（2020年版）」では，基礎代謝量（kcal/日）は，基礎代謝基準値（kcal/kg体重/日）×参照体重（kg）で算出している（表10-3）。この基礎代謝基準値は，基準の体重で推定式と実測値が一致するように決められているため，肥満者では基礎代謝量を過大に，やせでは過小評価する傾向がある。

（2）安静時代謝量（resting energy expenditure: REE）

安静時代謝量は，仰臥位や座位で，静かに休息している状態で消費されるエネルギー量のことである。絶食時の座位安静時代謝量は，基礎代謝量よりおよそ10％大きいとするデータもある。しかし，実際に行われている多くの研究では基礎代謝量の測定条件にばらつきがあることから，安静時代謝量と基礎代謝量を区別しないで使用する場合もある。

表10-3 基礎代謝基準値と参照体重における基礎代謝量

性 別	男 性			女 性		
年齢（歳）	基礎代謝基準値 （kcal/kg 体重/日）	参照体重 （kg）	基礎代謝量 （kcal/日）	基礎代謝基準値 （kcal/kg 体重/日）	参照体重 （kg）	基礎代謝量 （kcal/日）
1 ～ 2	61.0	11.5	700	59.7	11.0	660
3 ～ 5	54.8	16.5	900	52.2	16.1	840
6 ～ 7	44.3	22.2	980	41.9	21.9	920
8 ～ 9	40.8	28.0	1,140	38.3	27.4	1,050
10 ～ 11	37.4	35.6	1,330	34.8	36.3	1,260
12 ～ 14	31.0	49.0	1,520	29.6	47.5	1,410
15 ～ 17	27.0	59.7	1,610	25.3	51.9	1,310
18 ～ 29	23.7	64.5	1,530	22.1	50.3	1,110
30 ～ 49	22.5	68.1	1,530	21.9	53.0	1,160
50 ～ 69	21.8	68.0	1,480	20.7	53.8	1,110
65 ～ 74	21.6	65.0	1,400	20.7	52.1	1,080
75以上	21.5	59.6	1,280	20.7	48.8	1,010

（3） 睡眠時代謝量

　睡眠時代謝量は，睡眠中のエネルギー消費量である。睡眠時代謝量は，覚醒していない分のエネルギーが基礎代謝量に比べると小さくなるが，就寝前の食事の影響が残ることから就寝直後は基礎代謝量より大きくなる。睡眠中の平均エネルギー消費量は，基礎代謝量とほぼ同じであるとされている。

（4） 活動時代謝量

　安静にしている状態より多くのエネルギーを消費する動きが身体活動である。身体活動によって亢進するエネルギー代謝量が活動時代謝量である。活動時代謝量を把握することは，食事からのエネルギー必要量を決めるために必要である。

（5） メッツ（METs），身体活動レベル（PAL）

　身体活動の強度を示すいくつかの指標がある。「メッツ（metabolic equivalent, MET: 単数形，METs: 複数形）」は，各身体活動の強度を座位安静時代謝量の何倍に相当するかで表した指標である。座って安静にしている状態（酸素消費量で約3.5 mL/kg/分に相当）が1メッツである。表10-4

表10-4 身体活動のメッツ値

メッツ	活動内容
1.0	静かに座って（あるいは寝転がって）テレビ・音楽鑑賞，車に乗る
1.2	静かに立つ
1.3	本や新聞等を読む（座位）
1.5	座位での会話，電話，読書，食事，運転，軽いオフィスワーク，編み物・手芸，動物の世話（座位，軽度），入浴（座位）
1.8	立位での会話，電話，読書
2.0	料理や食材の準備（立位，座位），洗濯物を洗う，しまう，荷作り（立位），着替え，会話をしながら食事をする，身の回り（歯磨き，手洗い，髭剃りなど），シャワーを浴びる，ゆっくりした歩行（平地，散歩または家の中，54m/分未満）
2.3	皿洗い（立位），アイロンがけ，服・洗濯物の片付け，立ち仕事（店員，工場など）

2.5	ストレッチング，ヨガ，掃除（ごみ掃除，整頓，ごみ捨て），料理や食材の準備・片付け（歩行），子どもと遊ぶ（座位，軽い），子ども・動物の世話，ピアノ，干し草の刈り取り，キャッチボール，スクーター，子どもを乗せたベビーカーを押すまたは子どもと歩く，ゆっくりした歩行（平地，遅い＝54m/分）
2.8	子どもと遊ぶ（立位，軽度），動物の世話（徒歩/走る，軽度）
3.0	自転車エルゴメーター：50ワット，ウェイトトレーニング（軽・中等度），ボーリング，バレーボール
3.0	普通歩行（平地，67m/分），家財道具の片付け，車の荷物の積み下ろし，階段を下りる，子どもの世話（立位）
3.3	歩行（平地，81m/分，通勤時など），カーペット掃き，フロア掃き
3.5	体操（家で，軽・中等度），ゴルフ（カートを使って）
3.5	モップ，掃除機，箱詰め作業，軽い荷物運び
3.8	やや速歩（平地，やや速めに＝94m/分），床磨き，風呂掃除
4.0	速歩（平地，95〜100m/分程度），水中運動，水中で柔軟体操，卓球，太極拳，アクアビクス，水中体操
4.0	自転車に乗る：16km/時未満，屋根の雪下ろし，車椅子を押す，子どもと遊ぶ（歩く/走る，中強度）
4.5	バドミントン，ゴルフ（クラブを自分で運ぶ。）苗木の植栽，庭の草むしり，耕作，
4.8	バレエ，モダン，ツイスト，ジャズ，タップ
5.0	ソフトボール，野球，子どもの遊び（石蹴り，ドッジボールなど）子どもと遊ぶ・動物の世話（歩く/走る，活発に），かなり速歩（平地，速く＝107m/分）
5.5	自転車エルゴメーター：100ワット，芝刈り（電動芝刈り機を使って，歩きながら）
6.0	ウェイトトレーニング（高強度，パワーリフティング，ボディビル），ジャズダンス，ジョギングと歩行の組み合わせ（ジョギングは10分以下），バスケットボール，スイミング：ゆっくりしたストローク家具，家財道具の移動・運搬，スコップで雪かきをする
6.5	エアロビクス
7.0	ジョギング，サッカー，テニス，水泳：背泳，スケート，スキー
7.5	山を登る：約1〜2kgの荷物を背負って
8.0	サイクリング（約20km/時），ランニング：134m/分，水泳：クロール，ゆっくり（約45m/分）運搬（重い負荷），階段を上がる
9.0	荷物を運ぶ：上の階へ運ぶ
10.0	ランニング：161m/分，柔道，柔術，空手，キックボクシング，テコンドー，ラグビー，水泳：平泳ぎ
11.0	水泳：バタフライ，水泳：クロール，速い（約70m/分）
15.0	ランニング：階段を上がる

健康づくりのための運動基準2006より抜粋

に身体活動のメッツ値を示す。なお，「メッツ・時」は身体活動の量を表す単位で，身体活動の強度（メッツ）に身体活動の実施時間（時）をかけたものである。強い身体活動ほど短い時間で1メッツ・時となる。たとえば，3メッツの身体活動を20分行った場合は，3メッツ×1/3時間＝1メッツ・時となり，6メッツの身体活動を10分行った場合でも，6メッツ×1/6時間＝1メッツ・時となる。

　身体活動レベル（physical activity level: PAL）は，二重標識水法（Dエネルギー代謝の測定法参照）で測定された総エネルギー消費量を基礎代謝量で除した指標である。

　身体活動レベル＝1日あたりの総エネルギー消費量÷1日あたりの基礎代謝量

　「日本人の食事摂取基準（2020年版）」において成人のPALは，20〜59歳を対象に測定したエネルギー消費量と推定基礎代謝量から求めた身体活動レベルを基に3種類の身体活動レベルを設定した。低い方から順に，身体活動レベルをI（低い：PALの代表値＝1.50），レベルII（ふつう：PALレベルの代表値＝1.75），レベルIII（高い：PALの代表値＝2.00）と分類した。それぞれの身体活

表10-5 身体活動レベル別にみた活動内容と活動時間の代表例

身体活動レベル[1]	低い (I)	ふつう (II)	高い (III)
	1.50 (1.40〜1.60)	1.75 (1.60〜1.90)	2.00 (1.90〜2.20)
日常生活の内容[2]	生活の大部分が座位で，静的な活動が中心の場合	座位中心の仕事だが，職場内での移動や立位での作業・接客等，あるいは通勤・買物・家事，軽いスポーツ等のいずれかを含む場合	移動や立位の多い仕事への従事者。あるいは，スポーツ等余暇における活発な運動習慣をもっている場合
中程度の強度（3.0〜5.9メッツ）の身体活動の1日当たりの合計時間（時間/日）[3]	1.65	2.06	2.53
仕事での1日当たりの合計歩行時間（時間/日）[3]	0.25	0.54	1.00

1 代表値。（ ）内はおよその範囲
2 Black, et al.[9]，Ishikawa Tanaka, et. al.[14]を参考に，身体活動レベル（PAL）に及ぼす職業の影響が大きいことを考慮して作成
3 Ishikawa Tanaka, et. al.[14]による

動レベルの活動内容と活動時間の代表例を表10-5に示す（表10-5）。

（6） 食事誘発性熱産生

食物を摂取することによって，エネルギー代謝が亢進する。食物摂取による産熱を食事誘発性熱産生（diet-induced thermogenesis: DIT）という。DITは，たんぱく質を摂取した後が最も高く，摂取エネルギーの20〜30％である。糖質摂取では5〜10％，脂質摂取では5％以下と考えられている。通常の食事では，摂取エネルギーの約6〜10％程度がDTIとして消費されると報告されている。

C 臓器別エネルギー代謝

体内の臓器・組織の安静時におけるエネルギー消費量の内訳は，表10-6に示すとおりである。体重の約40％を占める骨格筋で約20％，脳で約20％と割合が高く，肝臓や心臓，腎臓などの臓器も大きな割合を占めている。このことから，除脂肪体重がわかれば，基礎代謝量は高い精度で推定できる。

（1） 筋 肉

骨格筋は，臓器・組織のなかで体重に占める割合が最も高いので，安静時のエネルギー消費量（kcal/日）は最も高く，全体の約20％を占めている。しかし，単位重量あたりのエネルギー代謝率（kcal/kg/日）は，他の臓器と比べて低い。また，運動時にはエネルギー消費量は増大し，安静時の数倍になる。

心臓は安静時でも限り絶えず収縮を繰り返しているため，単位重量あたりのエネルギー代謝率（kcal/kg/日）は臓器の中では，腎臓と並び最大で，エネルギー消費量は約9％となる。

（2） 肝臓，腎臓

肝臓は，最も大きな臓器であり，栄養素の代謝や胆汁の生成，解毒など様々な働きをしているため，単位重量あたりのエネルギー代謝率（kcal/kg/日）も高く，エネルギー消費量は21％となる。

表10-6　全身および主な臓器・組織のエネルギー代謝

	重量（kg）	エネルギー代謝量 （kcal/kg/日）	エネルギー代謝量 （kcal/日）	比率（%）
全　身	70	24	1,700	100
骨格筋	28	13	370	22
脂肪組織	15	4.5	70	4
肝　臓	1.8	200	360	21
脳	1.4	240	340	20
心　臓	0.33	440	145	9
腎　臓	0.31	440	137	8
その他	23.16	12	277	16

体重70kgで，体脂肪率が約20％の男性を想定（Gallagher D. *et al.*, 1998より改変）

また，腎臓も排泄など生命維持のために重要な働きがあるため，エネルギー代謝率（kcal/kg/日）は体内で最大で，エネルギー消費量は約8％となる。

（3）　脂肪組織

脂肪組織は，エネルギー代謝率は非常に低い。しかし，身体に占める体脂肪量は骨格筋に次いで多いため，全体のエネルギー消費量は約4％となる。

（4）　脳

脳は，身体機能を司る重要な臓器であるため，エネルギー代謝率（kcal/kg/日）が高く，エネルギー消費量は約20％となる。

D　エネルギー代謝の測定法

エネルギー代謝測定法には，体から放散される熱を直接測定する方法と，エネルギー生成の際に消費される酸素や産生する二酸化炭素を測定して間接的に熱量を算出する方法がある。また総エネルギー消費量が最も正確に推定できるとされている方法に二重標識水法がある。さらに，栄養教育の現場で利用しやすい方法として，加速度計法，身体活動記録表などがある。それぞれの測定方法の特徴や精度を理解し，測定目的に合った方法を利用することが大切である。

（1）　直接法と間接法

1）　直接法

身体から放散される熱を直接測定する方法である。測定方法は，外気から断熱された部屋（ヒューマンカロリーメータという）において，それを取り囲む管を流れる水の温度を測定する。また，体温変化，呼気の水蒸気の気化熱を測定して，エネルギー消費量を測定する。この方法は，装置が大がかりで高価であるため，最近はほとんど使用されていない。

2）　間接法

栄養素からエネルギーを産生する際，酸素を消費して，水と二酸化炭素を生じる。大気中の酸素濃度は20.93％，二酸化炭素濃度は0.04％であることがわかっているので，呼気ガスを採取し，呼気中の酸素濃度がどのくらい減少し，二酸化炭素濃度がどのくらい増加したかを測定して，エネル

ギーを間接的に算出して求めることができる。糖質と脂質は，二酸化炭素と水にまで分解されるが，たんぱく質は生体内では完全燃焼せず，窒素が尿中に排泄される。よって，酸素消費量（L）と二酸化炭素排泄量（L），尿中窒素量（g）を測定することで，エネルギー消費量を推定することができる。よく知られている Wier の式は，次のとおりである。

エネルギー消費量（kcal）
＝ 3.941 ×酸素消費量 ＋ 1.106 ×二酸化炭素排泄量 - 2.17 ×尿中窒素排泄量

エネルギー摂取量に占めるたんぱく質の割合は比較的安定しているので，12.5％と仮定すると，Wier の式は，次のようになる。

エネルギー消費量（kcal）＝ 3.9 ×酸素消費量 ＋ 1.1 ×二酸化炭素排泄量

尿中窒素排泄量を考慮しないことによる誤差は非常に小さいので，呼気ガス分析だけで，かなり正確にエネルギー消費量を推定することができる。

（2）　呼気ガス分析

酸素消費量と二酸化炭素排泄量を測定することで，日常生活での様々な活動や運動などのエネルギー消費量を算出することができる。短時間の測定の場合，ダグラスバッグや呼吸代謝測定装置を用いた方法などがある。ダグラスバッグとは，呼気を採取するための大きな袋のことで，専用のマスクを装着して呼気を採取し，酸素および二酸化炭素濃度および容積を測定する。呼吸代謝測定装置のブレス・バイ・ブレス法では，呼吸毎に酸素消費量と二酸化炭素排泄量を分析することができる。これらの測定には，マスクを装着する必要があるため，活動が制限され，通常の日常生活でのエネルギー消費量を測定するには不向きである。

● 間接法のヒューマンカロリメーター

長時間のエネルギー消費量を測定するには，間接法のヒューマンカロリメーターを用いる。ヒューマンカロリメーターは，ベッド，机，トイレなどが備えてある部屋と室内の二酸化炭素および酸素の濃度や容積を測定する装置を備えた施設である。被験者は，室内でマスクなどを装着することなく，快適な状態で長時間にわたって過ごすことができ，睡眠代謝，安静時代謝，食事誘発性熱産生，室内における様々は身体活動でのエネルギー消費量を測定することができる。この装置は，室内でのアルコール燃焼試験による理論値のエネルギー消費量との誤差が非常に小さいことが示されている。この方法は，一つの部屋に拘束され，室内の身体活動に限定される制約はあるが，非常に精度の高い測定法である。

（3）　呼吸商と非たんぱく質呼吸商

栄養素の燃焼する際に消費された酸素に対する排出された二酸化炭素の量の割合を呼吸商（respiratory quotient: RQ）という。

$$RQ = \frac{二酸化炭素排出量}{酸素消費量}$$

呼吸商は，エネルギー栄養素によって一定の値になるので，体内でのエネルギー基質を評価することができる。

糖質：単糖類の分子式は $C_6H_{12}O_6$ となり，酸素が比較的多く含まれているため，酸素消費量は少なく，呼吸商は1.0となる。

$$C_6H_{12}O_6 + 6O_2 \longrightarrow 6CO_2 + 6H_2O \qquad RQ = \frac{6CO_2}{6O_2} = 1.0$$

脂質：脂肪酸の分子式では，酸素が非常に少ない。そのため，燃焼に多くの酸素を消費するので，呼吸商は0.7となる。

$$C_{57}H_{110}O_6 + 81.5\ O_2 \longrightarrow 57\ CO_2 + 55H_2O \qquad RQ = \frac{57CO_2}{81.5O_2} \fallingdotseq 0.7$$
（トリステアリン）

たんぱく質：尿中に排泄された窒素1gあたりの酸素消費量は5.92 L，二酸化炭素排泄量は4.75Lであることがわかっているので，呼吸商は0.8となる。

呼吸商が1に近づけば，体内で糖質が使われている割合が高いことを示し，0.7に近づけば脂質の割合が高いことを示している。

また，糖質と脂質の燃焼によって消費された酸素に対する排出された二酸化炭素の量の割合を非たんぱく質呼吸商（non protein respiratory quotient: NPRQ）という。NPRQ は，尿中窒素排泄量からたんぱく質燃焼に用いた二酸化炭素排泄量と酸素消費量を除いて算出する。

$$NPRQ = \frac{二酸化炭素排泄量 - (尿中\ N \times 4.75)}{酸素消費量 - (尿中\ N \times 5.92)}$$

（4）　二重標識水法（doubly labeled water: DLW）

水素（H）と酸素（O）の安定同位体である ^2H と ^{18}O で二重にラベルされた二重標識水を用いてエネルギー消費量を測定する方法である。日本およびアメリカ / カナダの食事摂取基準のエネルギー必要量の策定には，DLW 法によって測定されたエネルギー消費量の値を基準としている。この方法では，まず被験者に二重標識水を摂取してもらう。この水は体内で均一濃度（同位体比 $^2H/^1H$ と $^{18}O/^{16}O$ が平衡状態）に達した後，水素は水分（$^2H_2^{18}O$）として，酸素は水分および二酸化炭素（$C_{18}O_2$）として，およそ1週間から2週間かけて体外へと徐々に排出される。^2H と ^{18}O の排出率の差によって，二酸化炭素の産生量を算出することができる。さらに測定期間中の食事記録から基質構成比等を推定して呼吸商を求めれば，酸素消費量を算出でき，エネルギー消費量が推定できる。この方法は，被験者は二重標識水を摂取し，尿や唾液などのサンプルを採取するのみで，日常生活での制約がないため，長期間のエネルギー消費量の測定が可能である。日常生活のエネルギー消費量の測定方法としては最も正確であるとされているが，二重標識水の値段が高く，同位体比質量比分析計が必要なため，日常の栄養教育の現場で実際に行うのは難しい方法である。

（5）　心拍数記録法

一般に，身体活動の強度が上がると心拍数は上昇する。心拍数と酸素摂取量（$\dot{V}O_2$）には正の相関がみられることから，心拍数を記録すればエネルギー消費量を推定することができる。携帯型の心拍数測定器が開発されているため，簡易に測定することができる。しかし，心理的ストレスや環境変化によって，心拍数が酸素摂取量とは関係なく変化してしまうこともある。

（6）　加速度計法

加速度計は，加速度センサを搭載した，腰部に装着する携帯型の装置である。ウォーキング，ジョ

ギングなど，運動強度と継続時間を判別することができ，日常の身体活動量によるエネルギー消費量，さらに身体活動強度別の分類等を算出することができる。加速度計は，呼気ガス分析法の実測値との有意な相関関係がみられることが報告されており，栄養教育の現場では有効は方法である。対象者は加速度計を装着するだけなので，負担が少なく，調査のために行動を変容させてしまうことが少なくなる。生活習慣病の患者やその予備軍の者を対象に行う栄養教育で，日常生活の身体活動量を把握するときには大いに役立つ。しかし，ウエイトリフティングなど静的な運動や上肢のみの運動は検出しにくいという欠点がある。また，サッカーやバスケットボールなどのコンタクトスポーツには，装着しながらのプレーは難しいので不向きである。

（7） 生活活動記録表

　行動時間調査法（タイムスタディ）とよばれることもある。1日の生活活動すべてを記録する方法である。生活活動の内容を身体活動強度（メッツ値）と活動時間からエネルギー消費量を推定する。安静時の酸素消費量は3.5 mL/kg/分，酸素1L消費したときのエネルギー消費量は5 kcalとすると，次の簡易換算式にてエネルギー消費量を求めることができる。

$$エネルギー消費量（kcal）= 1.05 × メッツ × 時間（時）× 体重（kg）$$

　たとえば，体重50 kgの人が3メッツの歩行を20分行ったときのエネルギー消費量は，1.05 × 3メッツ × 1/3時間 × 50 kg = 52.5 kcalとなる。この方法は，測定のための装置は必要なく，費用がかからず，身体活動を制約しないという利点がある。一方で，対象者が活動内容を詳細に記録する必要があるため，負担が大きく，煩雑になる可能性があり，実際のエネルギー消費量との誤差が大きくなりやすいという欠点がある。

E　推定エネルギー必要量

　エネルギー収支バランスとは，エネルギー摂取量−エネルギー消費量として定義されている。「日本人の食事摂取基準（2020年版）」では，エネルギー収支バランスの維持を示す指標として，BMIを採用している。なお，算出式はBMI＝体重（kg）÷（身長（m））^{2}で求める。

　成人では，エネルギー摂取量とエネルギー消費量が釣り合っていれば，エネルギー出納が0（ゼロ）となり体重変化がない状態となる（図10-2）。エネルギー摂取量が消費量を下回ると体重の減少，やせを招き，反対にエネルギー消費量が上回ると，体重の増加，肥満となり，様々な生活習慣病を

体重とエネルギー出納の関係は，水槽に水が貯まったモデルで理解される。エネルギー摂取量とエネルギー消費量が等しいとき，体重の変化はなく，体格（BMI）は一定に保たれる。エネルギー摂取量がエネルギー消費量を上回ると体重は増加し，肥満につながる。エネルギー消費量がエネルギー摂取量を上回ると体重が減少し，やせにつながる。しかし，長期的には，体重変化によりエネルギー消費量やエネルギー摂取量が変化し，エネルギー出納はゼロとなり，体重が安定する。肥満者もやせの者も体重に変化がなければ，エネルギー摂取量とエネルギー消費量は等しい

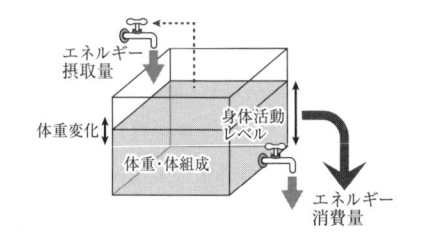

図10-2　エネルギー出納バランスの基本概念
「日本人の食事摂取基準（2020年版）」より引用

引き起こす原因となる。多くの成人では，肥満者や低栄養の者でも体重・体組成は長期間にわたって比較的一定でエネルギー収支バランスがほぼゼロに保たれた状態であるといわれている。そのため，健康の保持・増進，生活習慣病予防の観点からは，望ましい BMI を維持するエネルギー摂取量，およびエネルギー消費量であることが重要とされ，目標とする BMI の範囲が示された（表10-7）。

1) 男女共通．あくまでも参考として使用すべきである。
2) 観察疫学研究において報告された総死亡率が最も低かった BMI を基に，疾患別の発症率と BMI との関連，死因と BMI との関連，喫煙や疾患の合併による BMI や死亡リスクへの影響，日本人の BMI の実態に配慮し，総合的に判断し目標とする範囲を設定
3) 高齢者では，フレイルの予防および生活習慣病の予防の両者に配慮する必要があることも踏まえ，当面目標とする BMI の範囲を 21.5 ～ 24.9 kg/m² とした。

表 10-7　目標とする BMI の範囲（18歳以上）[1,2]

年齢（歳）	目標とする BMI（kg/m²）
18 ～ 49	18.5 ～ 24.9
50 ～ 64	20.0 ～ 24.9
65 ～ 74[3]	21.5 ～ 24.9
75以上[4]	21.5 ～ 24.9

「日本人の食事摂取基準（2020年版）」

エネルギー必要量を推定するためには，体重が一定の条件下で，エネルギー摂取量を推定する方法（食事アセスメント法）とエネルギー消費量を測定する方法の二つがある。食事アセスメント法はいずれの方法を用いてもエネルギー摂取量に関しては測定誤差が大きいため，この方法からエネルギー必要量を推定するのは極めて困難である。そこで，エネルギー必要量の推定には，エネルギー消費量から求める場合が多い（図10-3）。

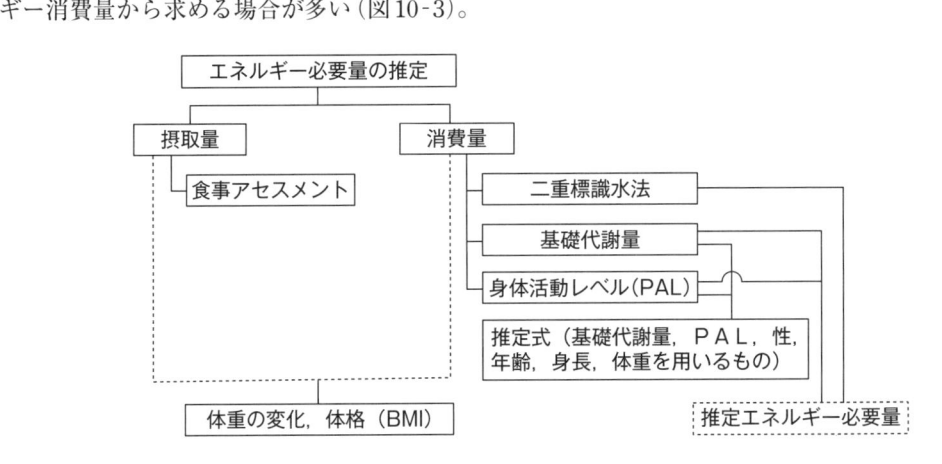

図10-3　エネルギー必要量を推定するための測定方法と体重変化，体格（BMI），推定エネルギー必要量との関連
「日本人の食事摂取基準（2020年版）」より引用

「日本人の食事摂取基準（2020年版）」において，参考表として掲載されている推定エネルギー必要量は，次の式で算出している。

推定エネルギー必要量（kcal/日）＝基礎代謝量（kcal/日）×身体活動レベル

小児の場合は，成長に伴う組織の増加を考慮してエネルギー蓄積量を加えて推定エネルギー必要量としている。妊婦では胎児と母体の組織の増加に相当するエネルギー，授乳婦では授乳に必要なエネルギーを考慮して付加量が定められている（表10-8）。

表 10-8　推定エネルギー必要量（kcal／日）

性　別	男　性			女　性		
身体活動レベル[1]	Ⅰ	Ⅱ	Ⅲ	Ⅰ	Ⅱ	Ⅲ
0 〜 5（月）	−	550	−	−	500	−
6 〜 8（月）	−	650	−	−	600	−
9 〜 11（月）	−	700	−	−	650	−
1 〜 2（歳）	−	950	−	−	900	−
3 〜 5（歳）	−	1,300	−	−	1,250	−
6 〜 7（歳）	1,350	1,550	1,750	1,250	1,450	1,650
8 〜 9（歳）	1,600	1,850	2,100	1,500	1,700	1,900
10 〜 11（歳）	1,950	2,250	2,500	1,850	2,100	2,350
12 〜 14（歳）	2,300	2,600	2,900	2,150	2,400	2,700
15 〜 17（歳）	2,500	2,800	3,150	2,050	2,300	2,550
18 〜 29（歳）	2,300	2,650	3,050	1,700	2,000	2,300
30 〜 49（歳）	2,300	2,700	3,050	1,750	2,050	2,350
50 〜 64（歳）	2,200	2,600	2,950	1,650	1,950	2,250
65 〜 74（歳）	2,050	2,400	2,750	1,550	1,850	2,100
75 以上（歳）[2]	1,800	2,100	−	1,400	1,650	−
妊婦（付加量）[3]　　初期				＋50	＋50	＋50
中期				＋250	＋250	＋250
後期				＋450	＋450	＋450
授乳婦（付加量）				＋350	＋350	＋350

1)　身体活動レベルは，低い，ふつう，高いの３つのレベルとして，それぞれⅠ，Ⅱ，Ⅲで示した。レベルⅡは自立している者，レベルⅠは自宅にいてほとんど外出しない者に相当する。レベルⅠは高齢者施設で自立に近い状態で過ごしている者にも適用できる値である。
2)　主として70 〜 75歳ならびに自由な生活を営んでいる対象者に基づく報告から算定した。
3)　妊婦個々の体格や妊娠中の体重増加量，および胎児の発育状況の評価をおこなうことが必要である。
注1：活用に当たっては，食事摂取状況のアセスメント，体重およびBMIの把握をおこない，エネルギーの過不足は，体重の変化またはBMIを用いて評価すること。
注2：身体活動レベルⅠの場合，少ないエネルギー消費量に見合った少ないエネルギー摂取量を維持することになるため，健康の保持・増進の観点からは，身体活動量を増加させる必要がある。

参考文献

厚生労働省：「日本人の食事摂取基準（2020年版）」，第一出版（2020）
田中茂穂：「エネルギー消費量とその測定方法」静脈経腸栄養24：1013‐1019（2009）
厚生労働省：「健康づくりのための運動指針2006」（エクササイズガイド2006）
厚生労働省：「健康づくりのための身体活動基準（2013）」

索 引

基礎栄養学

初版発行　　2020年4月30日

編著者ⓒ　駒井三千夫

正木　恭介

発行者　　森田　富子

発行所　　株式会社 アイ・ケイ コーポレーション

東京都葛飾区西新小岩4-37-16

メゾンドール I&K ／〒124-0025

Tel 03-5654-3722,3番　Fax 03-5654-3720番

表紙デザイン　㈱エナグ　渡部晶子

組版　㈲ぷりんてぃあ第二／印刷所　㈱エーヴィスシステムズ

ISBN978-4-87492-373-3 C3077